U0317394

# 临床常见心血管疾病
# 检查与治疗

LINCHUANG CHANGJIAN XINXUEGUAN JIBING
JIANCHA YU ZHILIAO

赵　洁　等　主编

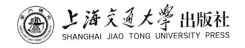

上海交通大学出版社
SHANGHAI JIAO TONG UNIVERSITY PRESS

## 内容提要

本书共8章,参考国内诊疗规范及国内外指南,与临床实践结合紧密,以心血管疾病概述开篇,而后阐述了心血管疾病的常用影像学检查、心脏电生理检查、实验室检查及心血管疾病的介入治疗、外科治疗和药物治疗,然后对心力衰竭、高血压、稳定性冠心病、非ST段抬高急性冠脉综合征和ST段抬高心肌梗死的临床诊疗进展展开叙述。本书适用于广大医学生以及心血管学科医师阅读参考使用。

**图书在版编目(CIP)数据**

临床常见心血管疾病检查与治疗 / 赵洁等主编. --
上海:上海交通大学出版社,2021
ISBN 978-7-313-25316-3

Ⅰ. ①临… Ⅱ. ①赵… Ⅲ. ①心脏血管疾病－诊疗
Ⅳ. ①R54

中国版本图书馆CIP数据核字(2021)第174714号

# 临床常见心血管疾病检查与治疗
LINCHUANG CHANGJIAN XINXUEGUAN JIBING JIANCHA YU ZHILIAO

主　　编:赵　洁　等
出版发行:上海交通大学出版社　　　　　　　地　　址:上海市番禺路951号
邮政编码:200030　　　　　　　　　　　　　电　　话:021-64071208
印　　制:广东虎彩云印刷有限公司
开　　本:710mm×1000mm 1/16
字　　数:257千字　　　　　　　　　　　　经　　销:全国新华书店
版　　次:2023年1月第1版　　　　　　　　印　　张:14.75
书　　号:ISBN 978-7-313-25316-3　　　　　插　　页:2
定　　价:128.00元　　　　　　　　　　　　印　　次:2023年1月第1次印刷

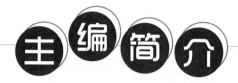

# 主编简介

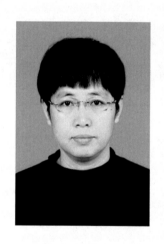

## 赵　洁

　　女，1971年生，副主任医师。毕业于泰山医学院临床医学专业，现就职于山东省博兴县人民医院心血管内科。熟练掌握心血管内科常见病及多发病的诊断和治疗，擅长冠心病，包括心绞痛、心肌梗死的诊断和治疗，对心律失常、心力衰竭等心脏的急危重症积累了丰富的临床经验。曾获医院"先进个人""优秀个人""先进个人工作者"等荣誉称号。发表论文6篇，科研课题"核因子κB与心衰的研究进展"获山东省科技进步奖。

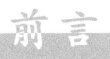

前言 FOREWORD

心血管疾病又称循环系统疾病,是一系列涉及循环系统的疾病。循环系统指人体内运送血液的器官和组织,主要包括心脏、血管(动脉、静脉微血管),根据起病急缓可分为急性和慢性。随着我国老龄化的进展及人们生活方式的改变,心血管系统疾病的发病率如"井喷"般爆破性增长,其死亡率呈明显上升趋势,每年心血管疾病死亡人数约300万,居死亡原因首位,成为困扰人们身心健康及医疗花费的主要疾病之一,并成为备受关注的社会问题。心血管疾病具有患病率、致死率、致残率高,起病急骤等特点,是威胁人类健康的重大疾病。及时发现、正确诊断心血管疾病,特别是急危重症心血管疾病具有重要意义。为了进一步促进临床医师对心血管疾病的正确认识,提高其临床诊断技能,从而满足心血管学科医务人员及广大基层医务工作者的临床需要,我们在参阅国内外相关研究进展的基础上,结合实际的临床经验编写此书。

本书共8章,以心血管疾病概述开篇,而后阐述了心血管疾病的常用影像学检查、心脏电生理检查、实验室检查,以及心血管疾病的介入治疗、外科治疗和药物治疗,然后对心力衰竭、高血压、稳定型冠心病、非ST段抬高急性冠脉综合征和ST段抬高心肌梗死的临床诊疗进展展开叙述。本书内容以循证医学为基础,以"权威性""时效性""实用性"为特点,并紧密结合心血管疾病学发展的现状及趋势,全面而系统地介绍了心血管常见和多发疾病的诊断与治疗,并兼顾介绍了近年来心血管疾病学领域的新知识、新进展和新技术。同时,对一些较为复杂或少见的心血管疾病进行了扼要描述,以期能使读者对其有最简明实际的了解和判断,以迅速进入临床路径,使患者尽可能地得到及时救治。本书可供广大医学生以及心血管学科医师阅读参考。

由于心血管学科领域广泛,涉及知识颇多,内容繁杂,与其他学科相互交叉,以及编者的学术水平有限,书中或存在不足或错漏之处,恳请广大医疗同仁批评指正。

《临床常见心血管疾病检查与治疗》编委会
2020 年 11 月

# 目录 CONTENTS

# 第一章

# 心血管疾病概述

## 第一节　心血管疾病的范围与分类

### 一、心血管疾病范围

心血管疾病解剖上包括心脏、血管疾病两大部分。由于肺源性心脏病是肺脏疾病导致的,大多数教科书和临床学科将其划入呼吸系统疾病。至于肺血管疾病划入哪个学科,国内外目前尚无统一意见,部分划入心血管疾病,部分划入呼吸系统疾病,还有一部分医疗机构将其独立成为一个学科专业。细小血管疾病多数与免疫损伤相关,大多数将其划入免疫系统疾病。由于肾血管病是继发性高血压的原因之一,多数医疗机构将其划入心血管疾病。脑血管病一般不包含在心血管疾病之中,但关于脑血管疾病颅外段划入脑血管病还是划入周围血管病,目前尚无统一认识。心血管疾病主要包括三大综合征,即心力衰竭、心律失常和心源性休克;五大常见病,即高血压、冠心病、瓣膜病、先天性心脏病和心肌疾病。三大综合征和五大常见病是本科阶段学习的核心内容。此外,还包括心包疾病、感染性心内膜炎、心脏肿瘤、周围血管疾病和其他系统疾病的心脏损伤等。

心血管疾病是目前危害居民健康和社会劳动力的重大疾病。随着社会都市化和不健康生活方式的蔓延,其发病率在发展中国家有逐年增加的趋势,尤其是我国,这种趋势更为明显。近20年来,我国的心血管疾病的构成发生了很大的变化。20世纪70年代以前最常见的风湿性心脏病逐年减少,而高血压、冠状动脉粥样硬化性心脏病等与都市化和不健康生活方式相关的疾病则逐年增加,已经成为我国最常见的心血管疾病。我国最近的调查结果显示心血管疾病病死率为 165.80/10 万,占总病死率的 25.47%,列首位,已成为我国城乡居民的主要死因。

心血管疾病,特别是目前严重危害城乡居民健康的高血压、冠状动脉粥样硬化性心脏病是可防、可控、可治的。在部分欧洲发达国家及美国,高血压、冠状动脉粥样硬化性心脏病和脑卒中无论是发病率、患病率还是病死率近年来都呈现下降趋势。

## 二、心血管疾病分类

### (一)按照病因分类

心血管疾病包括先天性心血管病和后天性心血管病。先天性心血管病(简称先心病),是心脏大血管在胚胎期发育异常所致;后天性心血管病是由于出生后心脏受各种外来或机体内在因素作用而致病,有以下几种类型:①动脉粥样硬化:主要累及弹力动脉,冠状动脉粥样硬化引起供血障碍时,称冠状动脉粥样硬化性心脏病(冠心病);②风湿性心脏病(简称风心病):又可进一步分为风湿性心肌炎和风湿性心脏瓣膜病;③高血压及高血压心脏病;④感染性心脏病:为病毒、细菌、真菌、立克次体、寄生虫等感染侵犯心脏或心包而导致的心脏病;⑤原因不明的心肌病;⑥全身疾病的心脏损害,包括内分泌疾病、神经肌肉疾病、血液病、营养代谢性疾病、结缔组织病等都可以引起心脏损害;⑦心脏瓣膜退行性改变引起的心脏瓣膜功能损伤;⑧物理和化学因素:放射线、高原环境、地域因素、某些抗肿瘤药物等都可以引起心脏损伤;⑨心脏肿瘤;⑩遗传因素引起的心血管病:遗传因素既可以引起心脏血管的结构改变,也可以引起心脏机械功能和心脏电活动改变,目前认为遗传学背景是许多心血管疾病患病和易患的重要原因;⑪心血管外伤:可引起心血管各种形式的结构破坏,从而影响心血管功能甚至危及生命。

### (二)按照病理解剖部位分类

不同病因可累及心血管不同的部位,归纳起来可以分为以下几种类型。①心内膜:如各种心内膜炎、纤维弹性组织增生、腱索断裂等引起心脏瓣膜狭窄、关闭不全;②心肌:心肌炎症、缺血、变性、坏死、凋亡,心肌肥大、纤维化等,引起心脏肥厚、扩大、乳头肌损伤、室壁瘤、破裂;③心包:如心包炎症、积液、积血或积脓、纤维化等,引起心包压塞、心包缩窄。此外,尚有先天性及心脏直视手术后心包缺损等;④血管:如动脉硬化、动脉粥样硬化、动脉瘤、中层囊样变性、夹层分离、血管炎症、血栓形成、栓塞等;⑤各组织结构的先天性畸形。

### (三)按照病理生理和功能变化分类

不同病因的心血管病可引起相同或不同的病理生理和功能变化,归纳起来,可分为:①心力衰竭;②心律失常;③休克;④冠状循环功能不全;⑤乳头肌功能不全;⑥高动力循环状态;⑦心包压塞;⑧其他:体动脉或肺动脉、体静脉或肺静脉压力的增高或降低;体循环与肺循环之间、动脉与静脉之间的血液分流等。

### (四)按照学科研究内容分类

按照各学科研究内容不同,心血管疾病可分为:①流行心脏病学,主要研究心血管疾病的人群分布、时间分布、空间分布、病因研究、治疗措施评估等;②临床心脏病学,主要研究心血管疾病的临床诊断和治疗决策、治疗措施等;③介入心脏病学,主要研究心血管疾病介入治疗方法、介入治疗效果等;④心脏电生理学,主要研究心脏电活动的机制、心脏电活动异常的诊断方法和治疗措施等;⑤心血管外科学,主要研究心血管疾病外科学手术治疗的方法和效果;⑥分子心脏病学,主要在分子、细胞水平研究心血管疾病的发生机制,寻找药物治疗靶点;⑦心血管疾病影像学,从影像学的角度研究心血管疾病的诊断依据,治疗效果评估;⑧周围血管病学,主要研究大血管疾病的发病机制、治疗方法。此外,由于目前学科专业越来越细,出现将某些有相同病理特征或者临床特点的一组疾病合并成新的临床学科趋势,如先天性心脏病学、结构心脏病学、高血压学等。

# 第二节 心血管疾病的诊断方法与诊断思维

## 一、心血管疾病诊断方法

诊断心血管疾病应根据病史、临床症状和体征、实验室检查、器械检查和特殊检查等资料作出综合分析判断。

### (一)心血管疾病病史和症状

某些心血管疾病症状出现较晚或者不典型,如高血压、心肌疾病在心力衰竭和心律失常发生之前,冠心病在心肌缺血发生之前,瓣膜病在心力衰竭发生之前等,患者可以没有症状。怀疑冠心病时,一定要询问冠心病的易患因素,怀疑瓣膜病应该询问是否有风湿热病史,怀疑心肌炎应该询问近期是否有感冒病史等。

一些特征性症状对心血管疾病具有诊断意义,如典型心绞痛症状基本可以确诊心肌缺血,突发突止的阵发性心悸基本可以诊断阵发性心动过速等,所以在病史采集过程中一定要仔细、耐心。

心血管疾病常见症状有:呼吸困难、心悸、水肿、发绀、咯血、胸痛、头昏或眩晕、晕厥和抽搐等。多数症状也见于其他系统的疾病,并非心血管病所特有,因此要注意询问具有鉴别诊断意义的相关疾病症状和伴随症状,分析时要作出仔细的鉴别。

### (二)心血管疾病常见体征

心血管疾病常见体征有心脏增大、心律和脉搏的异常变化、心音的异常变化、额外心音、心包摩擦音、心脏杂音、动脉杂音和"枪击音""毛细血管搏动"、静脉充盈或异常搏动、肝大和肝脏搏动等。这些体征对诊断心血管疾病具有重要意义,尤其有助于心脏瓣膜病、先心病、心包炎和心力衰竭的诊断。环形红斑、皮下结节等有助于诊断风湿热。两颧呈紫红色有助于诊断二尖瓣狭窄和肺动脉高压。皮肤黏膜瘀点、Osler 结节、Janeway 点、Roth 点、脾大、杵状指(趾)等有助于诊断感染性心内膜炎,发绀和杵状指(趾)有助于诊断先心病右向左的分流。

疾病的病史和体征是诊断心血管系统疾病的重要资料,必须认真全面系统收集,尽量勿遗漏。依据收集的病史和体征资料,首先要提炼主诉,再围绕主诉进行详细分析,并将资料进行归纳,形成初步诊断印象,必要时还要补充追问病史和查体。形成初步诊断印象后,根据确诊的需要选择辅助检查,以期对疾病确诊。

### (三)心血管疾病常用实验室检查

除常规检查外,多种生化、微生物和免疫学检查有助于对心血管疾病的诊断或为诊断提供线索。微生物检查、血液的抗体检查、体液及细胞的病毒核酸检查等,有助于对感染性心脏病的诊断,如病毒性心肌炎、感染性心内膜炎等;风心病时可进行有关链球菌抗体和炎症反应的血液检查;动脉粥样硬化时可行血糖和各种血脂成分的检查;血清心肌酶、肌红蛋白、肌钙蛋白或肌凝蛋白轻、重链等心肌损伤标志物的检查有助于对急性心肌梗死和急性心肌炎的诊断;血 BNP 及其相关成分检查有利于心力衰竭的诊断和疗效评估。

### (四)心血管疾病常用器械检查

随着科学技术的发展,心血管系统新的检查方法不断推出,极大提高了心血管疾病的诊断水平,可分为非侵入性和侵入性两大类。

1.非侵入性检查

非侵入性检查包括心电图及在此基础上发展起来的各种类型的心电图检查,包括遥测心电图、动态心电图、食管导联心电图、等电位线心前区标测、心电图负荷试验、QT离散度测定、心室晚电位和心率变异性测定等,主要观察心脏电活动情况,对心律失常、心肌缺血、心肌坏死、心肌肥厚等诊断具有重要意义。动态血压监测观察24小时血压变化规律。有些检查由于特异性、敏感性低,意义模糊或与其他检查重叠等原因,应用逐渐减少,如体表希氏束电图、心电向量图、心音图、心脏冲动图、脉波图、心冲击图、心磁图、心阻抗图、收缩时间间期测定等。

2.心血管疾病影像学检查

超声心动图和超声多普勒血流图检查,主要观察心脏及血管结构和功能活动。电子计算机X线体层显像(CT)、单光子发射计算机断层显像(SPECT)、数字减影心血管造影(DSA)、磁共振成像(MRI)等影像学技术主要解决心脏和血管形态学问题,也可对心脏功能作出诊断。近年来问世的多层高速螺旋CT,可对心脏形态、血管壁结构和心脏功能作出更为细致的检测。这些检查对患者无创伤性或者创伤性很小,故较易被接受。随着技术的提高,它们的诊断价值也在提高。

3.侵入性检查

侵入性检查主要指心导管检查和以此为技术基础的其他相关检查。心导管检查根据侵入路径不同分为左心导管和右心导管检查,主要解决心脏大血管压力、容量、功能、结构(如有无异常交通、狭窄)等问题。心腔内心电生理检查包括希氏束电图检查、心内膜心电标测等,主要解决心律失常的类型、发生机制及激动起源标测等问题。目前三维立体心电生理标测装置已用于临床心律失常的检查与治疗。心内膜心肌活组织检查主要解决病理诊断问题。新近发展的心脏和血管腔内超声显像主要用于心血管腔结构及血流特点的诊断。心血管内镜检查主要解决心血管管腔内结构的问题。这些检查对患者带来一些创伤,但可得到比较直接的诊断资料,诊断价值较大。

诊断心血管病时,需将病因、病理解剖和病理生理分类诊断按顺序同时列出。例如,诊断风心病时要列出:①风湿性心脏病(病因诊断);②二尖瓣狭窄和关闭不全(病理解剖诊断);③心力衰竭;④心房颤动(③和④为病理生理诊断)等。

**二、疾病的诊断与鉴别诊断思维方法和原则**

临床诊断过程大体可分为两个方面。一是资料的收集,资料收集是否全面合理,决定于临床技能。二是资料的整理和分析综合。分析是指分析每一个症状、体征及辅助检查的意义,也就是对资料临床意义的横向展开,如呼吸困难既是呼吸系统疾病的表现,又是心力衰竭的症状;综合是将上述所有临床资料纵向串联归纳到一点或几点上考虑,亦即目前所掌握的临床资料支持哪一种或者哪几种疾病,需要补充哪一项或者哪几项临床资料。临床诊断应掌握以下原则:先用一元论解释;先考虑常见病;先考虑器质性疾病;排除法做鉴别诊断。如突然发热、头痛,首先应考虑感冒,当用感冒解释不了伴随的症状体征时,才考虑其他疾病。在考虑多种临床表现时,应遵循一元化解释原则,即用一个疾病能完满解释所有资料时不要用两个病来解释。作出的诊断必须能解释所有的临床资料,即应遵循可解释性原则,不能解释的方面,往往是诊断的关键点,切忌草率放过。有时对某种疾病的诊断,需要动态观察疾病的发展变化后方可确诊。在动态观察过程中,疾病的有些表现会随病情的演变显现出来,补充了新的临床资料,使诊断更有把握、更确切。一旦作出诊断,必须严格而有据,因治疗原则的选择是基于诊断,诊断错误会带来不可弥补的恶果。有些疾病有现成的诊断标准,对大多数情况而言,这些标准是适用的,但一定要考虑共性中的个性问题。诊断标准不是不可打破的金科玉律,必须结合患者的具体情况应用。选择实验室和特殊检查要遵循的原则是了解所选试验的有效性、安全性和价格,在排除诊断时应选择敏感性高的诊断试验,在明确诊断时应选择特异性高的诊断试验,并且要首选无创检查,切忌无目的、撒网式的检查以及过度检查。由于同一症状、体征及辅助检查结果可由许多疾病引起,同样一种疾病可存在许多不同的症状、体征及辅助检查结果,这就给诊断带来了复杂性,即疾病的鉴别诊断问题。鉴别诊断就是对有相似或雷同症状、体征或辅助检查特点的不同疾病进行区分的过程。鉴别诊断要求对各种需要鉴别的疾病的临床表现和辅助检查十分熟悉,同时要根据各种临床表现和辅助检查结果展开分析,不能局限。

## 第三节 心血管疾病的治疗方法与治疗原则

### 一、心血管疾病治疗方法

#### (一)病因治疗

对病因已明确者积极治疗病因或者易患因素,可取得良好效果,也是最理想的治疗方法。但有些疾病即使积极治疗病因也不能逆转其已形成的损害,或只能延缓病变的发展。

### (二)解剖病变的治疗

用介入或外科手术的方法可纠正病理解剖改变。目前大多数先心病可用外科手术或介入性治疗根治。某些心脏瓣膜病,可用介入性球囊扩张治疗或瓣膜交界分离、瓣膜修复或人工瓣膜置换等手术纠治。动脉粥样硬化所致的血管狭窄,尤其是冠状动脉狭窄,可应用介入性球囊成形术和支架成形术入治疗,也可用外科血管旁路移植术进行血管重建治疗。

### (三)病理生理的治疗

对目前尚无法或难于根治的心血管病,主要是纠正其病理生理变化。如药物拮抗心力衰竭时神经内分泌过度代偿、心脏同步化(CRT)治疗心力衰竭心脏收缩不同步、起搏器治疗心动过缓等。

### (四)康复治疗

康复治疗包括理疗、锻炼、协助功能恢复等方法。根据患者的心脏病变、年龄、体力等情况,采用动静结合的办法,在恢复期尽早进行适当的体力活动,对改善心脏功能,促进身体康复有良好的作用,但不宜过度。

### (五)心理治疗

随着医学模型由生物医学模型向生物-心理-社会医学模型的转化,心身疾病越来越多,患者的心理状态明显影响患者治疗效果及预后,如伴精神紧张及焦虑症的冠心病患者预后明显较无精神紧张及焦虑患者差。因此,注意心理治疗是当前临床医学的特色之一。解除患者的思想顾虑,对患者的工作、学习和生活安排提出建议,加强患者与疾病斗争的信心。

### (六)基因治疗

分子生物学研究的进展使基因治疗在临床中应用成为可能,但是目前尚无临床应用。

#### 1.药物治疗

药物治疗是内科治疗的主要方法,必须熟悉药物的药效学、药代学及毒副作用特点,尤其是毒副作用较大、治疗量与中毒较接近的药物,如洋地黄类药物、华法林、β-受体拮抗剂等更应掌握。

#### 2.介入治疗

随着医学和科学的进步,许多物理学方法已引入内科治疗,其中最为成功的是介入治疗。介入治疗方式包括:狭窄血管和瓣膜的球囊扩张、瓣膜替换、射频消融、起搏、除颤、异常通道及血管的栓堵等方法。介入治疗可以与药物治疗结合应用,如通过血管局部注入化疗药及其他药物,预防再狭窄。此外还可以与外科手术治疗结合应用,形成内科外科杂交治疗方法。介入治疗已成为内科学治疗近年来崛起的有效方法。

3.外科治疗

方法见第三章第二节。

**二、心血管疾病治疗原则**

治愈疾病、延长患者寿命、减轻痛苦和提高生活质量是一切治疗的最终目的。因而治疗要有明确的针对性,在给患者治疗前必须了解所给治疗的必要性、目的、适应证和治疗方法的优缺点及禁忌证。由于许多治疗措施都具有利和弊两个方面,故国外将治疗一词改用为干预,突出其两面性,更为客观。每一项治疗要尽可能发挥其有利的一面,克服其弊的一面。对因治疗是最好的治疗方法,但有些疾病病因不明,或尽管已知病因,但目前尚无有效治疗手段,如遗传性疾病等。因此,针对发病机制的治疗是许多疾病治疗的靶点。还有一些疾病病因及发病机制均不清楚,只能对症治疗。在治疗过程中尚须个体化,每一个人的机体状态和心理状态不一样,对治疗的反应也不一样。重视患者的心理、精神状态,争取患者对治疗的配合是实施治疗的基础,是治疗前必须做到的,同时注意家庭及社会因素,讲究治疗实效,尽量做到少花钱,治好病。

# 第四节 心血管疾病的其他相关问题

**一、心血管疾病的预防**

预防心血管病主要在于消除病因和针对发病机制的治疗。针对病因如消除梅毒感染、维生素 $B_1$ 缺乏和贫血,则梅毒性心脏病、维生素 $B_1$ 缺乏性和贫血性心脏病将不会发生;针对发病机制的治疗如他汀类药物对心脑血管病事件的预防作用。心血管疾病的预防在我国已经成为重大的医疗卫生问题。

**二、临床实践中的相关社会问题**

医师是一种高尚的职业,每一个医师除应具有高超的医疗技术外,还必须具有高尚的人格。患者既不是疾病,也不是病例,而是患有疾病的人。他们焦虑、恐惧、多疑、轻信等心态同时存在,他们有权利获得最先进有效的治疗方法,也有自由选择治疗方法的权利。医师应具有高度的同情心和责任感,向患者提供一切有效的救治方法。此外,医师的责任重大,常常需要牺牲自己的休息和娱乐时间去救治每一位患者,因此需要无私的奉献精神。人的健康和生命是最宝贵的,医师为患者的健康而工作,有责任改善患者的病情、帮助患者康复、帮助其建立恢复健康的信心并告知其预防疾病的知识。而医师对患者的同情心、爱心及理解对其疾病的缓解及康复也是非常必要的。一位仅具备高超的医疗技术,但不关心、不理解患者的医师不会是一位受人爱戴的医师。

医师所面对的是一个有病的群体,要有足够的耐心、爱心。其中也不排除有为引人注意而无病呻吟者,对该类心理障碍患者还需要有耐心做他们的思想工作,并建议其去进行心理咨询。另外,为防止医疗纠纷、杜绝医闹,作为医疗工作者亦应该学会自我保护,严格按照医疗制度、工作制度开展医疗活动,这是必需的。相互信任、相互了解、相互尊重是良好医患关系的表现,只有与患者建立了良好的医患关系,才能有效地实施诊治方案。关于保护性医疗制度,各民族文化背景及每个人的文化层次不同,看法也不一样。我国大多仍采用保护性医疗制度,即对不治之症患者的病情保密,但必须要告诉患者的家属。总而言之,"指引患者渡过难关是医师的职责",所有的医患关系是围绕这一中心点展开的。

### 三、医学模式和临床实践模式转变

#### (一)医学模型的转变

医学是一门古老的学科,随着人们对疾病的观察记载增多,逐渐步入了经验医学阶段,疾病的诊断和治疗主要根据文献记载和个人的经验。盖伦以后,实验方法逐渐被引入医学领域。尤其是 18 世纪后,实验医学得到了长足的发展,一直沿用至今。其基本思想是:人也是一个生物体,从实验医学得到结果也可应用于人,此即"生物医学模型"。近年来,虽然用实验医学获取的资料用于临床取得了巨大的成就,但有许多方面受到了极大的限制,有些甚至是错误的。因而才有了"医学模型"的转变。

(1)"生物医学模型"向"生物-心理-社会医学模型"的转变。这种转变有两重含义,其一是人不仅是生物体,同时具有心理及社会性的特点,因此在疾病的发病、诊断、治疗等方面应考虑心理和社会因素。

(2)站在医学是为人类健康服务的宏观立场,医学由传统的临床医学向社会医学转变,即临床个体治疗转变为社会群体的预防和治疗。

(3)站在治愈疾病、延长患者寿命、减轻痛苦和提高生活质量是一切治疗的最终目标的立场,患者是否从治疗中获得上述益处需要进行严格的循证医学方法评估。目前已经发现按照当时的医学理论制定的部分治疗措施会显著增加患者病死率,如 20 世纪 70—80 年代诞生的强心剂和血管扩张剂多数是增加心力衰竭病死率的。因此,发生了实验医学指导临床医学向循证医学指导临床医学的转变,标志着临床医学从此走上了现代科学的发展道路。

**(二)循证医学**

循证医学又称为求证医学,系指医疗决策行为必须应用最近、最好的证据,或者说医疗决策的制订必须基于(依赖于)最新最好的证据。Sackett 将循证医学定义为:"把最新最好的证据小心谨慎地应用于为患者作出有关医疗的决策过程中。"就证据的可信度而言,在治疗方面,设计合理,执行完美的前瞻性、多中心、大样本、随机、双盲、安慰剂对照研究获取结果最可信,故认为是"金指标"。在疾病的自然病史及预后判断方面,前瞻性队列研究和分析型调查结果亦可作为证据。在实验诊断精确性方面有说服力的证据是来自于对疾病的横断面研究,如果多个研究者得出同样结果则增加其可信度。目前,对于应用于临床治疗的证据,根据可信度评估,其强度分为可信、中度可信和一般可信。个人经验一般不作为医疗决策的依据。由此可见,循证医学更趋科学化,改变了临床医学是经验医学的传统观念。其认为如果不应用最新最好的证据,就有可能将患者置于不必要的危险之中。当循证医学的结果与现有理论及治疗方法违背时,必须服从循证医学的结果。例如,传统观念认为室性期前收缩是心肌梗死后的死亡原因之一,但大规模的临床实验结果显示,抗心律失常治疗不仅不能减少病死率,反而增加病死率。故有人认为室性期前收缩并非其死亡原因,而是高风险的标志,但是亦有人认为出现这一结果是抗心律失常的措施存在缺陷。必须强调的是,这些证据是否适合医师所遇到的具体患者,还要医师做判断,绝不能千人一面,否则会给患者带来更大的危险。绝大部分医疗行为目前尚缺乏这种"金指标"。况且,多中心、大样本、随机、双盲、安慰剂对照设计也有其本身的缺陷,其仅能解决特殊人群(研究人群)共性问题,不可能在设计中对某一种疾病的所有临床问题面面俱到。而临床工作中常常遇到的是既有共性,又有其个性的患者,因此在应用过程中仍应个体化,具体问题具体对待。

### 四、心血管疾病学习方法

#### (一)临床实践是连接医学理论知识、经验直觉和理性逻辑判断三者的桥梁

临床医学是医学科学理论和临床实践相结合的学问,心血管疾病理论性和实践性都很强,应该从复杂的症状、体征、辅助检查和特殊检查中抓住主要矛盾和矛盾的主要方面,作出相应的分析判断和归纳综合。首先要判断哪一种临床表现需要继续追踪观察,哪一种临床表现需要立即处理。要达到这一临床认识水平,需要反复长期的临床实践,形成临床直觉。直觉的建立和强化有赖于扎实的医学理论和在此基础上的反复临床实践,即直觉是反复实践后正确经验的升华。仅仅依靠临床直觉是不能制定医疗决策的,过度依赖临床直觉就会掉入经验主义的旧窟而不能自拔。紧接着是需要运用医学理论和临床实践知识对所收集的临床资料结合经验直觉,进行分析、归纳、综合,作出逻辑判断,提出临床问题和确定解决临床问题的措施。无论是经验直觉还是逻辑判断,其起点都是医学理论知识,而实践是连接医学理论知识、经验直觉和理性逻辑判断三者的桥梁。这一桥梁使我们的临床医疗水平不断提升,达到一种艺术的境界。故著名的内科学、心脏病学专家 Braunwald 认为医学知识、直觉和逻辑判断的结合就是医学艺术。反复临床实践是学好心血管疾病防治的必要条件。实践过程是运用医学理论指导临床工作的过程。

如何做好临床实践?临床技能是临床实践的工具,因此每一个临床医师必须重视和接受严格的临床技能训练,掌握好这一不可或缺的同时又是区别于其他职业的职业标志技术。临床技能包括病史的采集、物理检查、实验室结果的判读、影像及其他诊断技术的应用以及临床治疗技术的应用等。病史采集是临床实践的第一步,也是诊断的第一步,详细而真实的病史往往为临床提供许多疾病的诊断线索和判断依据。物理检查必须全面细致,某些体征对疾病具诊断意义,如玫瑰疹对伤寒具有诊断意义,二尖瓣开瓣音对二尖瓣狭窄具有诊断意义,不对称性发绀及杵状指(趾)对动脉导管未闭具有诊断意义等。应熟悉各种实验室检查原理、正常值及其应用范围和临床意义。要尽可能做到对每一项结果都能得到满意的解释,对不能解释的结果应重复检查后追踪观察。对影像学及其他诊断技术等,除结果判读外,应能熟悉应用范围、分析方法。心血管疾病的临床治疗技术较多,是学习的重点,必须努力掌握。

#### (二)加强理论学习是学好心血管疾病防治的前提条件

临床上许多难题的解决有赖于科学技术的发展和进步,各种新的诊断技术

及新的治疗措施无一不是建立在科学理论的基础上的。因此学习应牢牢地掌握心血管疾病理论知识。现有的医学理论来源包括两大部分,其一是运用科学的方法总结出前人的临床经验;其二是从科学实验中获得。因此,医学理论本质上是实践的一种表达方式而已。随着科学技术的进步、实践的不断深化,其理论也在不断地进展,实践过程也是创造过程,否则理论就不能发展,科学就不能进步。这就要求每一个临床工作者不断学习新的理论知识。教科书所涉及的内容仅仅是一些常见病、多发病、典型的临床现象及处理原则,是一些具有共性的内容。

**(三)勤于思考、发掘问题、寻找解决问题的方法是快速提高临床水平的行之有效的学习方法**

生命的复杂性,带来了疾病的复杂性。对每一个患者而言,既有疾病的共性,也存在体质、遗传、年龄、时间、病程等个性问题,必须具体问题具体分析。在临床工作中,同一症状和体征可见于不同的疾病,同一疾病的表现又是千差万别,同一种药物也有不同的应用。如反流性食管炎可以是以胸痛为主;结核可以表现为关节痛;以血尿为主要表现者可见于过敏性紫癜、IgA 肾病、膀胱癌、肾挫伤等;环磷酰胺既可治疗肿瘤,又可治疗自身免疫性疾病;糖皮质激素可引起水、钠潴留,但用于晚期心力衰竭及肝硬化腹水却有利尿作用等。只有勤于思考,去发掘这些特殊问题,业务能力才有可能长足进步。

**(四)学会收集、积累和整理资料的方法是快速积累临床经验的捷径**

一个人终其一生所见到的疾病是有限的,同一种疾病状态重复见到的次数更为有限,要快速积累临床经验,并将临床经验升华为临床直觉。收集整理临床资料是十分必要的,例如对一种疾病的临床表现或治疗方法的分析,对某一症状或体征的病因分析等,这样就可以化别人的经验为自己的经验,真正做到"借他山之石以攻其玉"。

**五、研究进展**

随着科学技术的进步,心血管疾病进展主要得力于分子生物学和细胞生物学在医学领域的应用,生物物理学和生物化学的进步,以及循证医学结果对传统观念的冲击。具体有以下几个方面。

**(一)发病机制**

初步阐明了肾素-血管紧张素生理和病理作用;证明了内皮细胞的分泌功

能,如收缩血管的内皮素和舒张血管的 NO 的生理、病理作用及其调节机制;认识了神经体液因素的激活,细胞内信号传导,受体调节等对心力衰竭和心肌梗死不同阶段的利弊;认识到细胞膜的离子通道的结构、功能、表达的影响因素及其在心律失常、心肌收缩中的作用;发现了许多心血管疾病发病的致病基因和相关基因;发现了胰岛素、瘦素抵抗现象及其与心血管疾病的初步关系;建立了动脉粥样硬化形成的损伤反应学说和粥样斑块活动的炎症学说及其与急性冠脉综合征的关系;提出了心脏重构和血管重构的概念;血管生成机制研究进一步深入,并已在临床初步应用。以上都促进了心血管疾病治疗效果改善及治疗观念的转变。

**(二)诊断学进展**

在影像学方面有实时三维超声显像、多普勒超声血流显像、心脏血管内超声显像、核素断层显像、磁共振显像、CT 等影像手段的进步和发展;心血管内镜检查使得人们能更直观地了解心血管结构;动态血压、心率变异性及 QT 离散度的测定对血压的变化规律及自主神经对心电的影响和疾病预后判断有更深入的了解。新的心肌损伤标志物(肌钙蛋白、肌凝蛋白重链和轻链)的检测大大提高了心肌梗死的早期诊断符合率。细胞和体液中病毒和细菌的 DNA 和 RNA 测定对心血管系统的感染诊断提供了新的手段。上述辅助检查的应用大大提高了心血管疾病的诊断水平,确诊率几乎接近百分之百。

**(三)治疗学进展**

介入治疗是近年心血管治疗最引人注目的进展,绝大部分技术已经成熟,大大提高了冠心病、先心病、心肌病、心律失常等治疗水平。永久起搏器的应用基本解决了缓慢心律失常问题,而植入式体内除颤器的应用大大减少了心室颤动高危患者的病死率。溶栓、抗凝、调脂治疗在冠心病治疗中获得成功。β受体阻滞剂等神经内分泌拮抗剂在心力衰竭治疗中的成功不仅减少了患者病死率,而且改变了心力衰竭的治疗的观念。基因治疗已成为当前研究的热点领域,但尚未取得突破性进展。

# 第二章

# 心血管疾病的常用检查

## 第一节　心血管疾病的影像学检查

### 一、心脏超声

心脏超声是通过超声波的技术反映心脏和大血管的结构、运动状态和血流情况的一种检查手段。

#### (一)M型超声心动图

M型超声能将人体内某些器官的运动情况显示出来,主要用于心脏、血管疾病的诊断。探头固定地对着心脏的某部位。由于心脏规律性地收缩和舒张,心脏的各层组织和探头之间的距离也随之改变。当扫描线从左到右匀速移动时,呈现出心动周期中心脏各层组织结构的活动曲线,即M型超声心动图。目前M型超声心动图很少单独使用,一般作为二维超声心动图的补充。

#### (二)二维超声心动图

二维超声心动图又称切面超声心动图,简称二维超声。它能将从人体反射回来的回波信号以光点形式组成切面图像,能清晰、直观、实时显示心脏各结构的形态、空间位置及连续关系等,是基本的检查法,较M型超声表现力更强,更加直观。多普勒超声、经食管超声、血管内超声均以此为基础。

二维超声心动图检查心脏时,基本上是用3个相互垂直的平面,命名为长轴切面、短轴切面与四腔心切面。其基本切面包括:①骨旁左室长轴切面;②尖瓣水平短轴切面;③尖四腔切面;④突下四腔切面。

#### (三)多普勒超声心动图

它是在二维超声心动图定位情况下,利用声波在传递过程中的多普勒效应,判断某结构(通常是血流)是否朝向或背离探头运动,并计算出其相对速度。通过计算部分样本容积的频率漂移(例如心脏瓣膜上方的喷射血流),可以确定其方向、速度,并显示出来,实时显示心脏或大血管内某一点一定容积(SV)血流的频谱图,是一种无创伤性能检查出心内分流和反流的技术。

多普勒超声心动图又分为彩色多普勒超声心动图、脉冲多普勒超声心动图、连续多普勒超声心动图及组织多普勒超声心动图,用于不同的观察对象。彩色多普勒显像是指把所得的血流信息经过彩色编码,把平均血流速度资料以彩色显示,并将其组合,叠加显示在 B 型灰阶图像上。它较脉冲多普勒更快、更直观地显示血流的性质和流速在心脏、血管内的分布。血流速度越快色彩越明亮,反之血流速度越慢,色彩越暗淡。脉冲多普勒和连续多普勒通过多普勒声束采集血流信息,以频谱图显示,用以分析血流发生的时间、方向和速度。组织多普勒超声技术则是将多普勒信号中的血流信号删去,留下速度较低的心肌运动进行彩色编码,以分析心肌壁的运动速度。多普勒超声心动图检查下的心功能正常值见表 2-1。

表 2-1　心功能检查正常值

| 指标 | 正常范围 |
| --- | --- |
| 左室短缩分数(FS) | 35%～45% |
| 射血分数(EF) | 50%～75%;35%以下为重度 |
| 心搏出量(CO) | 3～6 L/min |
| 每搏量(SV) | 38～90 mL |
| 心率(HR) | 60～100 次/分 |
| 室间隔运动幅度 | 4～8 mm;>12 mm 搏动过强,2～4 mm 搏动减弱,<2 mm 搏动消失 |
| Doppler 检测二尖瓣血流 | E/A*>1,主动脉瓣最大流速 70～130 cm/s,>150 cm/s 为异常 |

注:*E 值舒张早期心室充盈速度最大值,A 值舒张晚期心室充盈速度最大值。正常的情况下一般是 E 峰大于 A 峰

**(四)经食管超声心动图**

由于食管位置紧邻心脏后方,因此提高了许多心脏结构,尤其是后方心内结构,如房间隔、左侧心瓣膜及左侧心腔病变的可视性,可弥补经胸超声的不足。此外,探头与心脏距离的缩短,允许使用更高频率的超声探头,进一步提高了图像的分辨率。对于左心房血栓及主动脉、主动脉瓣病变具有较好的诊断价值。

**(五)心脏声学造影**

声学造影是将含有微小气泡的溶液经血管注入体内,把对比剂微气泡作为

载体,对特定的靶器官进行造影,使靶器官显影,从而为临床诊断提供重要依据。右心系统声学造影在发绀型先天性心脏病诊断上仍具有重要价值。而左心系统与冠状动脉声学造影则有助于确定心肌灌注面积,了解冠状动脉血液状态及储备能力,判定存活心肌。

### (六)负荷超声心动图

患者在运动或药物作用下心肌耗氧量增加,可诱发心肌缺血。实时记录血流动力学的改变和室壁运动的改变,对心脏的病变范围和缺血区域作出定量评价。

### (七)血管内超声成像

血管内超声成像常用于血管造影中,将带有超声探头的导管放至大血管、心腔或冠状动脉,可直接获取相应部位的超声图像,根据血管超声可显示血管的内膜、中膜及外膜,可帮助分辨硬斑块及软斑块。

### (八)实时三维心脏超声

实时三维心脏超声可以更好地对心脏大小、形状及功能进行定量,尤其是为手术计划中异常病变进行定位,为手术预后提供重要信息,还可指导某些心导管操作包括右心室心肌活检等。

## 二、心脏 X 线

心脏 X 线能显示出心脏、大血管的大小、形态、位置和轮廓,能观察心脏与毗邻器官的关系和肺内血管的变化,可用于心脏及其径线的测量。肺部影像对于肺水肿、肺动脉高压、先天性心脏病等也有一定的诊断意义。其常见体位分为后前位(远达片)、右前斜位、左前斜位和左侧位,各体位主要观察点及优势见表2-2。

表 2-2　不同体位胸片的优势

| 基本位置 | 患者体位 | 主要检查目的 | 优势 |
|---|---|---|---|
| 后前位(远达片) | X线从患者身后向前投射,靶片距离 2 m | 肺血管及肺内异常、心脏形态和大小、心胸比率 | 多种体位投照,通过各房室、大血管边缘的位置、形态、大小,间接推测各房室的病理生理改变 |
| 右前斜位 | 患者面向胶片向左旋转 $45°\sim60°$,口服钡剂观察食管 | 左房、右室、肺动脉 | 显示左心房增大、肺动脉段突出和右心室漏斗部增大 |
| 左前斜位 | 患者面向胶片向右旋转 $60°$ | 左右室、左房、主动脉弓全貌 | 显示主动脉和左、右心室及右心房增大 |
| 左侧位 | 胸廓左侧靠片 | 左室、右室、左房、右房 | 显示心、胸的前后径和胸廓畸形等情况,对主动脉瘤与纵隔肿物的鉴别及定位尤为重要 |

### 三、心脏电子计算机断层扫描

以往心脏电子计算机 X 线断层扫描,即心脏 CT,主要用于观察心脏结构、心肌、心包和大血管改变。而近几年,冠状动脉 CT 造影(CTA)发展迅速,逐渐成为评估冠状动脉粥样硬化有效的无创成像方法,是筛查和诊断冠心病的重要手段。

### 四、心脏磁共振成像

心脏磁共振成像,即心脏 MRI,较 CT 在软组织的分辨率上更佳,对于心包疾病、心脏肿瘤、主动脉瘤、主动脉夹层及大动脉炎等的诊断更有价值。近年来随着技术进步,MRI 可用于识别急性心肌梗死后冠状动脉再灌注后的微血管阻塞,采用延迟增强技术可定量测定心肌大小,识别存活的心肌。

### 五、心肌灌注显像

正常或有功能的心肌细胞可选择性摄取某些显像药物,摄取量与该部位冠状动脉灌注血流量成正比,也与局部心肌细胞的功能或活性密切相关。利用正常或有功能的心肌显影而坏死和缺血的心肌不显影(缺损)或影像变淡(稀疏),可以定量分析心肌灌注、心肌存活和心脏功能。显像技术包括心血池显像、心肌灌注显像、心肌代谢显像等。临床上常用的显像剂包括$^{201}$Tl、$^{99m}$Tc-MIBI 及$^{18}$FDG等。常用的成像技术包括单光子发射计算机断层显像(SPECT)和正电子发射计算机断层显像(PET)。与 SPECT 相比,PET 特异性、敏感性更高。

### 六、介入检查

#### (一)右心导管检查

右心导管检查是一种有创介入技术。将心导管经周围静脉送入上、下腔静脉、右心房、右心室、肺动脉及其分支,在腔静脉及右侧心腔进行血流动力学、血氧和心排血量测定。经导管内注射对比剂进行腔静脉、右心房、右心室或肺动脉造影,可以了解血流动力学改变,用于诊断简单(房间隔缺损、室间隔缺损、动脉导管未闭)和复杂(法洛四联症、右心室双出口)的先天性心脏病,判断手术适应证和评估心功能状态,测定肺动脉压力和计算肺动脉阻力,判断有无肺动脉高压以及肺动脉高压的程度和性质,为手术或者药物治疗提供依据。临床上可应用漂浮导管在床旁经静脉(多为股静脉或颈内静脉)利用压力变化将气囊导管送至肺动脉的远端,可持续床旁血流动力学测定,主要用于急性心肌梗死、心力衰竭、休克等有明显血流动力学改变的危重患者的监测。

### (二)左心导管检查

左心导管检查是经周围动脉插入导管,逆行至主动脉、左心室等处进行压力测定和心血管造影,可了解左心室功能、室壁运动及心腔大小、主动脉瓣和二尖瓣功能,并可发现主动脉、颈动脉、锁骨下动脉、肾动脉及髂总动脉的血管病变。

### (三)选择性冠状动脉造影

选择性冠状动脉造影是目前诊断冠心病的"金标准"。将造影导管插到冠状动脉开口内,注入少量对比剂用以显示冠状动脉情况,动态观察冠状动脉血流及解剖情况,了解冠状动脉病变的性质、部位、范围、程度等,观察冠状动脉有无畸形、钙化及有无侧支循环形成。此外仍有其他血管内技术协助诊断治疗,如血管内超声(IVUS)、冠状动脉血流储备分数(FFR)及光学干涉断层成像技术(OCT),其中 FFR 指通过特殊的压力导丝精确测定冠状动脉内某一段的血压和流量,是冠状动脉血流的功能性评价指标。而 OCT 指利用红外光的成像导丝送入血管内,可显示血管的横截面图像,并进行三维重建,其成像分辨率较血管内超声提高约 10 倍。

# 第二节  心血管疾病的心脏电生理检查

## 一、心电图

### (一)概述

心电图指的是心脏在每个心动周期中,由起搏点、心房、心室相继兴奋,伴随着心电图生物电的变化,通过心电描记器从体表引出多种形式的电位变化的图形(简称 ECG)。在行常规心电图检查时,通常只安放 4 个肢体导联电极和 $V_1 \sim V_6$ 6 个胸前导联电极,记录常规 12 导联心电图。一般心电图会采用 25 mm/s 纸速记录,横坐标 1 小格=1 mm=0.04 秒,纵坐标电压 1 小格=1 mm=0.1 mV。

心电图是反映心脏兴奋的电活动过程,它对心脏基本功能及其病理研究方面具有重要的参考价值。心电图可以分析与鉴别各种心律失常,也可以反映心肌受损的程度和发展过程心房、心室的功能结构情况。

### (二)波组

心电图由一系列的波组构成,每个波组代表每一个心动周期。一个波组包括 P 波、QRS 波、T 波及 U 波。看心电图首先要了解每个波所代表的意义。正常心电图及其意义如下(图 2-1)。

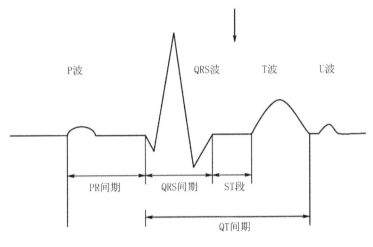

图 2-1 正常心电图

#### 1.P 波

正常心脏的电激动从窦房结开始。由于窦房结位于右心房与上腔静脉的交界处,所以窦房结的激动首先传导到右心房,通过房间束传到左心房,形成心电图上的 P 波。P 波代表了心房的激动,前半部代表右心房激动,后半部代表左心房的激动。P 波时限为 0.12 秒,高度为 0.25 mV。当心房扩大,两房间传导出现异常时,P 波可表现为高尖或双峰的 P 波。

#### 2.PR 间期

激动沿前、中、后结间束传导到房室结。由于房室结传导速度缓慢,形成了心电图上的 PR 段,也称 PR 间期。正常 PR 间期在 0.12～0.20 秒。当心房到心室的传导出现阻滞,则表现为 PR 间期的延长或 P 波之后心室波消失。

#### 3.QRS 波群

激动向下经希氏束、左右束支同步激动左、右心室形成 QRS 波群。QRS 波群代表了心室的除极,激动时限＜0.11 秒。当出现心脏左右束支的传导阻滞、心室扩大或肥厚等情况时,QRS 波群出现增宽、变形和时限延长。

#### 4.J 点

QRS 波结束,ST 段开始的交点。代表心室肌细胞全部除极完毕。

5.ST 段

心室肌全部除极完成,复极尚未开始的一段时间。此时各部位的心室肌都处于除极状态,细胞之间并没有电位差。因此正常情况下 ST 段应处于等电位线上。当某部位的心肌出现缺血或坏死的表现,心室在除极完毕后仍存在电位差,此时表现为心电图上 ST 段发生偏移。

6.T 波

ST 段之后的 T 波代表了心室的复极。在 QRS 波主波向上的导联,T 波应与 QRS 主波方向相同。心电图上 T 波的改变受多种因素的影响,例如心肌缺血时可表现为 T 波低平、倒置,T 波的高耸可见于高钾血症、急性心肌梗死的超急期等。

7.QT 间期

QT 间期代表了心室从除极到复极的时间。正常 QT 间期为 0.44 秒。由于 QT 间期受心率的影响,因此引入了矫正的 QT 间期($QT_C$)的概念。QT 间期的延长往往与恶性心律失常的发生相关。QT 间期的正常值及异常变化见表 2-3。

**表 2-3　QT 间期的正常值及异常变化**

| 性别 | 正常范围 | 临界值 | QT 间期延长 |
|------|----------|--------|-------------|
| 男性 | <430 毫秒 | 431~450 毫秒 | >450 毫秒 |
| 女性 | <450 毫秒 | 451~470 毫秒 | >470 毫秒 |

## 二、动态心电图

动态心电图(dynamic electrocardiography,DCG)于 1949 年由美国 Holter 首创,故又称 Holter 心电图。DCG 可连续记录 24 小时心电活动的全过程,包括休息、活动、进餐、工作、学习和睡眠等不同情况下的心电图资料,能够发现常规 ECG 不易发现的心律失常和心肌缺血,是临床分析病情、确立诊断、判断疗效重要的客观依据。

动态心电图的特点就是能记录患者 24 小时内心电图形。它相比普通心电图来说有许多优点。普通的心电图只是用电极记录患者在极短时间内的一段心电波形,一般来说是两三分钟,但是有些患者的心电图波形只是在某些时刻出现异常,所以对于这样的患者,动态心电发现问题的概率较普通心电图大大提高。从而说明动态心电是判别心脏问题比较可靠的一种方法。

在临床实际工作中,动态心电图主要用于捕捉阵发性心律失常,如有阵发性心动过速和期前收缩,记录它们的发生时间、数量及分布状态;有无一过性的心绞痛、心肌缺血以及发作的诱因和发生时间。还可对一些经常出现心血管病症状(普通心电图没有阳性发现)的患者进行鉴别诊断。在这部分患者中,有的是心脏病引起的症状,也有相当一部分人是因为心脏异常而引发症状,如部分自主神经功能紊乱或更年期综合征患者等。这对临床医师作出正确诊断并有针对性进行治疗有很大的帮助。

然而,动态心电图虽然应用广泛,但不能解决所有的问题。一是因为它的记录导联有限(2~3 个),不能反映整个心脏的情况;二是因为患者处于活动状态,多少都会给心电图的记录质量带来一些干扰。这些不如普通心电图,因为普通心电图记录的图形质量很高,导联最多可记录 22 个。因此,动态心电图是普通心电图的补充,两者缺一不可,不能互相代替。何时需要做哪种检查,要由医师确定。

佩戴动态心电图的患者应注意:①像平时一样活动,以观察心律失常与心绞痛的发作情况及其与活动量的关系。②远离电磁场:较早的记录仪都是用磁带记录心电波形,故磁场对此干扰颇大。接听手机时的心电图上可以看到,接听时段受干扰相当大。不过现在的记录仪已为数字化的,受电磁场干扰较小。③注意对自己症状的记录,以便于医师将此段心电图分析以协助诊断。此外,通常医师会给患者佩戴一个生物数据的收集器来持续收集数据,而现在 Android 手机加上传感器就可以实现 Android 手机作为动态心电图的接收终端。

### 三、心电图运动试验

尽管许多冠心病患者冠状动脉扩张的最大储备能力已经下降,通常静息时冠状动脉血流量尚可维持正常,而无心肌缺血现象,心电图可以完全正常。为揭示已减少或相对固定的冠状动脉血流量,可通过运动或其他方法给心脏以负荷,增加心肌耗氧量,诱发心肌缺血,辅助临床对心肌缺血作出诊断。这种通过运动增加心脏负荷而诱发心肌缺血,从而出现缺血性心电图改变的试验方法,叫心电图运动试验。目前采用最多的是运动平板试验,其优点是运动中便可观察心电图的变化,运动量可按预计目标逐步增加。适应证:诊断冠心病;评估冠心病治疗疗效;协助进行冠心病易患人群的流行病调查筛选。禁忌证:急性心肌梗死、不稳定型心绞痛、肺栓塞、严重主动脉瓣狭窄;梗阻性肥厚型心肌病;未控制的心力衰竭及心律失常、急性主动脉夹层;严重高血压;急性心包炎及心肌炎;严重残疾不能运动者。结果分析:ST 段下移、水平压低或抬高提示冠心病。

### 四、电生理检查

电生理检查是确诊复杂心律失常和指导其治疗的有创性手段。其基本原理是通过将电极导管放置在心腔不同部位记录心内电信号,从而分析心律失常的起源部位、定位、形成原因,为其手术或导管消融治疗提供依据。

心内电生理检查的临床应用包括:①窦房结功能评价;②房室、室内及房内传导阻滞的定位;③阵发性室上性心动过速的类型及折返环确定;④室性心动过速及心房颤动的折返环确定。

局麻下穿刺股静脉及锁骨下静脉,将2～4极电极导管送至冠状窦、高位右心房、希氏束附近及右心室,由多导仪分别显示并记录心房(A)、希氏束(His)及心室(V)波形。希氏束电图由A、H及V 3种波形组成,A代表心房兴奋活动,V代表心室兴奋活动,H由希氏束兴奋产生,A-H、H-V的距离均有正常范围,其间距过长则提示房室之间的传导阻滞。由体外的刺激器对心房和心室进行电刺激,可测定心脏不同部位组织的心电生理并可诱发不同类型的心律失常,根据A、H、V三者的关系可对房室阻滞进行定位诊断和判断心律失常的发生机制。

# 第三节 心血管疾病的实验室检查

实验室检查除常规血、尿检查外,多种生化、微生物和免疫学检查也有助于心血管疾病的诊断。如感染性心脏病时体液的微生物培养、血液细菌、病毒核酸及抗体等检查;风湿性心脏病时有关链球菌抗体和炎症反应(如抗"O"、红细胞沉降率、C反应蛋白)的血液检查;动脉粥样硬化时血液各种脂质检查;急性心肌梗死时血钙蛋白、肌红蛋白和心肌酶的测定等。

## 一、心肌坏死标志物

心肌发生坏死后,心肌内的坏死标志物通过破损的细胞膜弥散到细胞外,然后流入血管,最终在周围血液中被检测到,从而使临床诊断心肌坏死病变成为可能。心肌缺血损伤时的生物化学指标变化很多,如心肌酶和心肌蛋白等。

### (一)肌酸激酶同工酶(CK-MB)

血清CK-MB测定的重要意义在于诊断急性心肌梗死。急性心肌梗死胸痛发作后4～6小时,患者血清CK-MB先于总活性开始升高,16～24小时达峰值;

多在 3～4 天内恢复正常。如果梗死后 3～4 天,CK-MB 仍持续不降,表明心肌梗死仍在继续进行;如果已下降的 CK-MB 再次升高则提示原梗死部位病变扩展或有新的梗死病灶;对发病较长时间的急性心肌梗死诊断有困难。其高峰出现时间是否提前有助于判断溶栓治疗是否成功。

### (二)肌钙蛋白 I(cTnI)或 T(cTnT)

肌钙蛋白(cTn)是肌肉收缩的调节蛋白。当心肌细胞受损时,肌钙蛋白便释放到血清中,因此它的浓度变化对诊断心肌缺血损伤及损伤的程度有重要价值。它于起病后 3～6 小时升高,cTnI 于 11～24 小时达高峰,7～10 天降至正常;cTnT 于 24 小时达高峰,10～14 天降至正常。这些心肌结构蛋白含量的增高是诊断心肌梗死的敏感指标,且特异性很高,在症状出现后 6 小时内测定为阴性则应 6 小时后再复查,其缺点是持续时间可长达 10～14 天。

### (三)肌红蛋白(myoglobin,Mb)

肌红蛋白是一种氧结合血红素蛋白,主要分布于心肌和骨骼肌组织。在急性心肌损伤时,Mb 最先被释放入血液中,因而敏感性较高。在症状出现 2～3 小时后,血中 Mb 可超出正常上限,9～12 小时达到峰值,24～36 小时后恢复正常。然而肌红蛋白升高受各种因素如肾功能不全等的影响,因而特异性不高。对于怀疑急性冠脉综合征(ACS)的患者需要连续测定样本。

### (四)天冬氨酸转氨酶(AST)

天冬氨酸转氨酶又名谷草转氨酶,在心肌细胞中含量最高,心肌梗死发病 6～12 小时显著升高,增高的程度可反映损害的程度,并在发作后 48 小时达到最高值,3～5 天恢复正常。

### (五)乳酸脱氢酶(LDH)同工酶

急性心肌梗死发作后,早期血清中 $LDH_1$ 和 $LDH_2$ 活性均升高,但 $LDH_1$ 增高更早、更明显,导致 $LDH_1/LDH_2$ 的比值升高。其在心肌梗死后 9～20 小时开始上升,36～60 小时达到高峰,持续 6～10 天恢复正常(比 AST、CK 持续时间长),因此可作为急性心肌梗死后期的辅助诊断指标。

### 二、心力衰竭的损伤标志物

心力衰竭发生后出现心排血量减少,动脉容量不足和主动脉压升高时,机体产生应答,发生一系列复杂的神经内分泌改变,如肾上腺素活性升高,肾素-血管紧张素-醛固酮系统活化和血管升压素、内皮素释放增加等,弥补和维持重要器官的灌注,补足缺乏的动脉血容量并减轻水、钠潴留。心力衰竭是一个慢性过程,部分代偿机制可能造成不利影响,如过度血管收缩,后负荷增加,过度水钠潴留。

心房钠尿肽(ANP)和脑钠肽(BNP)的生理作用为扩张血管,增加排钠,对抗肾上腺素、肾素-血管紧张素等水钠潴留效应。当血容量增加和心室压力超负荷时可大量分泌。单纯 BNP 可协助诊断慢性心力衰竭,其升高的程度和心力衰竭的严重程度相一致,且有极高的阴性预测价值。若 BNP 正常可排除慢性心力衰竭。

### 三、炎性反应生物标志物

炎症在心血管病的发生和进展中起重要作用。心血管病的危险因子引起血管内皮细胞呈现炎症表型,证实心血管病是慢性炎症过程。炎症反应涉及动脉粥样硬化的各个阶段:脂蛋白进入血管壁,并被进一步修饰,促发细胞因子和趋化因子释放;继而招募白细胞浸润,释放更多的炎症因子;平滑肌细胞迁移至内膜并增殖,纤维组织增生等。

目前 C 反应蛋白(CRP)是众多炎症因子中最能反映与动脉粥样硬化程度相关的系统炎症反应的标志物。大量证据表明 CRP 是心血管事件的一个极其重要的独立危险因素。近年研究发现,在急性心肌缺血、损伤或梗死时血清 CRP 浓度可明显增高,且升高的幅度与病情严重程度及预后等相关。急性心肌梗死发病后血中 CRP 浓度在 4~6 小时开始升高,36~72 小时升高至峰值,72~120 小时下降至正常。CRP 升高的程度及持续的时间与心肌梗死的范围大小相关。

另外还有肿瘤坏死因子 α 能诱发心力衰竭;白介素-1 能诱导心肌细胞肥厚和 NO 合酶表达,使 NO 水平升高,NO 能减弱心肌细胞对 β 肾上腺素能激动剂的正性变力效应,促进心肌肥大与凋亡。

### 四、电解质

由于其自身的病理生理过程中及在药物治疗的影响下,许多心血管疾病常伴有水、电解质紊乱。水、电解质的紊乱又可加重病情,使药物疗效不明显或易发生毒性作用,恶性心律失常发生及猝死率增高。对心肌有较大影响的电解质有钠、钾、镁、钙等。

慢性充血性心力衰竭时电解质紊乱主要表现为低钠、低氯、低钾和低镁血症,除与心力衰竭时胃肠功能紊乱和醛固酮分泌增多有关外,多数因利尿药特别是袢利尿药使电解质排泄量增加。

### 五、血栓形成标志物

血浆 $D$-二聚体是交联纤维蛋白降解产物之一,为继发性纤溶特有的代谢产物。血浆中 $D$-二聚体浓度升高敏感性较高,但特异性较差,阴性是排除深静脉血栓和肺栓塞的重要标志。

# 第 三 章

# 心血管疾病的常用治疗方法

## 第一节　心血管疾病的介入治疗

　　心血管疾病介入治疗是指以应用导管为基础的治疗心血管疾病的方法,是在应用导管诊断心脏疾病的基础上发展起来的。1941 年 Cournand 和 Ranges 首先报告右心导管的应用。在 20 世纪 50 年代末和 60 年代,Sones 和 Judkins 等发展了心脏导管技术,进行选择性冠状动脉造影。1964 年 Dotter 和 Judkins 采用"经皮血管成形术",治疗周围血管的粥样硬化性狭窄。1977 年 Gruentzig 在苏黎世首次成功地进行了经皮冠状动脉球囊成形术(PTCA)。从此经皮冠状动脉球囊成形术逐渐得到广泛的应用,新技术、新器械不断出现,包括冠状动脉内支架植入术、经管腔吸出的斑块切割术(TEC)、定向冠状动脉斑块切除术(DCA)、冠状动脉斑块旋磨术、激光冠状动脉成形术、超声冠状动脉斑块消融术、血管内放射治疗和药物包被支架等。介入治疗已经成为冠心病的主要治疗方法之一。经皮球囊瓣膜成形术、心律失常的导管消融治疗、经静脉人工心脏起搏术、先天性心血管病的介入治疗、周围血管病的介入治疗等也得到了迅速发展。它们的治疗效果可与外科手术媲美,而对患者的创伤小,容易接受。介入性心脏病学成为 20 世纪末医学领域发展最快的学科。

### 一、冠心病的介入治疗

#### (一)冠状动脉造影(coronary angiography,CAG)

　　冠状动脉造影是将特制的心导管经股动脉、肱动脉或桡动脉逆行送至主动脉根部左右冠状动脉的开口,注入造影剂连续摄片记录、动态回放,可清晰显示左右冠状动脉及其主要分支血管(图 3-1),是一种客观评价冠状动脉病变的微创检查手段,对于判断病变的部位、狭窄程度等特点准确可靠。国内 1973 年开展首例选择性冠状动脉造影检查。一般认为管腔直径减少 70% 以上会严重影响冠状动脉血供,50%~70% 之间也有一定的临床意义。目前冠状动脉造影的适应证主要包括3个方面。①用于诊断目的:如不典型胸痛的鉴别,中老年不明原因心脏扩大、心律失常、心力衰竭的病因诊断等,原发性心脏骤停经心肺复苏存活者为排除冠心病;②用于治疗目的:如临床已确诊冠心病的患者,药物治疗效果不好欲行冠状动脉介入治疗或外科搭桥手术者;③用于评价目的:如介入治疗或搭桥术后的随访、了解急性心肌梗死溶栓后的冠状动脉再通情况、心脏移植术后冠状动脉血流情况等。

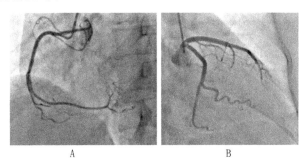

**图 3-1　冠状动脉造影术**

A.为正常右冠状动脉;B.为正常左冠状动脉

经常以 TIMI 血流分级法作为判断冠状动脉血流的标准。①0 级:无血流灌注,闭塞血管远端无血流;②Ⅰ级:造影剂部分通过,冠状动脉狭窄远端不能完全充盈;③Ⅱ级:冠状动脉狭窄远端可完全充盈,但显影慢,造影剂消除也慢;④Ⅲ级:冠状动脉远端造影剂完全而且迅速充盈和消除,同正常冠状动脉血流。

**(二)冠状动脉血管内超声检查(IVUS)**

常规的冠状动脉造影检查仅能了解血管的狭窄程度及血流的情况,而不能准确判断粥样硬化斑块的性质或支架植入后的贴壁情况等。冠状动脉血管内超声检查是将特制的超声探头导管送至冠状动脉病变处,根据局部超声显像的特点了解病变的性质,如斑块的破裂、出血、局部的血栓形成及支架的膨胀、贴壁情况等。与冠状动脉造影相比较,IVUS 能更全面、客观地反映冠状动脉病变的特点。

**(三)冠心病的介入治疗**

1977 年 Gruentzig 首次成功地进行了经皮冠状动脉成形术(percutaneous transluminal coronary angioplasty,PTCA),开创了冠心病介入治疗的先河。此

后冠心病介入治疗的新技术、新器械不断问世,目前主要包括冠状动脉球囊成形术、冠状动脉内支架植入术、定向冠状动脉斑块旋切术、冠状动脉斑块旋磨术、激光冠状动脉成形术、超声冠状动脉斑块消融术、血管内放射治疗等。其中冠状动脉内支架植入术,尤其是药物涂层支架的应用,使得再狭窄率显著降低、介入治疗安全性大大提高,是冠心病介入治疗的重大飞跃。

1.经皮腔内冠状动脉球囊成形术

经皮冠状动脉球囊成形术(percutaneous transluminal coronary angioplasty,PTCA)是将特制的球囊导管通过外周动脉送至冠状动脉的狭窄处,然后扩张球囊使狭窄的管腔扩大、血流通畅。目前由于冠状动脉支架的广泛应用,单纯接受 PTCA 的患者已大大减少,但 PTCA 是所有冠心病介入治疗技术的基础。

(1)操作过程:先行冠状动脉造影检查,确定需要干预的病变部位;然后送指引导管到该冠状动脉开口,沿指引导管导入 PTCA 专用导丝至该冠状动脉远端,这是整个手术成功的关键;再沿导丝将适宜大小的球囊送至狭窄病灶处扩张,首次扩张时球囊扩张速度宜慢,压力不宜过高,以减轻对血管壁的损伤,再次扩张可施以较大的压力,每次扩张时间持续数秒到数分钟。单纯球囊扩张治疗一般选用球囊直径为"正常"参考血管直径的 1~1.1 倍,植入支架前预扩张时通常选用较参考血管管径大 0.5 mm 的球囊。球囊扩张术后理想的即刻效果为:无明显血管夹层及(或)局部血栓形成;残余狭窄<50%,最好<30%。

(2)适应证和禁忌证。适应证:有明确的临床缺血症状和(或)缺血证据,冠状动脉狭窄程度>70%。禁忌证:严重左主干病变、多支广泛性弥漫性病变、合并严重的左心功能不全、<50%的狭窄、严重的肾功能不全、凝血功能障碍,所在医院无正规心外科建制等。对于分叉病变、严重钙化病变、严重偏心病变、慢性闭塞病变、血栓性病变、长病变、极度弯曲或成角病变需谨慎从事。

(3)术前、术后处理:术前常规做血小板计数、出凝血时间、凝血酶原时间、肝肾功能、电解质等;口服抗血小板制剂如阿司匹林、氯吡格雷及他汀类调脂药物;术后坚持长期服用阿司匹林及他汀类调脂药物,并严格控制冠心病相关危险因素,如果高血压、高血糖、不良生活习惯等,以减少再狭窄的发生。

2.冠状动脉内支架植入术

单纯 PTCA 技术存在着急性血管夹层、闭塞、再狭窄率高等缺陷而难以广泛推广,而冠状动脉内支架植入术在一定程度上克服了以上弊端。其原理是将支架预装于球囊表面,在支架球囊被送至病变处后,扩张球囊使支架充分展开并紧贴于血管内膜,然后将球囊抽负压回撤,支架留于病变处保证血流通畅。

（1）操作过程：冠状动脉支架按释放方式分为自膨胀式支架（亦称自扩支架）和球囊扩张支架两大类，前者已较少使用；同时根据是否包被药物分为药物涂层支架（DES）及金属裸支架（BMS）。手术过程与PTCA基本相似，多数患者先行球囊预扩张狭窄部位，然后将支架送到预定的位置高压充盈球囊以充分扩张支架，维持高压5～20秒，然后负压退出球囊导管，支架留在病变处（图3-2）。

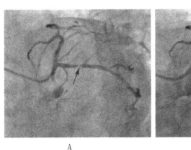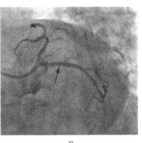

**图 3-2　冠状动脉支架术示意图**

A.图箭头所指为左前降支狭窄；B.为支架植入后

（2）适应证：早期支架植入仅用于球囊成形术后血管的急性闭塞、内膜撕裂、再狭窄病变及其他介入治疗后残余狭窄严重的患者。近年来，支架已经成为绝大多数常规病变的主要治疗方法，相比较于单纯PTCA明显降低再狭窄率、改善预后。特别是药物洗脱支架的应用，以前被列为绝对禁忌证的病变如左冠状动脉主干狭窄也可以用支架进行治疗。

（3）术前、术后处理：与PTCA基本相同。但术后支架内血栓形成近年引起了高度的重视，根据发生时间的不同分为：①急性支架内血栓，发生于术后24小时内；②亚急性支架内血栓，发生于术后24小时至30天；③晚期支架内血栓，发生于术后30天至1年内；④极晚期支架内血栓，发生于术后一年以上。一旦支架内血栓形成往往会带来严重的后果，因此，术后除阿司匹林每天100 mg长期口服外，应用金属裸支架者加用氯吡格雷75 mg，每天1次，至少1～3个月。应用药物洗脱支架者，氯吡格雷至少应用9～12个月。高危支架内血栓形成患者服用氯吡格雷的时间可进一步延长。

**3.冠状动脉内粥样斑块切除术**

现已有3种不同的器材批准用于临床，用以清除冠状动脉粥样硬化斑块。起初希望能防治再狭窄，但目前都已证实这些方法的再狭窄率不低于单纯球囊扩张术。因此，这些方法主要推荐用于特殊类型的冠状动脉病变的治疗。

（1）定向冠状动脉粥样斑块切除术（DCA）：定向冠状动脉粥样斑块切割导管

的远端有一金属圆柱,其中装有一个同轴旋转的杯状刀片。金属圆柱的一侧有一9 mm长的开窗,与开窗相对的圆柱壁外侧有一偏心球囊,导管顶端有一圆锥状头部,可作为切除斑块的采集室。当导管到达病变处,将偏心球囊用低压充气(1～2个大气压),使粥样斑块嵌入槽内,高速旋转刀刃切割斑块。适用于偏心型病变、开口病变、再狭窄以及伴有管腔内血栓形成的病变。

(2)经管腔吸出的斑块切割法(TEC):经管腔吸出的斑块切割导管的设计是既能切割斑块,又能吸出碎屑,主要用于治疗弥漫性退行性变的大隐静脉移植血管和含有血栓的冠状动脉。导管可弯曲、中心有空腔,远端装有两块刀片,呈圆锥状。插入冠状动脉后,顶端的刀片以750转/分的速度旋转,管腔与外面负压连接,刀片旋切下的斑块碎屑通过管腔被吸入负压瓶。

(3)斑块旋磨术:斑块旋磨导管前端有一可高速旋转的磨头,导管尾端与驱动器相连,磨头上覆有10～40 μm的金刚石削片,以17万～20万转/分的速度旋转,将动脉管腔内的粥样斑块研碎,使管壁"磨光"。磨头在通过粥样斑块时,斑块生成10～12 μm直径的碎屑,被血流带走。本法特别适用于高度钙化的、无弹性的、不宜扩张的偏心性和弥漫性病变。

(4)其他斑块消除术:包括冠状动脉内粥样斑块激光消融术、射频消融术、超声消融术。激光经导管引入冠状动脉,可使粥样斑块迅速气化而消除,目前认为以准分子激光最好;射频电流引入导管顶端的金属帽,产生高热,也可使粥样斑块迅速气化;最近有报告经导管引入高强度、低频率超声波,可将粥样斑块击碎,其碎片极细不妨碍血流,达到冠状动脉再通的目的。

4.冠脉内血栓抽吸术＋远端保护装置

这是近两年来主要针对急性冠脉综合征患者的冠脉内含有大量血栓或静脉移植血管病变的有效治疗方法。血栓抽吸术是在PTCA的基础上,利用负压抽吸原理使血栓通过抽吸导管抽吸到血管外;远端保护装置是通过在目标血管远端放置一个球囊或伞状物,以防止介入操作过程中小的血栓或斑块脱落至血管远端导致栓塞。

虽然冠心病的介入治疗技术在近20余年内快速地发展,它仍有一些并发症需要得到重视,如死亡、急性心肌梗死、需要急诊CABG、脑卒中、穿刺部位血管并发症、造影剂肾病等。这要求临床医师在决定给患者行冠脉介入治疗前做好术前准备,如患者术前的血、尿常规,肝肾功能,电解质,超声心动图检查患者心脏结构和功能等。术前患者在没有禁忌证的情况下,常规服用阿司匹林、氯吡格雷等抗血小板药物,必要时同时加用低分子肝素抗凝治疗等。相信在做好以上准备后的手术的安全性更大。随着目前临床医师们经验的增加,手术小组配合默契,医疗器械的更新,这项操作措施的指征扩大,以往被视为绝对禁忌的病变(如左主干病变)在经验丰富的临床医师面前也可迎刃而解。而新型支架、基因治疗技术的出现,将进一步提高冠心病介入治疗的近期和远期效果。在治疗冠状动脉狭窄性疾病时,介入治疗技术的应用还将进一步扩大。

## 二、心脏瓣膜病的介入治疗

### (一)经皮球囊二尖瓣成形术

经皮球囊二尖瓣成形术(percutaneous balloon mitral valvuloplasty,PBMV)是治疗风湿性单纯二尖瓣狭窄的首选手术治疗方法,1984 年由 Kanji Inoue 率先应用于临床,1985 我国开展此项技术。其原理是向球囊内快速加压充液(生理盐水和造影剂各半的混合液体)充盈球囊,利用球囊的机械膨胀力使二尖瓣粘连交界处撕裂,并压碎瓣叶内小的结节状钙化灶,从而使二尖瓣口面积增大。随着瓣口面积的增加,血流动力学发生改变,跨瓣压差、左心房压及肺动脉压均下降,心排血量增加从而改善临床症状和心功能。相比较于传统的外科二尖瓣闭式分离术、直视分离手术、瓣膜置换手术等方法具有创伤小、成功率高,可重复施行、疗效肯定等优势,手术病死率<0.5%,近期与远期(5 年)效果与外科闭式分离术相似,基本可取代后者。

1.操作过程

手术方法包括 Inoue 单球囊法二尖瓣成形术、双球囊二尖瓣成形术、经股动脉逆行球囊二尖瓣成形术等,成年患者主要采用 Inoue 单球囊法,步骤如下:①穿刺股静脉,建立操作通路;②在 X 线透视指导下行房间隔穿刺,这是手术的关键步骤;③扩张股静脉和房间隔穿刺孔;④选择合适的 Inoue 球囊导管(大小根据身高确定)沿特制的左房导丝送至正好跨越二尖瓣的位置;⑤采用逐步递增法扩张二尖瓣至满意效果;⑥术中监测二尖瓣跨瓣压差及心脏杂音的变化,并作为判断手术即刻成功的指标。

2.术前、术后处理和常见并发症

术前可用经食道超声探查是否有左心房血栓。对于合并心房颤动的患者应在术前充分华法林抗凝治疗 3～4 周,并要求凝血酶原时间国际标准化比值(INR)控制在 2.0～3.0 之间,术后若心房颤动不能纠正,应持续抗凝。PBMV 并发症的发生率约为 12%,主要包括:①心脏穿孔,一旦发生应严密观察病情,并行心脏超声检查,如有明显心脏压塞,立即心包穿刺引流,并做好心外科手术的准备;②二尖瓣反流,轻度者可观察,严重二尖瓣反流需及时行瓣膜置换术;③血栓栓塞,常见原因为左心房附壁血栓脱落,因此术前超声探查血栓非常重要,房颤患者需严格抗凝治疗。

### (二)经皮球囊肺动脉瓣成形术

1982 年 Kan 首先应用经皮球囊肺动脉瓣成形术(percutaneous balloon pulmonic valvuloplasty,PBPV)治疗肺动脉瓣狭窄,1985 年开始在我国应用。其原理与 PBMV 基本相同,传送球囊扩张导管至肺动脉瓣狭窄处,然后加压扩张引起狭窄瓣膜撕裂,从而解除肺动脉瓣狭窄。该方法具有不需开胸、创伤小、相对安全、效果明确等优点,已成为替代外科开胸手术的首选方法。

1.操作过程

(1)经皮穿刺股静脉建立操作通路。

(2)进行右心导管检查确认肺动脉瓣狭窄的程度及类型。

(3)选择比瓣环直径大 20%~40%的球囊扩张导管,沿导引钢丝送至肺动脉瓣口,使球囊中部恰好跨在肺动脉瓣口处。

(4)向球囊内注入生理盐水等倍稀释的造影剂,加压直至球囊被狭窄瓣口压迫形成的"腰状切迹"消失,回抽造影剂,撤出球囊。

(5)重复右心导管检查,测定右心室压力、肺动脉压力、肺动脉瓣跨瓣压差,判断手术的即刻效果。

2.术前、术后处理和并发症

术前需完善心电图、X 线胸片和超声心动图。术后复查心电图、X 线胸片和超声心动图。并发症主要发生在球囊充盈的瞬间,由于右心室流出道的完全阻塞,引起血压下降和心率缓慢,抽出球囊内造影剂即可缓解;部分患者术后合并肺动脉瓣反流。

### (三)经皮主动脉瓣介入治疗

经皮主动脉瓣介入治疗包括经皮球囊主动脉瓣成形术(percutaneou balloon aortic valvuloplasty,PBAV)和经皮主动脉瓣置换术(transcatheter aortic valve implantation,TAVI)。

1.经皮球囊主动脉瓣成形术(percutaneou balloon aortic valvuloplasty,PBAV)

Lababidi 等首先报告应用 PBAV 成功治疗先天性主动脉瓣狭窄,1987 年国内开展了此项技术。其原理是经股动脉逆行或股静脉穿房间隔将适宜大小的球囊导管送至主动脉瓣,然后用生理盐水等倍稀释的造影剂加压扩张球囊,裂解钙化结节,解除瓣叶粘连和分离融合交界处,从而减轻狭窄。

(1)操作过程:主动脉瓣球囊成形术可采用正向或逆向途径。正向途径是经股静脉,穿刺心房间隔,进入左心系统;逆向途径则经股动脉,逆行进入左心系统,然后将导引钢丝越过主动脉瓣,沿导引钢丝送入球囊导管至主动脉瓣处进行扩张。球囊的直径为 15～23 mm,可根据超声心动图或 X 线造影测定选择,或者采用逐步增大的球囊。向球囊内注入生理盐水等倍稀释的造影剂直至完全扩张。如果球囊扩张后效果仍不够理想(主动脉瓣瓣口面积<0.5 cm²),可采用双球囊导管。手术成功的即刻标准为:①跨主动脉瓣压差下降 50% 以上;②主动脉瓣口面积增加 25% 以上。

(2)术前、术后处理和并发症:围手术期处理同一般的左右心导管检查。PBAV 的并发症发生率较高,约 40% 左右。常见的急性并发症有主动脉瓣反流、瓣叶撕脱、主动脉破裂、心室穿孔、体循环栓塞或卒中、各种类型的心律失常以及大口径的导管和鞘管损伤周围血管。文献报道总的病死率在 4% 左右,因此 PBAV 有一定的危险性,需要熟练的个人技术、术中准确的判断、及时处理可能发生的危急状态。有资料统计,在成功的 PBAV 术后 6 个月内,半数以上患者症状复发,1 年内大多数患者症状复发。

**2.经皮主动脉瓣置换术(transcatheter aortic valve implantation,TAVI )**

开胸主动脉瓣置换术风险大,经皮球囊主动脉瓣成形术只能暂时缓解症状,复发率高。鉴于此,2002 年 Cribier 等完成了首例 PAVR,成功植入了一枚经球囊支架释放的牛心包主动脉瓣膜,2010 年国内首例 PAVR 术成功,是目前介入治疗心脏瓣膜病的一个突破和热点。

(1)操作过程。①经股静脉顺行路径:股静脉—右心房—房间隔—左心房—二尖瓣—左心室流出道至升主动脉,建立从静脉至动脉的钢丝轨道,沿轨道钢丝送入支架瓣膜系统。主要优点:避免大直径鞘管对动脉系统的损伤,定位准确。主要缺点:需穿刺房间隔,有引起心脏压塞可能,扩张穿刺孔较大,术后可遗留房间隔缺损。②经股动脉逆行途径:股动脉—髂动脉—降主动脉—主动脉弓—升主动脉—主动脉瓣—左心室。固定钢丝于左心室内,手术途径与操作方法与经皮主动脉瓣狭窄球囊扩张相似。主要优点:相比于经静脉途径操作相对简单,避免了二尖瓣损伤。主要缺点:需通过股动脉、髂动脉,要求股动脉内径 9 mm 以上,能通过 22-24F 鞘管,直径小、狭窄或动脉硬化的动脉难以推送大体积支架,易对股、髂动脉造成损伤,需跨越主动脉弓以及狭窄的主动脉瓣,导管操作难度大,瓣膜移位可能性大。③非体外循环直接径路瓣膜置换,为避免损伤外周血管,减少栓塞、斑块破裂、支架移位、瓣周反流等不良事件的发生率,有研究者设计了小切口或内镜下经心尖穿刺经导管支架瓣膜置换的方法。

(2)并发症及问题与展望。①与支架瓣膜相关的并发症:支架瓣膜脱落、瓣周漏、冠状动脉口堵塞;②介入操作并发症:二尖瓣损伤、动脉损伤、脑卒中等,局部穿刺部位的出血、穿孔、血肿,鞘管在动脉内的迂回穿梭可能造成血管破裂、夹层、假性血管瘤等。经皮主动脉瓣置换术已从单纯的实验研究发展到实验研究和小规模临床研究并行的阶段。但是还有很多问题需要解决,如经皮主动脉瓣置换的材料、器材及手术操作方法仍需改进,病理状态下主动脉瓣环及周围结构的解剖改变也需要更准确的研究。此外,还缺乏规范化的临床试验和中长期随访研究结果。

### 三、心律失常的导管消融治疗

导管消融治疗快速性心律失常是临床心脏电生理技术从诊断到治疗的重大突破。1989 年经导管射频消融技术正式应用于临床,国内 1991 年开展此项技术。其原理是通过特制导管将射频电流或其他能源引入心脏内以消融特定部位的心肌细胞,借以阻断折返环路或消除病灶来治疗心律失常,尤以射频电流应用最为广泛。它是一种高频电磁波,导入心脏组织后,在局部产生阻抗性热效应,使局部组织细胞内外水分蒸发,导致凝固性坏死。其创伤范围小,与周围正常组织界限分明,并发症较少,安全有效,主要用于治疗一些对药物治疗反应不佳的顽固性心律失常。

经导管射频消融最初主要用来治疗反复发作的阵发性室上速,包括:房室结双径路合并的房室交界区折返性心动过速,预激综合征或隐匿性房室旁路合并的房室折返性心动过速。现在适应证已经扩大到几乎所有类型的快速性心律失常,包括房性心动过速、心房扑动、心房颤动、室性心动过速、顽固性室性期前收缩、室性期前收缩相关的心室颤动等,值得一提的是心房颤动的射频消融治疗是近年来该项技术的一个亮点。

#### (一)操作过程

(1)穿刺锁骨下静脉、股静脉等,分别置多极标测电极于右心室、右心房、冠状静脉窦、HIS 束等部位。

(2)进行详细的心腔内电生理检查确定心律失常发生的机制及消融靶点。

(3)消融左侧房室旁路时,大头导管经股动脉逆行进入,消融右侧房室旁路或改良房室结时,大头导管经股静脉进入,准确定位后放电消融。

（4）重复电生理检查,证实原有的异位兴奋灶、房室旁路或房室结慢径被成功阻断。

（5）心房颤动的射频消融需借助三维标测技术进行左心房和肺静脉的重建,然后进行肺静脉的环状电隔离及左心房的线性消融,成功率可达 $60\%\sim70\%$。

### （二）术前、术后处理和并发症

围手术期处理同一般的左右心导管检查,并发症有不同程度房室传导阻滞、血栓栓塞、心脏压塞、局部动脉出血及血栓形成、肺静脉口狭窄、食道瘘等。

### 四、先天性心血管病的心导管介入治疗

先心病的介入治疗是继 PTCA,心律失常的射频消融后快速发展起来的介入治疗方法。部分病变的介入治疗可替代传统的外科开胸手术,使一些先心病的传统治疗方法发生了根本性的转变。

### （一）动脉导管未闭封堵术

1967 年 Porstmann 等人首先报道了经心导管送入泡沫塑料塞子堵塞动脉导管未闭（PDA）,以后先后试用了 Rashkind 双面伞、Sideris 纽扣式补片和弹簧圈堵塞未闭的动脉导管。由于上述封堵材料适应范围小,且术后残余分流率较高,并可导致严重的溶血,以及 Sideris 补片易发生移位和折叠等并发症,未能在临床上推广。1997 年 Amplatzer 等人应用蘑菇伞样装置的封堵器治疗动脉导管未闭。封堵器由超弹性镍钛合金丝编织而成,在蘑菇伞形的支架内缝有 3 层或 4 层涤纶片,可通过 6F 或 7F 鞘管,经静脉系统送入动脉导管。与以往的封堵材料相比,操作简便、安全,可治疗各种类型和直径在 $2\sim15$ mm 的动脉导管未闭。由于 Amplatzer 封堵器有其独特的优点,迅速替代了以往应用的封堵材料,推动了动脉导管未闭封堵术的普及。

介入治疗是动脉导管未闭治疗的首选方法。随着介入材料和技术的发展,对合并肺动脉高压的患者,如存在左向右分流,若封堵器放置后肺动脉压力下降,患者无全身反应,也可行封堵治疗,并能获得较好的远期疗效。严重肺动脉高压或合并某些复杂型先天性心脏病而 PDA 是其重要的生命通道时应视为禁忌证。

### （二）房间隔缺损封堵术

房间隔缺损的介入治疗技术发展也经历了不断改进和逐渐完善的过程,先后有多种封堵器应用于临床。在较早的临床研究中用蚌状夹式闭合器或风筝状

的纽扣式补片,关闭小或中度房间隔缺损有效,但展开失败、残留房间分流、晚期栓塞性事件和器材失效等,在治疗的患者中占相当大的比例。目前仅在少数中心应用。近年来又有多种新的治疗房间隔缺损的封堵材料应用于临床。1997年Amplazer发明的双盘状封堵器由超弹性镍钛合金丝编织而成,外形呈圆盘形。因其有操作简便、使用安全、适应范围广和并发症少的优点而得到较广泛的应用。对中央型缺损,缺口边缘有5 mm的房间隔组织,边缘离冠状窦和肺静脉5 mm以上,房间隔缺损直径<38 mm者,外科修补术后残留缺损都可考虑应用Amplazer封堵器治疗。对于已有右向左分流、多发性房间隔缺损、合并其他先天性心血管畸型应视为禁忌。常见的并发症有残余分流、异位栓塞、机械性溶血等。

**(三)室间隔缺损封堵术**

室间隔缺损(VSD)封堵术是正在研究的课题,因室间隔处的解剖部位复杂,治疗难度较大。1988年始先后应用了Rashkind双面伞封堵器、Cadioseal双面伞封堵器、Sideris纽扣式补片以及Amplazer封堵器,关闭肌部VSD和部分膜部VSD获得成功。这项工作在国内也已开展,因肌部室缺病例较少,膜部室缺封堵的并发症较多,故临床上治疗成功的病例较少。

**(四)治疗先天性心脏病的其他经皮介入性方法**

肺动脉狭窄或发育不全采用介入治疗,气囊扩张的成功率为50%~60%。治疗失败的主要原因是气囊扩张后血管弹性回缩。现正在探索可用气囊扩张的血管内支架,至今,少数患者的即刻和短期治疗效果是可喜的。今后必须评价成长的儿童经支架植入后的远期治疗效果和治疗策略。目前采用气囊成形术和支架术治疗主动脉缩窄、静脉阻塞和Fontan分流狭窄的例数较少。用带球囊的导管在心房间隔上造成缺损或使原有的缺损扩大,增加心脏左右两侧的沟通是治疗完全性大血管错位等先心病较好的姑息性疗法。

**五、周围血管病的导管介入治疗**

经皮腔内血管成形术(PTA)治疗肢体动脉病变引起的跛行、静息时疼痛、缺血性溃疡和伤口愈合不良,已证实是高度有效的。用于治疗冠状动脉粥样硬化的各种介入疗法,都适用于治疗周围动脉的粥样硬化病变。事实上这些疗法的临床应用往往是先从治疗周围动脉病变开始的。经皮腔内血管成形术比外科重建手术的病死率低,康复时间短,能保留动脉以供将来治疗冠状动脉、脑血管和周围血管病变时用。PTA也可作为外科手术的辅助措施,以改善移植血管的流入和流出血量或治疗外科手术后的移植血管狭窄。气囊血管成形术治疗主动脉分叉处的闭塞性病变的初次成功率高达 92%,术后 3 年和 5 年的通畅率为 81% 和 72%。

股动脉和腘动脉病变等表现为弥漫性或阻塞病变,比髂动脉多见,但 PTA 的治疗结果较好,初次成功率接近 90%,5 年通畅率接近 60%。随着 PTA 的技术成功率提高,腘动脉以下的胫动脉病变也能治疗。

球囊血管成形术已成为纤维肌性增生引起的肾动脉狭窄的首选再通措施,静息期成功率超过 90%。肾动脉的粥样硬化病变亦可用 PTA 治疗。近几年来球囊扩张也曾成功地用于治疗主动脉和肠系膜动脉病变。用球囊血管成形术治疗锁骨下动脉,颅外颈动脉和椎动脉的工作正在谨慎地开展,但有远端血管栓塞的危险。尽管手术切除颈动脉内膜是有效的,然而对有重症伴发疾病的患者,或胸内颈动脉或远端颈动脉有病变的患者,采用经皮血管再通方法更合适,因为手术不易达到这些部位。

定向性斑块切除、旋转斑块切割、经管腔吸出斑块和激光切除器等,都曾用于周围血管再通操作并评价其效果。这些器材特别适用于大块的引起管腔完全闭塞的病变或偏心型病变,但总的情况是急性成功率和再狭窄率与球囊血管成形术相近。然而,在许多情况应用管腔内植入支架是重要进步,比球囊成形术效果好。支架植入髂动脉或股动脉等大血管时不需要长期抗凝治疗。在非随机研究中,支架可减少再狭窄的危险。支架也适用于球囊血管成形术不易成功的病变,如肾动脉开口处狭窄或完全闭塞。早期经验还提出,治疗伴溃疡形成的颈动脉和椎动脉病变时,支架植入可减少栓塞的危险。近来还报告修复腹主动脉瘤时,可经皮放入带膜支架及人工血管,人工血管扩张后在近端和远端用金属支架将其固定于动脉壁。血管内支架植入,将成为替代外科血管再通手术的一种有前途的方法。

此外,非外科下腔静脉植入滤器防止下肢静脉血栓脱落引起肺栓塞;选择性动脉阻塞术用于局部止血或使该处的肿瘤缩小;选择性注入化学药物以治疗肿瘤或注入溶栓药物以溶解血栓;以带球囊的导管协助摘出动脉内血栓等,亦是较常用的介入性疗法。

### 六、经皮导管肾脏去交感神经化治疗顽固性高血压

2009 年 Krum 和 Schlaich 等人首先报道了经皮导管肾脏去交感神经化(catheter-based renal sympathetic denervation,RDN)治疗顽固性高血压的临床研究。此后相继有研究对该方法的有效性、安全性等进行了进一步的观察。其

主要原理是通过股动脉将消融大头电极的头端送至一侧肾动脉的远端,沿着血管内皮由远及近、预设温控低能量多部位、环状消融,破坏肾脏的交感传入和传出神经功能,达到降低血压的目的。这一微创的介入治疗方法相对于外科的交感神经切除术,有效地减少了围手术期及长期并发症的发生,且相对简便易行。目前已经成为高血压非药物治疗的一个热点话题。主要适用于诊断明确的原发性高血压病,经过包括利尿剂在内的 3 种或 3 种以上的降压药物治疗,收缩压≥21.3 kPa(160 mmHg)和(或)舒张压≥13.3 kPa(100 mmHg)。

目前有关 RDN 治疗顽固性高血压研究的初步结果令人鼓舞,但样本量都偏小,其中远期疗效尚不清楚,尤其在国内尚无系列研究报告对该方法的有效性、安全性进行评价。另外,肾脏的交感神经具有重要的生理功能,去神经化的副反应以及是否能真正减少心脑血管事件的发生及病死率都需要进一步的研究去证实。同时 RDN 的操作技术及设备还需进一步规范。

### 七、心脏再同步化治疗

心脏再同步化治疗(cardiac resynchronization therapy,CRT)是通过双心室起搏的方式治疗心室收缩不同步的心力衰竭患者。

#### (一)操作过程

采用左侧或者右侧锁骨下静脉穿刺,沿鞘管将 4 极冠状窦电极送入冠状静脉窦,并通过中心腔注射造影剂确认,顺冠状窦电极逐渐滑入鞘管,再送入球囊导管至冠状静脉窦近端,充盈球囊使其嵌顿于冠状静脉窦近端,经导管远端孔注入适量造影剂,分别记录前后位、左前斜位和右前斜位的造影图像;经冠状窦鞘管放入左室电极至冠状静脉的后侧支,另外分别置入右室电极和右房电极,术中均以 10 mV 电压和 0.4 毫秒波宽电流起搏确认无膈肌刺激,确认电极参数理想后,连接全部电极和 CRT 器,置入囊袋,缝合固定,无菌敷料覆盖,必要时术后沙袋压迫 6～8 小时。

#### (二)常见并发症

麻醉意外、麻醉药过敏、气胸、血胸、血气胸、左心室起搏导线未成功、冠状静脉窦夹层、穿孔、膈神经刺激、心功能恶化、造影剂肾病、导线移位。

#### (三)术后处理

持续心电监测,术后卧床 12～24 小时,术后继续静脉应用抗生素 24～48 小时,继续给予抗心力衰竭和心律失常的药物治疗,观察囊袋局部情况,防止局部感染、出血,警惕胸闷、呼吸困难、心悸等心功能恶化的表现。

### 八、经皮间隔化学消融术治疗肥厚性心肌病

经皮间隔化学消融术(percutaneous transluminal septal myocardial ablation,PTSMA)是近年来出现的又一治疗肥厚型心肌病(hypertrophic cardio-myopathy,HCM)的方法,由英国医师 Sigwart 于 1995 年首次应用于临床。在一些经选择的 HCM 患者进行 PTSMA 治疗,可以达到改善临床症状和血流动力学的目的。

#### (一)操作方法

具有行 PTCA 能力的单位(包括设备、仪器、人员及经验)可进行 PTSMA。术前行冠状动脉造影,测定左心室流出道压力阶差(3 种方法):①用猪尾导管在左心室-主动脉连续测压可测定左心室与主动脉之间的压力阶差;②用端孔导管或右冠导管连续测压可得到准确的主动脉瓣下狭窄的压力曲线;③亦可穿刺房间隔通过左房进入左心室测压,可同步显示左心室内压力与主动脉内压力两条曲线(需同时置一猪尾导管于主动脉内)。PTSMA 术前应置入临时起搏器,依 PTCA 技术沿导引钢丝将合适直径的 over the wire 球囊送入拟消融的间隔支内(通常为第一间隔支);通过中心腔注射造影剂以观察有无造影剂通过侧支血管进入前降支或其他大血管及观察该间隔支的分布区域大小;球囊充盈封闭拟消融的间隔支 10～30 分钟后,若患者心脏听诊杂音明确减轻或压力阶差下降者证明该靶血管为“罪犯”血管;通过球囊中心腔缓慢注入 96%～99% 的无水酒精 1～3 mL。注射酒精时应严密观察患者的心率及心律变化、胸痛的严重程度等。亦可于注射酒精前,先静脉推注哌替啶(杜冷丁)或吗啡,以减轻患者的胸痛反应,如左室流出道压力阶差变化不满意,可选择第二靶血管。

#### (二)并发症

酒精泄漏、前降支撕裂致急性心肌梗死、急性二尖瓣关闭不全、右心室梗死、室颤、左心室游离壁梗死、房室传导阻滞、束支传导阻滞、死亡。PTSMA 是一项治疗 HCM 的新方法,许多问题仍在探索中,相信随着技术的改进,PTSMA 的并发症会进一步减少,疗效会达到或接近外科手术效果。总之,PTSMA 是相当有前途的治疗 HCM 方法之一,目前应视该法为治疗严重症状 HCM 的一种选择,特别是那些手术有高危风险的患者。

# 第二节　心血管疾病的外科治疗

## 一、体外循环及心肌保护

### (一)体外循环基本原理和设备

体外循环是将人体内静脉血通过管道引流至体外进行氧合,成为动脉血后再输注回体内,这样血液可不经过心脏和肺而进行全身循环。心脏内因无血液流动为外科医师提供了切开心脏进行心内直视手术的条件,再加上低温的配合,可使心内操作时间大为延长。但体外循环转流必须具备一套性能良好、安全可靠的人工心肺装置。

1.人工心脏(灌注泵)

灌注泵用以替代心脏的机械功能,使血液能克服阻力,单向流动输入体内,目前应用最多的是滚压泵。

2.人工肺(氧合器)

氧合器的主要功能是进行血液的氧气交换,将静脉血氧合为动脉血,有效的气体交换需要血液暴露在一个非常大的气体表面,才能使血细胞获得充分氧合。目前常用的氧合器有两种:鼓泡式氧合器和膜式氧合器。后者仿照生物肺氧合的特点,气血不直接接触,而是通过特制的薄膜完成气体交换,又称膜肺。

3.其他附件

(1)变温器:通常与氧合器结合在一起,变温材料为金属或塑料——根据手术需要选择,通过变温器内水温的变化来调节患者体内的温度。

(2)过滤器:体外循环过程中有可能产生微栓,这些微栓直接阻塞微血管,对脑和肺等组织器官产生影响,过滤器可有效地预防栓子进入体内。

(3)插管和管道:主要用于连接患者和人工心肺机,包括动脉、静脉插管和各种心内吸引管道。

### (二)低温和心肌保护

根据疾病的不同要求和手术时间长短,体外循环心内直视手术通常采用低温辅助,从而降低机体代谢率,减少氧耗,提高手术安全性。体温在 32 ℃称为浅低温(中低温);20 ℃左右称为深低温,这种方法通常应用在婴幼儿复杂先心的矫治和成人大手术。

心肌保护包括术前、术中和术后,因心内手术必须心脏完全停跳,排空才能进行心内的各种操作,所以术中的心肌保护尤其重要。为确保术中心脏停搏需灌注停搏液。停搏液配方很多,包括含血和不含血,但基本要求包括以下几点。①低温:降低心肌代谢;②高钾:使心脏处于舒张期停搏;③适当渗透压:预防心肌细胞水肿;④维持合理 pH:术中 pH 维持在 7.6～7.8,有利于心脏功能恢复;⑤其他成分,包括镁、钙、细胞膜稳定剂等。

## 二、先天性心脏畸形

### (一)先天性心脏病分类

先天性心脏病的发生率为 6‰～8‰,我国每年有新增先心病患儿 15 万左右,如未经治疗,约有 1/3 的重症复杂患儿在生后数周或数月夭折。近年来随着小儿麻醉、体外循环和心脏内外科技术的迅速发展,许多重症先心病都可以得到矫治,有些小年龄复杂患者可以通过分期手术,使患者存活,改善生活质量,等待二期根治。

先心病手术在我国起步与国际水平比较相对较晚。1944 年 10 月吴英恺教授在我国首先进行了动脉导管结扎术(美国 Dr. Gross,1938 年)。1958 年 6 月苏鸿熙教授首先应用体外循环进行室间隔缺损直视修补手术(美国 Dr. Lillehei,1954 年)。1974 年丁文祥教授成功研制小儿人工心肺机,开展了室间隔缺损等婴幼儿心内直视手术(美国 Dr. Kirklin,1961 年),成为我国婴幼儿心脏外科发展的良好开端。

先心病种类繁多,其分类方法不尽相同。大多临床医师根据患儿表现将先心病划分为发绀型或非发绀型两大类。这一分类简单实用,将患者的症状特征作为分类名称的组成部分。发绀型先心病主要是由于心内右向左分流肺血减少或动、静脉血在心内混合所致;非发绀型先心病则主要是心内左向右分流,肺血增多和左心系统的梗阻性病变。这种分类方法虽然简单实用,但仍有其缺陷,因为患者的症状并非一成不变,且症状描述仅可代表患者在某一时段的情况,而不是心脏畸形本身,在疾病的自然病程中临床表现和心内或心外分流的方向会发生变化,同时肺血管阻力也会引起或参与这种变化。

为此,世界上著名的病理学家提出了按先天性心脏病的解剖节段分类和命名的方法。所有先天性心脏病都可以根据心脏的节段解剖、病变分类和病变描述这三级系统作分类定义。心脏的节段解剖阐述了心脏各部位结构间的位置和连接关系及其产生机制。然后根据其主要病变对所有心脏畸形进行分类,最后按照国际先心病外科命名学和数据库计划制定的分级命名学系统对每个病变作进一步描述,建立更专业学科的统一命名。

### (二)先心病的手术治疗原则

#### 1.姑息性手术

姑息性手术又称"减状手术",顾名思义该手术主要是减轻患者症状而没有对主要心脏畸形作纠正。主要手术包括以下几种类型。①增加肺血流量的手术。体肺动脉分流术:主要用于肺血管发育差,临床表现发绀严重的患儿;最常应用的是改良锁骨下动脉-肺动脉分流术(Blalock-Taussig,B-T分流术)。右心室流出道疏通术:该方法在体外循环辅助下,用自身材料、其他生物材料或人工材料作为补片扩大右心室流出道及肺动脉血管,增加搏动性前向血流,改善患者发绀状况和促进肺血管发育。腔静脉-肺动脉吻合术:又称Glenn手术,该手术适用于小年龄三尖瓣闭锁、单心室伴肺动脉狭窄或其他更为复杂的不能做双心室纠治的心脏畸形。②减少肺血流量的手术:肺动脉环缩术是先心病新生儿或小婴儿的左向右分流合并肺血流增多的初期姑息术。随着新生儿和小婴儿心脏外科技术发展,许多心内畸形可获得完全纠治。目前该手术仅用于少数特殊病种。大的或多发性肌部室间隔缺损,患儿发育和营养状况差,不适宜根治术;肺血流增多的单心室,需保护肺血管床,不致于肺动脉压力升高而影响做Glenn或Fontan手术;对大年龄的大动脉错位患者,术前做左心室锻炼,为根治手术创造条件。③增加体肺循环血流混合手术:该手术主要应用在新生儿复杂先心病,如室间隔完整型大动脉错位或左心发育不良综合征患者,可通过球囊导管或直视下房间隔切开扩大,达到足够有效的心房内交通以提高患者血氧饱和度。④复合姑息手术:有些复杂先心病单靠一种姑息手术不能缓解患儿症状,需要一种以上的姑息手术,使患者减轻症状、生长发育,等待时机做二期根治手术。如室间隔完整型肺动脉闭锁患者,采用右心室流出道扩大疏通术,但右心室发育差,术后肺血流不够大多需同时行B-T分流术改善低氧血症。

#### 2.根治手术

随着心脏手术技术的发展,绝大多数先心病患儿都可以做根治手术,根治手术大体可分为以下几种类型。①心外纠治术:这类手术主要适用于各种心外畸形,最常见的是动脉导管未闭结扎术、主动脉缩窄纠治术、血管环畸形和一部分在心脏表面的冠状动脉瘘。②心内纠治术:大多先心病患儿做的是这类手术,如房间隔缺损、室间隔缺损心内修补术,法洛四联症、右心室双出口根治术,肺静脉异位引流纠治术、大动脉错位换位术等。③生理性纠治术：有些复杂先心病患者无法做双心室纠治术，如单心室合并肺动脉狭窄、三尖瓣闭锁、房室瓣骑跨无法将心内缺损纠治，只能选择做单心室纠治术，又称作 Fontan 手术，或称全腔静脉-肺动脉吻合术(total cavopulmonary connection, TCPC)。这类手术的基本方法是将上、下腔静脉直接与肺动脉连接，完全旷置了右心室(或左心室)，提高动脉血氧饱和度，改善心功能，达到生理性纠治目的。Fontan 手术方法有心内隧道、心外管道，心内、外管道，肺动脉下拉直接吻合等。

### 3.介入和镶嵌手术

这是近 20 年来发展较快的一种治疗先天性心脏病的新型技术。介入治疗主要采用心导管技术，结合一些特殊的装置来治疗一些相对简单的先心病，如使用球囊导管扩张肺动脉狭窄，应用弹簧圈封堵动脉导管未闭，还可用特殊的封堵伞来关闭房间隔缺损和室间隔缺损。镶嵌治疗则采用心外科手术技术和心内科介入治疗相结合的方法，治疗一些更为复杂的先心病，如室间隔完整型肺动脉闭锁、左心发育不良综合征等，也可用于主动脉缩窄术后再狭窄、法洛四联症合并粗大侧枝血管或手术后远端肺动脉狭窄的患者。介入和镶嵌治疗具有创伤小、避免体外循环等明显优势，但这项新技术应用还必须严格掌握手术指征，避免可能伴随的并发症，如血管损伤、心内传导阻滞、对心内瓣膜影响等。

### (三)新生儿先天性心血管畸形的外科治疗

新生儿阶段先天性心脏病高危患儿的比例极高，许多病种在这个阶段有很高的自然病死率，如：大动脉转位(transposition of great arteries, TGA)、完全性肺静脉异位连接(total anomalous pulmonary venous connection, TAPVC)、肺动脉闭锁/室间隔完整形(pulmonary atresia and intact ventricular septum, PA/IVS)、主动脉弓中断(interrupted aortic arch, IAA)、左心发育不良综合征(hypoplastic left heart syndrome, HLHS)等。这些复杂先天性心脏病需在出生后尽早纠治。随着小儿麻醉技术、心脏外科手术技术、体外循环及围手术期监护技术的进步，这些复杂先天性心脏病的外科治疗取得了很大的进步。

#### 1.大动脉转位(transposition of great arteries, TGA)

(1)病理分类：大动脉转位 TGA 分类包括：室间隔完整(intact ventricular septum, IVS)和伴室间隔缺损(ventricular septum defect, VSD)，TGA 合并 IVS 发病率约 50%，TGA 合并 VSD 发病率约 25%。TGA 伴 VSD 合并肺动脉狭窄发病率约 25%。其他合并畸形有：动脉导管未闭(patent ductus arteriosus, PDA)、主动脉缩窄(coarctation of aorta, CoA)等。1950 年 Blalock-Hanlon 房间

隔切开术开始应用;肺动脉环缩术早期用于伴 VSD 的 TGA 的姑息治疗,现用于需进行分期纠治的 TGA/IVS 晚期病例。生理性纠治包括 Senning 和 Mustard 心房内板障术,但远期并发症有上腔静脉和肺静脉梗阻、板障漏、心律失常、三尖瓣反流及右心功能衰竭。

(2)手术原则:动脉调转术(arterial switch operation,ASO)是对本病的解剖纠治手术。1975 年 Jatene 首次成功地完成 ASO,随着冠状动脉转移、心肌保护及新的大血管重建技术的改进,手术生存率明显提高,逐渐被广泛应用而成为治疗 TGA 的标准手术。技术要点:通常采用低温体外循环技术,若合并有主动脉弓降部病变则可采用深低温低流量或深低温停循环(deep hyporhermia circulatory arrest,DHCA)技术。在降温期间先缝扎切断动脉导管,主动脉阻断,根部注心肌保护液。在主动脉瓣上 1 cm 处横断升主动脉,以纽扣状切下两冠状动脉开口,游离冠状动脉起始部 2~4 mm 距离,要仔细保全冠状动脉的所有分支。在靠近肺动脉分叉处离断肺总动脉,将动脉分叉转移到升主动脉前方(Lecompte 操作)。用 7-0 聚丙烯缝线将纽扣状冠状动脉开口连续缝合到新的主动脉上,缝合可靠、确保术后不出血十分重要。再将新的主动脉与升主动脉远端端端吻合。取下冠状动脉处血管采用自身心包补片修补,再将此血管与肺动脉端端吻合。合并有 VSD 或 ASD 则采用自身心包补片修补。TGA 伴有冠状动脉畸形,需采用不同技术移植冠状动脉,术后确保冠状动脉供血畅通是该手术的要点。

(3)手术结果:TGA/IVS 患儿应在出生后 4 周内行 ASO,>1 个月的患儿左心室压力下降,可先行肺动脉环缩和体-肺动脉分流术,待左心室压力提高,功能恢复后再行 ASO。但也有观点认为可在 2 个月甚至 6 个月的 TGA/IVS 患儿中行 ASO,术后左心功能不全可采用左心辅助装置(VAD)辅助 2~3 天。TGA/VSD 患儿也可在新生儿期和婴儿早期行 ASO 和 VSD 关闭术,早期手术治疗可避免分期手术,住院期间病死率低(约为 4.7%),中、远期预后好,须再次干预的比率<15%。

2.完全性肺静脉异位连接(total abnormal pulmonary venous connectionor,TAPVC)

(1)病理分类。TAPVC 可分为 4 个类型:Ⅰ型(心上型,为 40%~50%)、Ⅱ型(心内型,为 20%~30%)、Ⅲ型(心下型,为 10%~30%)、Ⅳ型(混合型,为 5%~10%)。TAPVC 根据肺静脉回流情况分为梗阻性 TAPVC 和非梗阻性 TAPVC,梗阻性 TAPVC 在出生后早期就出现肺动脉压力增高、肺水肿,导致进行性低氧血症、酸中毒。这些患者常需气管插管进行机械过度通气,急诊手术或术前体外膜式氧合(extracopporea membrane oxygenation,ECMO)支持。非梗阻性 TAPVC 一旦诊断明确也需尽早手术治疗。

(2)手术原则:1951 年,Muller 首次采取将肺静脉共汇与左心耳吻合的姑息手术治疗 TAPVC;1956 年 Lewis 采用低温和血流阻断的方法根治 TAPVC,同年,Burroughs 首次在体外循环下纠治此病。1970 开始在深低温停循环(Deep Hyhothermic circulatory arrest,DHCA)下纠治 TAPVC。目前,少数医师仍使用 DHCA 技术,而大部分心脏中心则尽量避免使用 DHCA。TAPVC 手术的目的是将肺静脉连接到左心房,消除异常连接,纠正合并畸形,根据不同的类型采用不同的手术方法。①心上型 TAPVC:手术方法较多,以往多采用双房横切口术式,近年来较多采用心上吻合途径。在肺静脉共汇水平直接切开左心房后壁吻合。如合并房间隔缺损则需应用自身心包补片关闭。这样不仅可避免吻合口梗阻,也有助于扩大原本小的左心房容积,垂直静脉通常可结扎,但肺静脉有梗阻时可部分结扎或开放。②心内型 TAPVC:回流到冠状窦的 TAPVC 可经右心房切口,剪开房间隔,剪除冠状静脉窦与卵圆窝之间的房间隔组织,并延伸到冠状静脉窦顶部,直到心脏后壁,确保肺静脉回流畅通,然后用自体心包补片修补房间隔缺损。TAPVC 连接到右心房的患者,扩大房间隔缺损,用自身心包补片作为板障,将异位肺静脉引入左心房。③心下型 TAPVC:这类畸形大多有肺静脉梗阻,常需要在新生儿时做急诊手术,体外循环多采用深低温低流量或深低温停循环方法。在横隔水平将垂直静脉缝扎切断,并向近心端剖开至上肺静脉水平。在左心房后壁做一切口,下缘与垂直静脉平行,向上延伸至左心耳底部,缝合方法与上述相同。如果患者术前有严重梗阻或者估计在术后早期可能发生肺动脉高压危象,可在房隔补片上留 3~4 mm 孔。④混合型 TAPVC:应根据回流部位而采取不同方法,原则是保证肺静脉回流左心房通路畅通。

(3)手术结果:近年来随着手术方法的改进,TAPVC 术后的病死率大幅下降,单纯 TAPVC 术后的病死率已不到 10%。与死亡相关的危险因素包括:术前肺静脉梗阻、合并心脏畸形如单心室、术后残余肺静脉梗阻等。术后并发症包括肺静脉梗阻、心律失常等。若肺静脉梗阻需再手术,可采用原位心包外缘缝合技术来解除狭窄。一些报道注意到如果垂直静脉没有结扎,会造成左向右分流,有些分流需要再次手术结扎;有的观点则支持先不结扎垂直静脉,这样可允许右向左分流以保证术后早期血流动力学稳定。

3.室间隔完整性肺动脉闭锁(pulmonary artery atresia with intact ventricular septum,PA/IVS)

(1)病理分类:PA/IVS在先天性心脏病的发生率低于1%,往往伴有右心室和冠状动脉的异常,90%病例伴有右心室肥厚、发育不良,>50%病例右心室容量减少;右心室壁变薄、心腔扩张少见。冠脉畸形可为PA/IVS特有,以右心室冠状动脉瘘最常见,许多病例心肌肥厚造成冠状动脉狭窄、偶有冠状动脉中断,冠状动脉狭窄常伴有冠状动脉心室瘘;少数病例主动脉冠状动脉交通缺如,冠状动脉血液由右心室供应。

(2)手术原则:1955年Greenwold提出用肺动脉瓣切开术治疗右心室发育良好的PA/IVS;1961年Davignon提出在右心室发育不良的PA/IVS可行肺动脉瓣切开术加体-肺动脉分流术;1971年Bowman描述了应用右心室流出道补片扩大加体-肺动脉分流术治疗PA/IVS。目前初期治疗有:肺动脉瓣切开术、右心室流出道补片扩大、体-肺动脉分流术和右心室流出道补片扩大加体-肺动脉分流术。后续治疗有:双心室矫治、一个半心室矫治、一又四分之一心室矫治和单心室矫治。轻度右心室发育不良可行双心室修补;中度右心室发育不良具有达到双心室修补的潜力;重度右心室发育不良及伴有冠状动脉心室瘘和右心室依赖性冠脉循环,不能行右心室减压术,只能先行体-肺动脉分流术,最终行单心室矫治。

室间隔完整的肺动脉闭锁患儿常有发育良好的肺动脉瓣环和肺总动脉。近年来随着导管介入设备和操作技术的不断发展,对膜状闭锁的肺动脉瓣可采用激光打孔和球囊导管逐步扩张的介入方法。这类手术大多采用心内、外科镶嵌治疗。即外科医师在胸前作一小切口,暴露右心室前壁,用5-0聚丙烯带垫片缝线在右心室流出道做褥式缝合,心内科医师插入心导管前先做激光打孔,再用球囊导管扩张。有些患者还需在动脉导管处置入支架,以增加肺循环血流。

(3)手术结果:CHSS的一项研究表明三尖瓣Z值与右心室冠状动脉交通和右心室依赖性冠状动脉循环相关,术后死亡的危险因素包括:三尖瓣瓣环小、严重的右心室依赖性冠状动脉循环、低体重和初次手术的时间及类型;CHSS的另一项研究表明PA/IVS术后5年和15年总生存率分别为60%和58%,85%的患儿最终可得到双心室修补或一个半心室修补或单心室修补(Fontan手术)。采取何种术式的决定因素有:右心室的形态、冠脉畸形情况、体重及三尖瓣反流情况。

4.主动脉弓中断(interrupted aortic arch,IAA)

(1)病理分类:1959 年 Celoria 和 Patton 确立了 IAA 的分型。A 型是在峡部水平发生中断,三支动臂动脉与升主动脉相连,通常可见有一个短小的纤维条索连接中断的上、下端主动脉,内腔则闭锁;B 型是在左颈总动脉和左锁骨下动脉之间发生中断,左锁骨下动脉与动脉导管和降主动脉相连;C 型是在无名动脉起源点和左颈总动脉之间发生中断。临床上 A、B 型较多见,C 型少见。IAA 患者最常见合并畸形是室间隔缺损和房间隔缺损。

(2)手术原则:IAA 目前首选的手术方法是新生儿期实施一期根治,采用正中胸骨切口,通常需二根主动脉插管建立体外循环,降温至肛温 20 ℃左右,可采用深低温停循环,也可采用深低温脑灌注的方法,暴露主动脉纠治手术区,切除动脉导管充分游离升主动脉和降主动脉,将降主动脉与主动脉纠或升主动脉做端侧吻合。对吻合口张力过大的患者可采用后壁自身组织直接吻合,前壁采用心包补片扩大。

(3)手术结果:近年来随着新生儿手术技术和体外循环灌注方法改进,IAA 一期手术效果明显改善,手术病死率低于 10%,远期并发症主要是吻合口再狭窄和左心室流出道的狭窄。

5.左心发育不良综合征(hypoplastic left heart syndrome,HLHS)

(1)病理分类:HLHS 指患儿主动脉闭锁或狭窄,升主动脉和主动脉弓发育不良。该畸形首先在 1952 年由 Lev 发现,1958 年 Noonan 和 Nadas 提出了 HLHS 的概念。HLHS 在西方国家发病率明显高于东方国家。HLHS 患儿根据其主动脉和二尖瓣的病变分为 4 型。Ⅰ型:主动脉、二尖瓣狭窄;Ⅱ型:主动脉、二尖瓣闭锁;Ⅲ型:主动脉闭锁,二尖瓣狭窄;Ⅳ型:主动脉狭窄,二尖瓣闭锁。临床上常见是Ⅱ型,其次是Ⅰ型、Ⅲ型,Ⅳ型较少见。

(2)手术原则:HLHS 诊断明确后应尽早手术,手术时间多在出生后 2～3 天,若有充血性心力衰竭或严重低氧血症需在出生后 24 小时内行急诊手术。手术方法有诺伍德手术和心脏移植。诺伍德手术分为 3 期:Ⅰ期为房间隔切开,肺总动脉切断,其近端与发育不良的升主动脉和主动脉弓形成新的主动脉,体肺循环建立新的分流。Ⅱ期为半 Fanton 术或双向腔肺分流术。Ⅲ期为改良 Fanton 术。

1983 年 Norwood 等人报告 1 例 HLHS 患儿姑息术后 8 个月成功进行了 Fanton 术,使 HLHS 的分期手术受到重视,20 年来,这一手术被广泛应用并不断改进。1998 年,Sano 提出一种改良诺伍德手术方法,不同之处是用一根5 mm

内径 Gore-Tex 管道连接肺动脉和右心室,替代了诺伍德手术的体肺分流。近年美国哥伦布儿童医院报道了一种由心脏内、外科镶嵌治疗的方法:Ⅰ期在动脉导管和房间隔处放置支架,在左、右肺动脉处做环缩;Ⅰ期术后 3～4 个月再做Ⅱ期手术,做新的主动脉成形和半 Fanton 术;Ⅲ期手术多在 2 岁左右用介入方法,通过放置大的支架形成内管道的 Fanton 术。

(3)手术结果:随着手术技术的改进,术后并发症减少,生存率不断提高。Tweddell 等人报道了 HLHS 患儿Ⅰ期手术生存率为 93%;McGuirk 报道目前Ⅰ期手术病死率为 10%,死亡危险因素是患儿体表面积、升主动脉大小、术前右心室功能、术中重建的肺动脉血的来源。有研究发现,宫内诊断有助于改善术前临床状况并减少Ⅰ期手术病死率。CHSS 的多中心研究表明:710 例 Norwood's Ⅰ期术后 1 月、1 年和 5 年生存率分别为 76%、60% 和 54%;死亡危险因素是:低出生体重、细小的升主动脉、较大的手术年龄、起源于主动脉的体肺分流、较长的停循环时间和不当的升主动脉重建技术。

**(四)先天性心血管畸形镶嵌治疗**

近年来,在先天性心血管畸形治疗领域,无论心外科的手术技术还是心内科的介入疗法都取得了令人瞩目的成绩,术后并发症和病死率明显降低。但随着先心病患者整体存活率的上升,有些远期并发症会出现并影响患者的生活质量,加之许多新型仪器设备的出现,使得过去认为无法治疗的"盲区",通过心外科医师和心内科介入治疗医师的合作得到解决,这种被称作镶嵌治疗的方法使两者取长补短,进一步优化治疗方案。其优点包括:①降低并发症和病死率;②减少多次治疗对患者的累积影响;③减轻创伤,提高患者生活质量;④提供更有效及性价比更好的治疗;⑤鼓励团队合作。但这种方法也有一定局限,它需要有一个专用的"镶嵌治疗"手术室,要配置一些必要的设备:如数字化 X 线成像设备(DSA)、心脏超声仪等,基层医院很难做到。镶嵌治疗目前主要应用在以下几方面。

**1.血管狭窄镶嵌治疗**

这种方法多用于主动脉或肺动脉远端狭窄患者,可采用球囊扩张或置入支架,在手术室取得外科暴露,可直接进入需要扩张的血管部位,同时可以避免血管损伤或破裂的高风险,而且不受年龄限制。

**2.房缺或室缺镶嵌治疗**

这是目前国内临床上应用最多的镶嵌治疗病种,通常在前胸壁做一个小切口,在食道超声引导下置入导引钢丝,穿过房缺或室缺后再置入封堵装置,同样在超声引导下释放封堵伞,达到关闭缺损目的。但这种治疗方法必须严格把握手术指征。房间隔缺损选择中央型、直径<15 mm,室间隔缺损最佳选择是肌部缺损,对膜部及瓣下型缺损要谨慎选择,避免发生传导阻滞和瓣膜损伤。

3.新生儿复杂先心病镶嵌治疗

(1)室间隔完整肺动脉闭锁(PA/IVS):PA/IVS 为新生儿期主症发绀型先心病,未经治疗多早期夭折于低氧血症。这类患者除需早期应用前列腺素 E 扩张动脉导管改善低氧血症外,内、外科镶嵌方法是目前治疗的最佳方案。先由外科手术医师作胸骨正中小切口暴露右室表面,插入专用的射频瓣膜穿孔装置进行闭锁瓣膜穿孔术。也可用钢针直接将瓣膜穿孔,再用球囊导管做肺动脉瓣逐步扩大。若合并有右心室漏斗部肥厚狭窄,可采用外科切开补片扩大,也可加做体-肺循环分流术,确保改善患者缺氧状况,同时促进右心室的发育。

(2)左心室发育不良综合征(HLHS):这是新生儿期病死率极高的一组复杂先心病,近年来美国哥伦布儿童医院采用心脏内、外科镶嵌治疗新方法取得较好效果。手术分为 3 期,Ⅰ期由心内科医师在动脉导管处放置支架,并用球囊扩大房间隔缺损,再由外科医师在左-右肺动脉起始部位分别作环缩,以保证患者体-肺循环血流平衡。6 个月后做第二期主动脉成形和 Glenn 术,两年后再做第三期 Fontan 手术。

(3)肺动脉带瓣管道植入:随着法洛四联症等儿童复杂先心病的治疗效果改善,患者生存率提高,但远期肺动脉瓣狭窄和反流导致右心室功能不全的患者明显增多。近年来采用镶嵌方法置入带瓣膜支架的肺动脉管道,既解决了肺动脉狭窄,同时避免了肺动脉瓣反流。目前国内也已有产品进入临床试用阶段,近期效果十分理想,但还需进一步随访观察,了解中远期结果。

**三、后天性心脏瓣膜疾病的外科治疗**

**(一)三尖瓣、二尖瓣、主动脉瓣疾病的外科治疗**

1.三尖瓣

三尖瓣病变的原因主要分为先天性和后天性(获得性)两大类。先天性三尖瓣病变主要包括三尖瓣狭窄、三尖瓣下移畸形和三尖瓣闭锁等。而三尖瓣关闭不全常可继发于其他先心病,如大的房间隔缺损、肺动脉瓣狭窄、肺动脉高压等导致右心室扩大所致。而获得性三尖瓣病变则主要是风湿性心内膜炎,但其钙化程度明显轻于风湿性二尖瓣病变,也可因右心室心肌梗死所致腱索乳头肌断裂,导致三尖瓣脱垂。

手术原则:三尖瓣关闭不全手术治疗方法包括瓣环成形术、瓣膜修复术,对于不能成形和成形效果不佳者才考虑做瓣膜置换术。三尖瓣瓣环成形方法很多，有直接做瓣环折叠术，也有采用人工环做三尖瓣环成形术。手术方法选择主要根据患者的年龄及瓣膜病变的程度。对成形手术无法纠治的患者则考虑瓣膜置换术，成人大多选用生物瓣膜。

### 2.二尖瓣

获得性二尖瓣病变最主要病因是急性风湿热和感染性心内膜炎所致的二尖瓣狭窄和关闭不全。风湿热引起的二尖瓣病变主要特征是瓣叶边缘纤维化增厚，交界粘连融合，瓣孔变小狭窄。若纤维性病变累及瓣下腱索和乳头肌，则可影响瓣叶活动，甚至关闭不全。临床病理上将二尖瓣狭窄分为四种类型：隔膜型、隔膜增厚型、隔膜漏斗型和漏斗型。感染性心内膜炎累及瓣膜常可合并较大的赘生物、瓣膜穿孔等。

手术原则：二尖瓣狭窄患者一旦诊断明确宜早期手术。近年来经导管球囊扩张解除二尖瓣狭窄应用较多，基本替代了以往经胸闭式二尖瓣交界扩张分离术。其优点是创伤小，但由于容易复发，也不适用严重狭窄，特别是钙化性狭窄的患者。心内直视二尖瓣交界切开术可以较为彻底地解除二尖瓣狭窄，特别是同时合并有二尖瓣关闭不全的患者。对于二尖瓣关闭不全的患者首选瓣膜成形手术，必要时加用成形环辅助。病变严重，多次修复效果不佳的患者则选用瓣膜置换术。目前临床应用最多的还是机械瓣膜，对老年人则可选用生物瓣膜。

### 3.主动脉瓣

主动脉瓣病变原因可分为先天性、风湿性和退行性三大类。先天性主动脉瓣畸形通常是二叶瓣畸形，严重狭窄患者出生后即需做球囊扩张或交界切开。单纯风湿性主动脉瓣病变较少见，多合并二尖瓣的风湿性改变。退行性主动脉瓣病变多发生在年龄超过65岁的患者，钙化病变是最主要特征。也有少部分患者是感染性心内膜炎导致主动脉瓣病变，以主动脉瓣关闭不全为主，病情发展较快。

手术原则：对先天性瓣膜畸形导致的主动脉瓣狭窄根据狭窄程度可采用球囊扩张或瓣膜成形术，有些患者常常需要多次手术，对绝大多数已有症状的主动脉瓣病变患者，主动脉瓣替换是唯一有效的治疗方法。选择人工瓣膜以机械瓣为主。老年人或对抗凝治疗有禁忌证的患者可选用生物瓣膜。也有采用牛心包材料在手术中根据测量的主动脉瓣环即刻缝制生物瓣膜。应用自体肺动脉瓣置换主动脉瓣被称作Ross手术，该手术曾被广泛应用于年龄较轻，以先天性畸形为主的主动脉瓣病变，其优点是自身组织血流动力学性能良好，并有潜在生长能力，不需要抗凝。但远期随访结果不尽如人意，自体肺动脉瓣及肺动脉瓣处移植的同种带瓣管道均有中远期失功表现,因此该手术目前应用逐渐减少。

### (二)心脏联合瓣膜病变

心脏联合瓣膜病变是指同时累及两个或两个以上心脏瓣膜的疾病,其病因多为风湿性心脏病,其次为退行性病变和感染性心内膜炎。联合瓣膜病变以双瓣膜病变最常见,占一半以上,如二尖瓣合并主动脉瓣病变;或二尖瓣合并三尖瓣病变,而后者多见二尖瓣为器质性病变合并三尖瓣功能性病变(即相对性关闭不全)。

手术原则:外科手术是治疗联合瓣膜病变的有效方法,由于联合瓣膜病变中各瓣膜病变的性质和严重程度及其组合类型不尽相同,其手术处理的原则和方法与单瓣膜手术还有较大差异,必须根据病变的具体情况作综合考虑而定。

1.二尖瓣病变合并三尖瓣病变

根据病变的程度,通常选择二尖瓣置换加三尖瓣成形术,或二尖瓣与三尖瓣均做成形术。

2.二尖瓣病变合并主动脉瓣病变

这类联合瓣膜病多为风湿性瓣膜病变,二尖瓣与主动脉瓣的纤维化和钙化较重,再则主动脉瓣病变施行成形术长期效果较差。因此,临床上对这类疾病通常采用双瓣膜置换术。有时二尖瓣病变为继发性或功能性的,病变程度较轻,则可选择主动脉瓣置换术与二尖瓣成形术。

3.二尖瓣、主动脉瓣和三尖瓣联合病变

这是一种较为常见的联合瓣膜病变的类型。三尖瓣病变大多是在二尖瓣和主动脉瓣双瓣病变基础上,因肺动脉高压、右心室扩大等原因而产生的功能性关闭不全。通常选择手术方式顺序依次为:二尖瓣和主动脉瓣置换加三尖瓣成形术;二尖瓣置换加主动脉瓣和三尖瓣成形术;主动脉瓣置换加二尖瓣和三尖瓣成形术;二尖瓣、主动脉瓣和三尖瓣均置换术。

4.四瓣膜病变

临床上很少见,大多以二尖瓣、主动脉瓣和三尖瓣病变为主,肺动脉瓣病变通常为继发性,不必处理。只有极少数肺动脉瓣病变严重,如感染性心内膜炎侵及 4 个瓣膜,需要同期行 4 个瓣膜置换术。

### (三)感染性心内膜炎

细菌感染的心内膜炎通常会累及心脏瓣膜,特别是已存在病变的瓣膜。先天性心脏病存在心内外分流的畸形,如动脉导管未闭、室间隔缺损、法洛四联症等,也是感染性心内膜炎的高发人群。过去多以临床表现分为急性与亚急性,但近年来更多是根据病因学与发病年龄的特点,感染径路的不同与病理解剖不同,分成自体瓣膜心内膜炎与人造瓣膜心内膜炎。

1.自体瓣膜心内膜炎

自体瓣膜心内膜炎又称原发性心内膜炎,患者中大多有基础性疾病,包括先天性心脏病、风湿性心脏病、退行性心脏病,或经静脉滥用药物等。一般主动脉瓣受累多于二尖瓣,左心瓣膜受累多于三尖瓣,但经静脉滥用药者大多为右心瓣膜感染,特别是三尖瓣心内膜炎。

手术原则:应用抗生素联合外科治疗,可显著降低感染性心内膜炎的病死率。外科治疗原则:瓣膜功能不全引起中度以上充血性心力衰竭,或感染未能控制,特别是真菌感染,对存在较大的赘生物时也应及时采用外科治疗,避免赘生物脱落造成各种并发症。手术方法包括清除感染病灶,瓣叶损害严重则考虑做瓣膜修复或瓣膜置换术。治疗心内膜炎时选择生物瓣或机械瓣的标准与治疗非感染性病变而需行常规瓣膜置换的标准相似。对于瓣膜局部病变范围较小,可以采用修补的方法,但清除感染破坏组织必须彻底,并至少延伸至周围数毫米的正常组织,采用自身心包或牛心包材料做瓣叶修复。不论采用何种方法,瓣膜手术后必须至少应用敏感抗生素治疗4~6周。

2.人造瓣膜心内膜炎

人造瓣膜置换后一年内再次发生心内膜炎称为早期人造瓣膜心内膜炎,是一种非常严重的并发症,其病死率可高达50%以上。晚期人造瓣膜心内膜炎是指术后一年后发生心内膜炎,病死率相对较低,可能与病原体多为链球菌、抗生素治疗较敏感有关。人造瓣膜心内膜炎不论是早期或晚期都是严重威胁患者生命的并发症,诊断一旦明确,除加强一般支持治疗外,还需根据不同菌种采用高效抗生素治疗。药物治疗无效或出现并发症时,需及时采取外科手术治疗。

手术原则:人造瓣膜心内膜炎的手术方法包括去除原来的人造瓣膜,彻底清除瓣膜周围的感染组织,修复遗留的组织缺损,以及重新更换新的人造瓣膜。对人造瓣膜主动脉瓣心内膜炎常会累及的主动脉根部组织,手术需要切除人造瓣膜及主动脉根部病变组织,可应用同种带瓣的主动脉,或带瓣的人造血管重建主动脉根部,再将冠状动脉移植在相应的部位。对于二尖瓣人造瓣膜心内膜炎患者,拆除原来人造瓣膜,切除周边炎症组织,若有组织缺损应用自体心包补片修补重建瓣环组织,再置入新的人造瓣膜。再次瓣膜置换术后也必须持续应用抗生素4~6周,1年内必须定期复查,及时治疗,防止再次发生感染。

#### 四、冠心病的外科治疗

冠状动脉粥样硬化性心脏病是西方工业化国家常见的心脏疾病,其发病率在(100～300)/10万。近年来,随着我国经济发展,人民生活方式和饮食结构日益西化,冠心病的发病率逐年上升,已经成为威胁生命的常见心血管疾病。

冠心病的发病机理是冠状动脉因粥样硬化,引起管壁增厚、管腔狭窄,限制血流通过,造成心肌血供和心肌氧耗之间不匹配,心肌在缺血的状态下收缩和舒张,导致心绞痛、心肌梗死、心肌重构等一系列临床后果。

治疗冠心病的目标即恢复缺血心肌的血液供应。其方法包括药物、经皮冠状动脉腔内成形术(PCI)、冠状动脉旁路移植术等。

##### (一)冠状动脉狭窄的外科治疗

冠状动脉旁路移植术是治疗冠脉狭窄,恢复心肌血供的经典方法。这一手术成熟于20世纪60年代,需要用人体自身的血管材料(如大隐静脉、胸廓内动脉、桡动脉、胃网膜右动脉等)与冠状动脉狭窄的远端部分进行端侧吻合,将体循环的含氧血引流入缺血心肌。经过大量的临床实践和不断的探索,冠脉旁路移植术的安全性和有效性得到公认。近年来在传统的体外循环冠状动脉旁路移植术基础上还发展出了不停跳冠脉旁路移植术、小切口冠脉旁路移植术、"杂交"手术等新的术式。

1.手术指征

治疗冠心病的方法较多,因此在决定是否要进行冠状动脉旁路移植术之前需要权衡各种方法的利弊,充分考虑安全性、近期效果和远期生存率等方面问题。目前,基于大量循证医学证据,对于稳定型心绞痛患者,手术指征为:①冠状动脉左前降支、左回旋支、右冠状动脉三支血管病变(狭窄程度均≥70%)。②左冠状动脉主干严重狭窄。③左冠状动脉主干等同病变,即左前降支或左回旋支近端严重狭窄,狭窄程度≥70%。④单支或两支病变,无法行PCI术或PCI治疗失败者。

对于不稳定型心绞痛患者,多数情况下可以先用药物来治疗,病情得到控制后,根据冠脉病变的程度来决定是否行冠脉旁路移植术。另外,在迄今为止的大多数临床研究中,合并糖尿病的冠心病患者采用冠脉旁路移植术远期效果好于PCI术。

2.手术方法

(1)体外循环下冠状动脉旁路移植术:该方法历史悠久、应用广泛。术中须先提取桥血管材料,建立体外循环,在心脏停搏的状态下进行桥血管和病变冠状动脉的端侧吻合,吻合口位于狭窄病变的远端,使心肌能够通过桥血管直接得到来自主动脉的血液灌注。在桥血管材料的选择方面,通常用大隐静脉作为右冠和回旋支的"桥",即大隐静脉一端与靶血管端侧吻合,另一端与升主动脉端侧吻合;用左乳内动脉做左前降支的"桥",即左乳内动脉从胸壁游离出来,离断其远端,与左前降支端侧吻合。另外也可以用右乳内动脉、桡动脉、胃网膜右动脉等作为桥血管。

(2)不停跳冠状动脉旁路移植术:顾名思义,该方法不需要建立体外循环,是在心脏跳动的状态下,用特殊的器械装置将靶血管附近的心肌组织适当固定住,减少其运动幅度,继而进行血管吻合操作。1967年,Kolessov首先采用此方法,但限于当时没有合适的心肌固定装置,未能广泛开展。20世纪90年代,随着各种新式心肌固定器械的发明,这一手术方式开始得到大规模推广。目前美国有15%～25%的CABG手术采用不停跳方式完成,而在我国,少数心脏中心这一比例甚至达到90%。和传统的CABG手术比较,该方法避免了体外循环带来的风险,但是对外科医师的要求高,不易掌握。关于两种手术孰优孰劣目前尚存在争议。多数研究表明在术后早期全身的炎症反应、术后呼吸辅助时间、ICU时间等方面,不停跳冠脉旁路移植术较传统手术有优势。自2009年起,全世界有数个重要的多中心前瞻性随机对照临床试验发布,不停跳冠脉旁路移植术在远期病死率、心肌梗死发生率方面与传统手术相当,仅在脑卒中的发生率方面有些许优势。而在桥血管的远期通畅率、术中搭桥支数方面,传统手术有一定优势。近年来,由不停跳搭桥手术衍生出"no touch"技术,即用双侧乳内动脉作为桥血管材料,心脏不停跳下完成吻合,避免任何涉及主动脉的操作,最大限度防止因主动脉内膜斑块脱落而导致的脑卒中。

(3)小切口冠状动脉旁路移植术:胸骨左缘前外侧第四肋间做切口,在胸腔镜辅助下游离左乳内动脉,然后在心脏跳动下将左乳内动脉远端和左冠状动脉前降支端侧吻合。该方法仅用于冠状动脉左前降支单支病变,能够避免胸骨正中劈开,创伤较小。

(4)"杂交"技术治疗冠心病:随着介入技术和外科微创技术的发展,近年来"杂交"技术风靡起来。该技术是将冠状动脉旁路移植术和内科PCI技术相结合,治疗多支冠脉病变。方法:用小切口冠脉旁路移植技术完成左乳内动脉和左前降支的吻合,其余狭窄冠脉植入支架。左乳内动脉是远期通畅率最高的桥血管材料,对于左前降支病变患者,乃为最佳选择。而PCI治疗创伤较小,恢复较快,两者优点相结合,在老年冠脉三支病变患者中应用前景广阔,值得关注。

3.手术结果

总体上,冠脉旁路移植术后1年、5年、10年、15年的生存率分别为97%、92%、81%、66%。影响其早期生存率的主要因素为年龄、性别、左室功能、左主干病变等,而长期生存的主要影响因素是桥血管的通畅率、是否有严重的合并症、是否用左乳内动脉作为桥血管材料。各种桥血管材料远期通畅率不尽相同。根据统计,大隐静脉在搭桥术后10年的通畅率50%～60%,相当一部分静脉桥会出现粥样硬化、吻合口狭窄等问题。左乳内动脉10年通畅率达90%以上,堪称搭桥手术的"金标准"。桡动脉、胃网膜右动脉的远期通畅率介于以上两者之间。因此,近些年国内外逐渐兴起"全动脉化"冠脉旁路移植术,即术中所有的桥血管均用动脉材料,包括双侧的乳内动脉、桡动脉、胃网膜右动脉,以改善患者的长期预后。

### (二)左心室室壁瘤的外科治疗

左心室室壁瘤是指心肌梗死后,坏死的心肌组织完全被纤维组织所代替,局部心室壁变薄,室壁运动消失或出现反向运动,瘤样膨出。在显微镜下,病变区域绝大多数都是纤维细胞,仅能见到少量的心肌细胞。

室壁瘤一般在心肌梗死后1个月左右才会出现,85%位于左心室前壁近心尖处,只有5%～10%位于左心室下壁。随着PCI技术的发展,急性心肌梗死治疗越来越及时,室壁瘤的发病率呈下降趋势。

1.临床表现

患者的症状和冠状动脉狭窄、心肌梗死及心功能状况有关,会有胸痛、胸闷、气短等主诉,部分患者有室性心律失常,可导致猝死,另有部分患者室壁瘤内可形成血栓。体格检查会发现心界扩大,若合并乳头肌功能不全则会听到心尖部收缩期杂音。心脏彩超、CT、MRI、左心室造影均可用于室壁瘤诊断。

2.治疗

外科手术是主要治疗手段,手术指征如下。

(1)较小的或中等大小的室壁瘤不需要一经发现就马上手术,其手术时机可以根据合并的冠脉病变的严重程度来决定。

(2)较大的室壁瘤,尤其合并左心功能不全者需要及时手术治疗。手术在体外循环下进行,考虑到此类疾病往往存在左心功能不全,因此心肌保护很重要。对于比较小的室壁瘤,可以将瘤壁沿左心室长轴切开,切除部分纤维组织,线性缝合封闭瘤腔。对于较大的室壁瘤,需要做左心室成形术:切开瘤体后,找到纤维组织和正常心肌组织的边界,即瘤体"颈部",往往是红白相间的。用一合适大小的补片缝于其上,将瘤腔和左室腔隔开,然后关闭瘤腔。同期根据需要可以进行冠脉旁路移植术。

3.手术结果

左心室室壁瘤手术的早期病死率为 5%～7%。1 年、3 年、5 年的生存率分别为 85%、75%、65%。早期死亡的首要原因为急性左心衰竭,而远期死亡原因是慢性心功能不全、心律失常和再次心肌梗死等。

**(三)心肌梗死后室间隔穿孔的外科治疗**

心肌梗死后室间隔穿孔是指急性心肌梗死后,室间隔心肌坏死、破裂,形成室间隔缺损。约 60%病例穿孔位置在前室间隔或近心尖处,继发于前壁心肌梗死。另有 20%～40%位于后室间隔,继发于下壁心肌梗死。

1.临床表现

室间隔穿孔最典型的体征是心前区闻及收缩期杂音。杂音位于胸骨左缘三、四肋间,在急性心肌梗死后 2 天～2 周内出现。胸片可见肺纹理增多、肺充血征象。多数患者早期就出现左心功能衰竭,需要主动脉内球囊反搏(IABP)来辅助。心脏彩超能够准确迅速的明确诊断,同时也可以判断是否合并缺血性二尖瓣反流、心功能状况及室壁运动的情况。

2.治疗

室间隔穿孔一旦发生,24 小时内病死率达 25%,只有 50%的人可以存活到 1 周以后,而 1 个月以后,这一比例仅为 10%～20%。因此,原则上所有的室间隔穿孔都应该手术治疗,问题在于手术时机的选择。目前多数学者认为如果患者血流动力学稳定,能够在药物治疗下维持心功能,没有心源性休克的表现,可以等 2～3 周后进行手术,此时穿孔周围坏死心肌组织已经纤维化,手术操作方便,成功率能够得到极大提高。如果患者很快出现低心排,则需要尽快进行手术治疗。手术方法主要分为 2 种。①直接修补:切开梗死处的心室壁,探查穿孔位置,用涤纶补片将缺损修补,补片须缝在缺损周围的正常组织上。②David 法:用一大的涤纶补片将缺损处室间隔和左心室腔完全隔开,使其不再与左心室血流有交通,心室切口和穿孔处室间隔都承受来自右心室的压力,减少术后出血的风险。③"杂交"治疗:对于血流动力学不稳定的患者,外科手术风险很高。有学者借鉴先心病、室间隔缺损介入封堵技术:先用介入方法在缺损处植入室缺封堵器,减少分流,改善血流动力学,为治疗赢得时间,待 2～3 周病情稳定后再行手术。

### 五、大血管手术

#### (一)胸主动脉瘤

胸主动脉瘤是主动脉外科中最常见的疾病之一,通常指因各种原因导致主动脉扩张,主动脉内径大于正常主动脉内径的 50%。

1.临床表现及诊断

胸主动脉瘤患者往往没有明确的症状,如果并发急性主动脉夹层,则表现为剧烈胸背部疼痛,瘤体压迫周围组织时也会产生相应症状。诊断主要依赖于影像学检查。主动脉 CTA 是最常用的辅助检查,能够准确呈现瘤体的大小、形态、范围等信息,为手术提供依据。MRI、主动脉造影、经食道心脏彩超也能够用来进行诊断。需要注意的是,主动脉瘤有时是多发的,因此任何辅助检查都应该将胸、腹主动脉一并包括,以免遗漏。

2.治疗

(1)手术指征:①升主动脉瘤只要有临床症状,就应进行手术治疗。如果合并主动脉窦部扩张超过 5 cm,则须一并手术。对于合并主动脉瓣二叶化畸形,需要行主动脉瓣置换者,主动脉内径＞4.5 cm 也须一并手术。②如果主动脉弓部瘤＞5.5 cm,并且进行性扩张,则需要手术治疗。③如果降主动脉瘤＞6 cm,伴有症状或随访期间进行性扩张,则须手术治疗。

(2)手术方法:手术总的原则是将病变主动脉切除,以人工血管取代之。如果涉及重要的血管分支(如主动脉弓部的血管),则将其与人工血管吻合。①升主动脉瘤:需要在体外循环下进行。切除病变升主动脉,植入人工血管。如果病变累及主动脉窦部,则将窦部一并切除,行主动脉根部替换术(人工带瓣血管置换加冠脉开口移植)或保留主动脉瓣的主动脉窦部成形术。②主动脉弓部瘤:弓部的手术需要深低温停循环,即通过体外循环把人体温度降至 18～20 ℃,然后停止循环,创造无血的手术视野。停循环期间可以进行顺行或逆行的脑灌注。切除弓部病变主动脉,将带有分支的人工血管和近远端的主动脉吻合,而分支人工血管和无名动脉、左颈总动脉、左锁骨下动脉分别吻合完成主动脉弓部重建。这一手术在实施过程中,脑组织的保护非常重要,直接影响手术结果。目前比较普遍运用的方法是顺行选择性脑灌注:在患者右侧腋动脉或锁骨下动脉插管,停循环期间灌注含氧血,血液经右锁骨下动脉-无名动脉-颈总动脉进入右侧脑组织。同时需要进行红外线脑氧饱和度监测,如果左侧脑氧含量降低,说明左右脑血管交通支不发达,左侧大脑灌注不足,需要进行双侧脑灌注。③降主动脉瘤:

左胸后外侧切口,下半身体外循环,病变主动脉上下两端阻断,切除病变血管,植入人工血管。如果涉及重要的脊髓动脉开口,则将其吻合到人工血管上。④介入手术:针对降主动脉瘤,目前越来越多外科医师选择在 DSA 下通过股动脉在病变处植入覆膜支架人工血管,将瘤体隔绝于人工血管外。该方法无须体外循环,既"微创"又安全可靠,是未来的趋势。

### (二)主动脉夹层

主动脉夹层是指血流冲破主动脉内膜,进入内膜与外膜之间,将原本紧密贴合的两层组织撕开,形成真腔和假腔。发病在 2 周之内称之为急性主动脉夹层,2 周以后称之为慢性主动脉夹层。发生夹层的主动脉往往有一定的病理基础,患者会合并高血压、主动脉瘤、马方综合征、动脉粥样硬化等疾病。

多数患者有突发的胸背部疼痛,疼痛剧烈,患者甚至能够清晰准确地说出疼痛发生的时间,伴有濒死感,可向肩、颈部放射。夹层累及范围不同可以有不同的临床表现:①夹层累及主动脉瓣,可以致主动脉瓣关闭不全;②夹层累及冠脉会引起心肌梗死;③夹层累及脊髓血管可导致截瘫;④夹层累及脑部血管可导致中枢神经系统功能障碍等。明确诊断和分型主要依赖于影像学,主动脉 CTA 和 MRI 都能够清晰的呈现主动脉真假腔的范围、破口的位置及腹部重要脏器的血供是来自哪个腔。而三维重建技术更是可以让医师直观地看到主动脉夹层的形态。心脏彩超能够看到升主动脉的真假腔,还可以观察主动脉瓣的功能。

1.Stanford A 型

急性主动脉夹层能够引起猝死,Stanford A 型发病后 48 小时内病死率达 50%。常见的死亡原因是冠脉开口撕裂或夹层破裂导致心脏压塞。因此手术是治疗 Stanford A 型患者的首选。

(1)内膜破口位于升主动脉,主动脉弓虽有累及但不扩张。可切除升主动脉包括内膜破口,以人工血管替代之。如果主动脉瓣受累及,则同时行根部替换术或窦部重建术。

(2)内膜破口位于主动脉弓或降主动脉,可行升主动脉加主动脉弓部置换,同时在降主动脉置入人工血管或支架覆膜人工血管,该人工血管的近端和弓部人工血管及主动脉壁组织缝合在一起,远端则处于降主动脉真腔之中,又被形象地称之为"象鼻手术"或"支架象鼻手术"。目前这一手术被越来越多的外科医师所接受,其优点:降主动脉内的支架覆膜人工血管能够有效支撑真腔,促进假腔闭合;如果降主动脉远期持续扩张,需要做二期手术,则该支架覆膜人工血管的远端可以作为缝合缘。

2.Stanford B 型

该型患者急性期病死率较低,因此目前大多数患者先行保守治疗,2~3 周后在 DSA 下经股动脉置入支架覆膜人工血管,封闭破口。少数患者如介入治疗有困难,或急性期有破裂出血的倾向,可以经左后外侧切口行人工血管置换术。

### (三)肺动脉栓塞

1.急性肺动脉栓塞

急性肺动脉栓塞是指来自盆腔、腿部等体循环静脉系统的血栓随血流进入到肺动脉,造成肺动脉狭窄或阻塞。患者表现为突发胸痛、气急、低氧血症,甚至右心功能不全。

(1)诊断:根据患者的临床表现,辅以增强 CT 检查,基本可以明确诊断。肺动脉造影可以确诊本病,但对血流动力学不稳定的患者要慎用。

(2)治疗:出现心源性休克,经溶栓治疗无效的患者应选择外科手术治疗。手术方法主要是在体外循环下,切开肺动脉,将血栓取出。近年来 DSA 下用导管介入将血栓抽吸出来的方法逐渐成熟,得到越来越广泛的开展。但总体上,治疗效果取决于术前患者的状态。

2.慢性肺动脉栓塞

慢性肺动脉栓塞指肺动脉系统长期因各种原因自身形成血栓或不断有体循环静脉系统的血栓进入肺动脉,导致纤维组织覆盖在动脉内膜表面,造成梗阻,引起肺动脉高压,右心功能不全。患者早期可以没有任何症状,后期会出现疲劳、气短、低氧血症及右心功能不全的症状。

(1)诊断:根据患者的病史、临床症状、体征,辅以肺灌注显像检查、增强 CT 检查等可以明确诊断。

(2)治疗。手术指征:患者有临床症状,心功能或呼吸功能在静息或活动状态下出现障碍。但严重右心功能不全、高龄、重度阻塞性肺病的患者手术须谨慎,病死率极高。手术方法主是在深低温停循环下进行肺动脉内膜剥脱术。术中脑保护方法与主动脉弓部替换手术相同。

# 第三节　心血管疾病的药物治疗

心血管系统疾病是危害人类健康的严重疾病,是造成人类死亡的主要原因之一。本病种类繁多,病因复杂,因此,心血管药物的研究倍受重视,发展迅速,临床应用药物众多。心血管系统疾病治疗药物主要作用于心脏或血管系统,通过改进心脏功能,调节心脏血液的输出量,或改变循环系统各部分的血液分配而起作用。

**一、心血管系统疾病治疗药物的作用基础**

传出神经通过其神经末梢释放化学递质作用于相应的受体产生效应。中枢神经主要通过自主神经调控心血管功能,根据释放的化学递质不同,自主神经可以分为以去甲肾上腺素为递质的肾上腺素能神经和以乙酰胆碱为递质的胆碱能神经,此外还有释放 ATP 为递质的嘌呤能神经和舒张阴茎海绵体与脑血管等的一氧化氮神经。同一递质在不同部位的神经末梢释放,作用于不同的心血管受体,产生不同的心血管效应,构成了神经-递质-受体-效应的复杂关系。

经典的神经递质包括去甲肾上腺素(NA,NE)、肾上腺素、多巴胺(DA)、乙酰胆碱(ACh)、5-羟色胺(5-HT)、谷氨酸(Glu)、$\gamma$-氨基丁酸(GABA)、甘氨酸等,此外还有腺苷、腺苷三磷酸(ATP)、一氧化氮(NO)等。

其中,去甲肾上腺素(NA,NE)、肾上腺素、多巴胺(DA)统称为我们常说的儿茶酚胺。平时,儿茶酚胺储藏在囊泡中,当交感神经兴奋时,动作电位到达神经末梢,引起递质的释放。交感-儿茶酚胺系统对维持心脏生理功能及血压稳定有着非常重要的作用。此外,这些受体及与其相连的胞内效应器的改变还可以导致心血管疾病的发生,如高血压、心绞痛、心律失常、心力衰竭等。常见受体在心血管系统的分布如下。

1.$\beta$ 肾上腺素受体在心血管系统的分布

目前认为,$\beta$ 肾上腺素受体(adrenergic receptors-$\beta$,$\beta$-AR)包含 $\beta_1$、$\beta_2$、$\beta_3$ 和 $\beta_4$-AR 4 种亚型。

$\beta$-AR 是参与心脏功能活动最重要的 AR。在人类心脏中,$\beta_1$-AR 遍布于整个心脏,占 $\beta$-AR 的 3/4 以上,在介导功能上也占主导地位,激动后引起正性变力、变时和舒张作用。$\beta_2$-AR 则主要存在于心室和心房,并在浦肯野纤维和窦房结有较高比例的分布,其中在窦房结的密度比右心房高出 2.5 倍,这决定了 $\beta_2$-AR 更多地参与了心率和心律的调节。$\beta_3$-AR 主要存在于哺乳动物的脂肪组织和胃肠道,激动后引起脂肪细胞的脂解、产热和胃肠道平滑肌的松弛作用,在心脏,尤其是心力衰竭的心脏,$\beta_3$-AR 可介导明显的负性肌力作用。心脏的 $\beta$-AR

分布见表 3-1。

表 3-1 心脏 β-AR 分布

|  | $\beta_1$-AR(%) | $\beta_2$-AR(%) |
| --- | --- | --- |
| 心房 | 60~70 | 40~30 |
| 心室 | 70~80 | 30~20 |

几乎所有的血管平滑肌都有 β-AR 分布,激动时可以引起血管舒张。β-AR 激动剂的血管舒张效应在大多数血管主要由 $\beta_2$-AR 介导,但在有些血管,如大隐静脉、冠状动脉和脑动脉,舒血管效应主要由 $\beta_1$-AR 介导完成。

2.α 肾上腺素受体在心血管系统的分布

目前认为,α 肾上腺素受体(adrenergic receptors-α,α-AR)包含 $\alpha_1$、$\alpha_2$ 两种亚型。其中 $\alpha_1$-AR 又分为 $\alpha_{1A}$-AR、$\alpha_{1B}$-AR 和 $\alpha_{1D}$-AR 3 种亚型;$\alpha_2$-AR 则分为 $\alpha_{2A}$-AR、$\alpha_{2B}$-AR 和 $\alpha_{2C}$-AR 3 种亚型。

人类心脏中主要存在的 α-AR 为 $\alpha_1$-AR,但其密度较 β-AR 小。心脏 $\alpha_1$-AR 激动后通过其信号转导通路介导心肌正性变力效应。生理情况下,内源性激动剂主要通过 β-AR 介导心肌正性变力效应,但当 β-AR 的效应减弱时(如充血性心力衰竭或应用 β 受体阻滞剂),$\alpha_1$-AR 的作用则相应增强。当 $\alpha_1$-AR 受体持续激动时,可引起心肌细胞蛋白质合成增加,诱发心肌肥厚。

参与血管活动调节的 AR 最重要的为 $\alpha_1$-AR,几乎所有的血管平滑肌有含有 $\alpha_1$-AR,激动时激活磷脂酶 C,使细胞内游离的 $Ca^{2+}$ 增多,激活蛋白激酶 C 而引起血管平滑肌收缩。$\alpha_2$-AR 主要分布于静脉及小动脉以下的阻力血管,激动时通过 $G_i$ 蛋白抑制腺苷酸环化酶与 cAMP 生成而使血管收缩。

3.心血管组胺受体

分布在人类心血管上的组胺受体有 $H_1$ 与 $H_2$ 两种亚型,两者信号转导的机制不同,所介导的心血管效应也有着很大的差别,具体可见表 3-2。

表 3-2 心血管系统组胺受体激动效应

|  | $H_1$ 受体 | $H_2$ 受体 |
| --- | --- | --- |
| 心率 | 无影响 | 加快 |
| 心肌收缩力 | 负性肌力 | 正性肌力 |
| 房室传导 | 房室传导减慢,PR 间期延长 |  |
| 自律性 |  | 心肌自律性和室性异位节律性增加 |
| 血管及其通透性 | 血管收缩 | 扩张血管,增加血管通透性,降低血压 |

**4.毒蕈碱样乙酰胆碱受体**

心脏 M 受体激动时,心率减慢,抑制心肌收缩。血管内皮细胞的 $M_3$ 受体激动时促进内皮细胞舒血管因子(EDRF)的产生,舒张血管;而血管平滑肌细胞 M 受体激动时引起血管收缩。在整体及内皮细胞完整的条件下,前者通常占优势,因而总的结果是引起血管舒张;但在内皮功能受损的情况下,后者可占优势,因而表现出血管收缩。

**5.内皮素(ET)受体**

ET 受体广泛分布于心血管系统。人的心肌及冠状动脉分布有 $ET_A$ 和 $ET_B$ 受体,以 $ET_A$ 受体占主导,但在希氏束中 $ET_B$ 受体占多数,房室结中两种亚型受体分布大致相当。血管平滑肌细胞同时表达 2 种亚型受体,两者均介导血管收缩,促进细胞增殖、迁移并抑制凋亡。血管内皮细胞仅表达 $ET_B$,其激活引起 NO 和前列环素释放,引起血管舒张,抑制内皮细胞凋亡,抑制内皮细胞内皮素转化酶-1(ECE-1)表达等效应。

**6.其他受体**

在心脏及血管上还分布着其他的受体(表 3-3),各自介导着不同的生物学效应。

表 3-3 心血管上其他受体及激动时生物学效应

| 受体 | 作用部位 | 受体亚型 | 激动时生物学效应 |
| --- | --- | --- | --- |
| 5-羟色胺(5-HT)受体 | 心脏 | $5-HT_4$ | 心肌收缩力↑,心率↑ |
|  | 血管平滑肌 | $5-HT_{2A}$ | 血管收缩 |
|  | 血管内皮细胞 | $5-HT_1$ | 血管舒张 |
| 多巴胺(D)受体 | 心脏 | $D_1$ | 心肌收缩力↑ |
|  | 血管平滑肌 | $D_1$ | 血管舒张 |
| 血管紧张素受体 | 血管平滑肌 | $AT_1$ | 血管收缩 |
| 心房钠尿肽(ANP)受体 | 心脏 | $ANP_A$、$ANP_B$ | 心肌收缩力↓ |
|  | 血管平滑肌 | $ANP_A$ | 血管舒张 |

## 二、心血管系统离子通道的类型及功能

离子通道,其实质就是细胞膜上的一种糖蛋白,其结构类似细胞内外之间的门和通道,在细胞膜上形成的亲水性孔道使带电荷的离子得以进行跨膜转运,故称离子通道。离子通道可分为电压门控离子通道、化学门控离子通道和机械门控离子通道,目前在心血管平滑肌上研究较多的有钠离子通道、钙离子通道和钾

离子通道。

**(一)钠离子通道(sodium channels,$I_{Na}$)**

心脏钠离子通道由一个 α 亚基和 $β_1$、$β_2$ 亚基共同构成的,α 亚基是其主要功能基团。人类基因 *SCN5A* 编码心脏钠离子通道 α 亚基。α 亚基在分子水平上是 4 个同源结构域(DⅠ-DⅣ)组成的含 2 016 个氨基酸的跨膜蛋白,其中每一个同源结构域包含 6 个跨膜螺旋片段($S_1$~$S_6$)。心肌 $I_{Na}$ 的主要功能是激活导致钠离子快速内流,心肌细胞除极化,形成动作电位的 0 相。因此,心脏钠离子通道的改变直接影响心肌细胞的自律性、传导性和动作电位时程,导致心律失常的发生。

Ⅰ类抗心律失常药是钠离子通道的阻滞剂。其阻断作用依赖于心率,即当心率快时阻断作用强,而心率慢时作用不明显或看不出其阻断作用。

**(二)钾离子通道**

钾离子通道是心肌细胞膜电位复极化和维持静息电位的主要离子通道,其种类繁多,机制复杂,与心血管系统关系最为密切的几种重要亚型如下。

1.延迟整流钾离子通道($K_v$)

整流钾离子通道($I_K$)电流是复极 3 期的主要离子流,这种通道电流包括 $I_{Kr}$、$I_{Ks}$ 和 $I_{Kur}$。Ⅲ类抗心律失常药多选择性地作用于 $K_{VR}$(其电流为 $I_{Kr}$),阻断快速激活的延迟整流钾离子通道。$I_{Kur}$ 只在人心房组织中存在,因此被认为是在人心房的复极过程中发挥了重要的作用,使其成为治疗心房颤动的潜在治疗靶点。因此,$I_{Kur}$ 可为抗心律失常药的潜在靶位点,$I_{Kur}$ 的选择性阻断剂是目前抗房性心律失常药的研究热点。

2.瞬时外向钾离子通道($I_{to}$)

该通道主要在心房肌和心室肌的外膜侧,$I_{to}$ 电生理作用主要与动作电位的快速复极初期(1 相期)有关,但也影响 2 期平台和 3 相期。该通道激活迅速,失活快,但活性恢复较慢。

3.内向整流钾离子通道($I_{kl}$)

$I_{kl}$ 在心房肌、心室肌分布密度高,$I_{kl}$ 的内向整流特征主要是因其外向离子流被细胞内正常的生理浓度 $Mg^{2+}$ 抑制。它参与心肌细胞动作电位的 3 相期复极及维持 4 相期的静息电位。在人心房肌中 $I_{kl}$ 通道可被蛋白激酶 C 依赖的信号转导通路抑制,引起心律失常。目前针对此类通道的药物较少。

4.ATP 敏感的钾离子通道($K_{ATP}$)

此通道对钾具有高度选择性,开放概率、时间都随钾浓度变化。正常情况下该通道处于关闭状态,当发生心肌缺血、ATP减少及能量耗竭时,释放出腺苷和其他一些因子,才逐渐激活开放,使细胞趋于复极化或超极化,保护心肌细胞。由于该通道的内向整流特性,在动作电位平台期有大量钾离子外流,使膜电位复极加速,钙离子通道失活,动作电位时程(APD)缩短,尤其在缺血预适应时。目前临床上应用的$K_{ATP}$通道的开放剂有吡那地尔、色满卡林、尼可地尔等。

5.ACh敏感的钾离子通道($K_{ACh}$)

该通道主要分布在窦房结、房室结和心房肌,是一种电导大、门控过程迅速的钾离子通道。$K_{ACh}$通道的开放增加了细胞膜的钾离子电导,增加该通道的开放概率,引起细胞膜超极化,因此可以减慢窦房结起搏细胞的起搏速率,减慢房室结的传导速度,缩短心房肌APD。

### (三)钙离子通道(calcium channels,$I_{Ca}$)

心肌细胞至少有4种钙离子通道,两种在细胞膜上,分别为L型和T型;另外两种是肌质网膜上的钙离子释放通道,分别为雷诺定受体2(ryanodine $R_2$,$RyR_2$)和肌醇三磷酸受体($IP_3$)。细胞膜除极化引起L型钙离子通道$I_{Ca(L)}$开放,钙离子内流,并触发肌质网释放钙离子,为心肌细胞兴奋-收缩耦联中调节心肌收缩力的一个关键环节,受肾上腺素能神经的调节。$I_{Ca(L)}$是动作电位平台期的主要内向电流,增加$I_{Ca(L)}$可延长APD并提高平台期电位水平,因此与早后除极(EAD)、迟后除极(DAD)等触发性心律失常有关。T型钙离子通道在心脏中主要分布于传导和起搏细胞,而在心室肌细胞几乎不存在。$RyR_2$位于心肌细胞的肌质网上,在心肌兴奋-收缩耦联中起着至关重要的作用。在伴有慢性心房颤动的二尖瓣疾病的患者中,$RyR_2$结合位点的数量在明显减少,$RyR_2$的mRNA表达水平也在下降,这可能是心房颤动始发及传播的重要因素。因此,$RyR_2$功能紊乱不仅影响收缩,而且导致心律失常。

### 三、心血管系统疾病治疗药物分类

心血管系统疾病的治疗包括许多类型的药物,我们可以将所有治疗药物按其各自具备的药理活性分别归类。然而,同一类药物也可以在多种不同疾病的治疗中发挥作用,比如血管紧张素Ⅱ受体阻断药(ARB类),既可以用于抗高血压治疗,又可以在心力衰竭的治疗中通过阻断肾素-血管紧张素系统(RAS系统)来延缓心肌重构,从而具有心力衰竭治疗作用。而近年来,对心房颤动一级预防(LIFE、VALUE、SOLVD、CHARM、Val-HeFT研究)和二级预防(Madrid及Fogari等的研究)的研究,人们又发现抑制或阻断血管紧张素的药物可能对心房颤动有一定的预防作用。因此,本节将心血管系统疾病治疗药物按照两种分类方法分别进行阐述,即按照药理作用分类和按照临床用途分类。

**(一)按药理作用分类**

1.β受体阻滞剂

β受体阻滞剂主要通过与儿茶酚胺对β受体起竞争性结合,阻断儿茶酚胺的激动和兴奋,从而发挥作用。β受体阻滞剂还可通过阻断肾小球旁器细胞的$\beta_1$受体而抑制肾素的释放,从而产生抑制肾素-血管紧张素系统的作用。

2.血管扩张药

血管扩张药可使外周循环开放,周围血管阻力下降,降低了后负荷;同时可不同程度扩张静脉,减少回心血量,降低前负荷,减轻肺淤血和肺毛细血管楔压(PCWP),有利于心脏做功,改善血流动力学变化,缓解症状。常用于高血压、冠心病的治疗。

3.抗心律失常药

所有的快速性心律失常,无论原因是自律性异常、折返,或是通道病变,都是由心肌动作电位局部或整体改变介导的。因此,任何可改变心肌细胞动作电位的药物均可对心律失常有明显作用。

目前有4类确立的抗心律失常作用。从表3-4可以看出,抗心律失常药是如何通过影响离子通道来发挥其对心肌动作电位的作用。

表3-4　抗心律失常药的电生理学

| 类别 | 离子通道作用 | 复极时间 | 具体药物 |
|---|---|---|---|
| Ⅰa | 钠离子通道阻滞作用＋＋ | 延长 | 奎尼丁、丙吡胺、普鲁卡因胺 |
| Ⅰb | 钠离子通道阻滞作用＋ | 缩短 | 利多卡因、美西律、苯妥英钠 |
| Ⅰc | 钠离子通道阻滞作用＋＋＋ | 不变 | 氟卡尼、普罗帕酮 |
| Ⅱ | $I_f$间接阻滞钙通道 | 不变 | 常用的β受体阻滞剂 |
| Ⅲ | 复极钾离子流 | 显著延长 | 胺碘酮、索他洛尔、伊布利特 |
| Ⅳ | 房室结的钙离子阻滞 | 不变 | 维拉帕米、地尔硫䓬 |

注:$I_f$为一种起搏和除极离子流

除外以上4类抗心律失常药,尚有地高辛、腺苷和镁剂也经常用于快速性心律失常的治疗。

当前,随着射频消融、植入式心脏除颤器(ICD)以及其他非药物治疗新兴技术的出现,已使威胁生命和高度症状的心律失常的治疗发生了革命性变化。

**4.强心药**

强心药是一类加强心肌收缩力的药物,又称正性肌力药。临床上用于治疗心肌收缩力严重损害时引起的充血性心力衰竭,通常分为洋地黄类正性肌力药和非洋地黄类正性肌力药。洋地黄类药物中的代表药物为地高辛和毛花苷 C。非洋地黄类药物包括多巴胺、多巴酚丁胺、磷酸二酯酶抑制药(氨力农、米力农)以及钙增敏剂左西孟旦(表 3-5)。

表 3-5 当前两类重点的正性肌力药

| 磷酸二酯酶抑制剂(米力农、氨力农) | 钙增敏剂(左西孟旦) |
| --- | --- |
| 米力农是目前全球应用最广泛的正性肌力药(指南推荐Ⅱa类,C级) | 左西孟旦能改善急性失代偿性心力衰竭患者的血流动力学和症状,与多巴酚丁胺比较,左西孟旦组患者的生存明显获益。但两个重要的大规模临床试验(SURVIVE 和 RIVIVE)结果显示左西孟旦并不能改善心力衰竭患者的长期生存率(指南推荐Ⅱa类,B级) |

在"强心、利尿、扩血管"的血流动力学治疗时代,正性肌力药曾经是治疗急慢性心力衰竭的主要药物。自 20 世纪末"神经内分泌抑制"治疗理念兴起及循证医学成为指南的主要依据,正性肌力药逐渐淡出心力衰竭的一线治疗,然而在实际临床实践中,尤其心力衰竭危重急症的处理中,正性肌力药具有不可或缺的地位。

**5.抗血栓药**

用于防治各种血栓的药物称为抗血栓药,包括抗血小板药、抗凝血药、溶栓药、蛇毒类抗栓药等。各种抗血栓药对不同的血栓效应有所不同。一些药物主要用于防止血栓形成,一些药物主要用于溶解已形成的血栓。常用抗血栓药见表 3-6。

表 3-6 常用抗血栓药

| 分类 | 作用 | 代表药物 |
| --- | --- | --- |
| 抗血小板药 | 抑制血小板聚集 | 阿司匹林、氯吡格雷、替罗非班 |
| 抗凝血药 | 限制纤维蛋白进一步形成 | 肝素、低分子量肝素、华法林 |
| 溶栓药 | 直接溶解已经形成的纤维蛋白 | 链激酶、尿激酶、阿替普酶 |

作为新型抗血小板聚集药,替格瑞洛是不需肝脏激活的活性药物,作用起始快;而且其与血小板受体的结合可逆,这对急性冠脉综合征患者出血危险性的降低十分有益;在对氯吡格雷低反应的患者中替格瑞洛具有有效性;且与氯吡格雷相比,替格瑞洛治疗并无大出血的增加。显然,替格瑞洛是一种非常有前景的药物。

而在口服抗凝血药方面,为了克服华法林的起效慢、治疗窗口窄及需经常化验监测国际标准化比值(INR)等缺点,能替代华法林的新型抗凝血药是近年来心房颤动领域研究的重点之一。新型口服抗凝血药固定剂量使用,无须监测抗凝活性,与药物、食物相互作用少,具有良好的安全性,近年来成为研究的热点。目前包括直接凝血酶抑制药(达比加群)、Ⅹa因子抑制药(利伐沙班、阿哌沙班)等新型口服抗凝血药在心房颤动卒中预防领域已完成或正在进行Ⅲ期临床研究。

### 6.调血脂药

调血脂药可分为 HMG-CoA 还原酶抑制药、苯氧乙酸类、烟酸及其衍生物、胆酸螯合剂、胆固醇吸收抑制药、多不饱和脂肪酸及其他类。可归纳为 5 个途径来发挥调血脂作用:阻止胆酸或胆固醇从肠道吸收,促进胆酸或胆固醇随粪便排出;抑制胆固醇的体内合成,或促进胆固醇的转化;促进细胞膜上低密度脂蛋白受体表达,加速脂蛋白分解;激活脂蛋白代谢酶类,促进甘油三酯的水解;阻止其他脂质的体内合成,或促进其他脂质的代谢等。

在所有种类的调血脂药中,由于 HMG-CoA 还原酶抑制药(他汀类)普遍易获得,较为安全,且有说服力的确切临床数据库,因此他汀类控制血脂已成为一项越来越被接受的策略。2013 年,美国心脏病学会(ACC)/美国心脏协会(AHA)公布了《降低成人动脉粥样硬化性心血管疾病胆固醇治疗指南》,新指南对动脉粥样硬化性心血管疾病(ASCVD)一级和二级预防人群的他汀治疗进行了"前所未有"的推荐,并且明确推荐了不同他汀及剂量的治疗强度。见表 3-7。

表 3-7　不同剂量他汀的治疗强度

| 高强度他汀治疗(低密度脂蛋白胆固醇降幅≥50%的日剂量) | 中等强度他汀治疗(低密度脂蛋白胆固醇降幅 30%～50%的日剂量) | 低强度他汀治疗(低密度脂蛋白胆固醇降幅<30%的日剂量) |
| --- | --- | --- |
| 阿托伐他汀 40～80 mg | 阿托伐他汀 10(20)mg | 辛伐他汀 10 mg |
| 瑞舒伐他汀 20(40*)mg | 瑞舒伐他汀(5)10 mg | 普伐他汀 10～20 mg |
| | 辛伐他汀 20～40 mg | 洛伐他汀 20 mg |
| | 普伐他汀 40(80)mg | 氟伐他汀 20～40 mg |
| | 洛伐他汀 40 mg | 匹伐他汀 1 mg |
| | 氟伐他汀 40 mg bid | |
| | 匹伐他汀 2～4 mg | |

注:*瑞舒伐他汀在中国批准的最大剂量为 20 mg,40 mg 剂量未获批准

目前临床上常用的、疗效比较确切的、不良反应较少的药物仍然是他汀类药

物。近年来,随着分子生物学的发展,又发现了许多针对血脂代谢的靶点,因此开发出多靶点的疗效好的调血脂药是当前该领域的研究热点。

### 7.利尿药

利尿药是一类改变肾脏生成尿液的生理机制的药物,在增加尿量的同时伴随有排钠的增多。

出于实用的目的,可将利尿药分为 3 类:袢利尿药、噻嗪类利尿药和留钾利尿药。每类利尿药均作用于肾单位的不同部位,从而引出节段性肾单位阻滞的概念。除留钾利尿药外,其他两类利尿药都须被转运到管腔一侧;在肾功能不全的情况下,上述过程因有机酸的积聚而被阻断,因此药物需要逐渐加量,尤其是噻嗪类药物会随肾功能的下降而逐渐失效。常用的最强效组合包括袢利尿药加噻嗪类利尿药加留钾利尿药。

### 8.其他心血管药

其他类型的心血管系统疾病治疗用药包括作用于心血管系统的生物制剂和中药制剂。

### (二)按临床用途分类

#### 1.抗高血压药

抗高血压药是一大类能控制血压、用于治疗高血压的药物。常用口服降压药包括钙通道阻滞剂、血管紧张素转化酶抑制药(ACEI)、血管紧张素 II 受体阻断药(ARB)、利尿药和 β 受体阻滞剂 5 类,以及由上述药物组成的固定配比复方制剂。此外,α 受体阻滞剂、中枢降压药、神经节阻断药以及肾上腺素能神经元阻断药作为不常用的降压药,适用于特定的高血压患者或对常规降压治疗效果不佳的高血压患者,例如特拉唑嗪应用于前列腺增生和高脂血症的高血压患者,甲基多巴用于妊娠高血压的治疗等。而硝酸甘油、硝普钠、乌拉地尔、酚妥拉明及艾司洛尔等静脉制剂仅常用于控制高血压急症或围手术期高血压的处理。

因为人体的血压值为心排血量与外周血管阻力的乘积,因此所有能降低心排血量和(或)外周血管阻力的药物均可以降低血压。利尿药主要通过减少血容量从而减少心排血量,ACEI 类、ARB 类和钙通道阻滞剂的血管扩张作用可发挥降血压的效果。而 β 受体阻滞剂则可通过减慢心率及心肌收缩力减少心排血量。

尽管有以上这些安全有效的抗高血压药(包括复方制剂),但高血压治疗达到指南要求的血压水平的患者比例仍然很低。高血压的治疗挑战是多方面的,涉及多种因素,包括肾素-血管紧张素-醛固酮系统(RAAS)紊乱、内皮系统功能改变和自主神经的问题,特别是交感神经系统。关于高血压治疗的新方法主要针对难治性高血压的治疗,改善高血压的管理和实现血压降低基础上的风险进一步减少。目前,许多新型抗高血压药的研究已成为热点。

2.抗心律失常药

心律失常是由于窦房结激动异常或激动产生于窦房结以外,激动的传导缓慢、阻滞或经异常通道传导,即心脏活动的起源和(或)传导障碍导致心脏搏动的频率和(或)节律发生异常。快速性心律失常可以用抗心律失常药控制症状,而对于除外其他基础疾病后的缓慢性心律失常患者的最佳解决方案为放置起搏器。

抗心律失常药大致可分为4类。

(1)Ⅰ类,钠离子通道阻滞剂。一般仅在无器质性心脏病患者中使用较为安全,因此目前应用渐少。

(2)Ⅱ类,β受体阻滞剂。适用于高肾上腺素能状态,如慢性心力衰竭、甲状腺功能亢进及某些反复发作性心动过速。

(3)Ⅲ类,复极化阻滞剂。胺碘酮为广谱强效的抗心律失常药,但因其较严重的心外不良反应而应用受到限制。

(4)Ⅳ类,非二氢吡啶类钙通道阻滞剂、腺苷。终止房室结依赖的室上性心动过速效果非常好,也可用于控制快速心房颤动时的心室率。镁剂、地高辛用于治疗心律失常(但不适合上述的分类方法)亦具有各自特点,如镁剂针对尖端扭转型室性心动过速和洋地黄中毒所致心律失常的治疗,地高辛对于心力衰竭伴心房颤动患者控制心室率的治疗等。

新的抗心律失常药一直在研究之中,多数为目前存在的Ⅰc类或Ⅲ类药物的变种。但是在许多临床试验中这些药物的评估显示为负性的效益风险比。近年来开发出的伊布利特和多非利特两者均可对房性快速心律失常有益,但两者又都有导致尖端扭转型室性心动过速的风险。其他药物中,决奈达隆因其作用类似胺碘酮而心外不良反应又较少见,成为较受关注的新药。

3.冠状动脉性心脏病治疗药

冠状动脉粥样硬化性心脏病是指冠状动脉粥样硬化使管腔狭窄或阻塞,导致心肌缺血、缺氧而引起的心脏病,它和冠状动脉功能性改变即冠状动脉痉挛一起,统称为冠状动脉性心脏病。

(1)慢性心肌缺血综合征:对于稳定型心绞痛,药物治疗首先考虑预防急性心肌梗死和死亡,其次是减少缺血,缓解症状及改善生活质量。常规的药物治疗见表3-8。

表 3-8　慢性心肌缺血综合征治疗药物

| 功效 | 药物 |
|---|---|
| 抗心绞痛和抗缺血治疗 | 硝酸酯类药物（硝酸甘油、硝酸异山梨酯、单硝酸异山梨酯） |
| | β受体阻滞剂（美托洛尔、比索洛尔等） |
| | 钙通道阻滞剂（二氢吡啶类、维拉帕米、地尔硫䓬） |
| | 代谢类药物（曲美他嗪） |
| | 窦房结抑制药（伊伐布雷定） |
| 预防心肌梗死和死亡的药物治疗 | 抗血小板治疗（阿司匹林、氯吡格雷、西洛他唑） |
| | 调血脂药（主要为他汀类、贝特类） |
| | 血管紧张素转化酶抑制药（不能耐受者可用 ARB 类） |

对于缺血性心肌病，此时的心脏逐渐扩大且变得僵硬，多发生心律失常和心力衰竭，如有心力衰竭以应用利尿药和 ACEI/ARB 类为主，β受体阻滞剂长期应用可改善心功能，降低病死率。正性肌力药可作为辅助治疗。对既往有血栓栓塞史、心脏明显扩大、心房颤动或超声心动图证实有附壁血栓者应给予抗凝治疗。

（2）急性冠脉综合征：对于不稳定型心绞痛（UA）和非 ST 段抬高型心肌梗死（NSTEMI）患者，应给予积极的抗栓治疗，包括抗血小板治疗与抗凝治疗。常用药物见表 3-9。

表 3-9　急性冠脉综合征的抗栓治疗药物

| 抗血小板治疗 | 抗凝治疗 |
|---|---|
| 环加氧酶抑制药：阿司匹林 | 普通肝素 |
| 腺苷二磷酸受体阻断药：氯吡格雷 | 低分子量肝素 |
| 血小板膜糖蛋白Ⅱb/Ⅲa受体阻断药：替罗非班 | 磺达肝癸钠 |
| 环核苷酸磷酸二酯酶抑制药：西洛他唑 | 比伐卢定 |

对于 UA/NSTEMI 患者的抗心肌缺血治疗用药类似稳定型心绞痛的治疗，但应注意钙通道阻滞剂应用于此类患者，不能预防急性心肌梗死的发生或降低病死率。但若确定为冠状动脉痉挛所致的变异型心绞痛，治疗可首选非二氢吡啶类钙通道阻滞剂。

对于 ST 段抬高型心肌梗死（STEMI），除去急救时解除疼痛（吗啡、硝酸酯类、β受体阻滞剂），积极地抗血小板和抗凝治疗，以及恢复期时 ACEI 类和调血脂药的使用外，药物的再灌注治疗可以是 STEMI 治疗中关键的措施，应用中的静脉溶栓药物有表 3-10 所列的 4 种。

表 3-10　常用静脉溶栓药物

| 药物类型 | 常用药物 |
| --- | --- |
| 非特异性溶栓药 | 对血栓部位或体循环中纤溶系统均有作用的尿激酶（UK）和链激酶（SK） |
| 选择性作用于血栓部位纤维蛋白的药物 | 组织型纤维蛋白溶酶原激活剂（t-PA）、重组组织型纤维蛋白溶酶原激活剂（rt-PA）<br>单链尿激酶型纤溶酶原激活剂（SCUPA）、甲氧苯基化纤溶酶原-链激酶激活剂复合物（APSAC） |
| 新型溶栓药 | NK-组织型纤溶酶原激活剂（TNK-tPA）、瑞替普酶（rPA）、拉诺普酶（nPA）、葡激酶（SAK） |

#### 4.抗心力衰竭药

随着心力衰竭病理生理机制的研究取得进展,心力衰竭的治疗从针对水钠潴留用利尿药,针对血流动力学异常、泵衰竭用血管扩张药和强心药,进展到针对神经-内分泌异常激活的神经激素拮抗药,促进了心力衰竭药物治疗学的发展。

（1）慢性心力衰竭:慢性心力衰竭 A 期主要针对心力衰竭危险因素治疗;B 期主要是改善心脏重构,预防心力衰竭的发生;C 期以药物治疗为主,有适应证者可以再同步化治疗等;D 期为终末期心力衰竭,在药物治疗的基础上还需配以机械辅助装置和心脏移植等。

利尿药、血管紧张素转化酶抑制药（ACEI）、血管紧张素 Ⅱ 受体阻断药（ARB）、β 受体阻滞剂和地高辛为基础治疗药物,2013 年美国心脏病学会基金会（ACCF）和美国心脏协会（AHA）联合制定的心力衰竭指南中,作为基础治疗药物,新增加了醛固酮拮抗药、肼屈嗪联用硝酸异山梨酯,可成为指南导向药物治疗的有益补充。

SHIFT 试验结果提示,伊伐雷定可以成为慢性心力衰竭治疗方案的一个新成员。即心率的降低程度和临床结局之间存在显著的伴发关系,心率在心力衰竭病理生理机制中起到了重要作用,而调整和降低心率可以阻断心力衰竭的进展。

（2）急性心力衰竭:急性心力衰竭的药物治疗为能立即减轻心脏前、后负荷,迅速纠正血流动力学异常。表 3-11 所示即体现了这一宗旨。

正性肌力药中的左西孟旦是一种钙增敏剂,既往研究表明该药在改善心功能同时,不会增加病死率。新的研究还提示该药不会激活交感神经系统的活性。对于急性心力衰竭或急重症心血管病患者,该药对病死率和冠状动脉事件的影响优于多巴酚丁胺或安慰剂。

表 3-11 急性心衰治疗药物

| 药物类型 | 常用药物 |
|---|---|
| 镇静药 | 主要应用吗啡缓慢静脉注射,也可应用哌替啶肌内注射 |
| 支气管解痉药 | 地塞米松静脉注射,可以解除支气管痉挛;氨茶碱和二羟丙茶碱也用作支气管解痉 |
| 强效利尿药 | 采用静脉利尿制剂,包括呋塞米、托拉塞米、布美他尼等 |
| 血管扩张药 | 硝酸酯类、硝普钠、重组人 BNP(rhBNP)、乌拉地尔、酚妥拉明等 |
| 正性肌力药 | 洋地黄类、多巴胺、多巴酚丁胺、磷酸二酯酶抑制剂、左西孟旦等 |

### 5.循环性休克治疗药

(1)治疗休克应根据不同病因和不同阶段,采取相应的措施。在病因治疗的基础上保证有效通气量,补充血容量,纠正酸碱平衡失调,应用心血管活性药物以保证重要脏器的血液供应,改善血流动力学障碍,纠正代谢紊乱,改善细胞代谢等。目前已从传统的单用升压药提高血压的方法,转向采用多种药物综合治疗。表 3-12 所示为循环性休克时常用心血管活性药物。

表 3-12 循环性休克时常用心血管活性药物

| 药物种类 | 药物作用 | 具体药物 |
|---|---|---|
| 正性肌力药 | 对抗循环性休克造成的心肌功能受损及血流动力学障碍 | 强心苷、米力农、多巴酚丁胺 |
| 血管扩张药 | 减轻心脏前、后负荷,增加重要组织器官血流灌注 | β受体激动药、多巴胺受体激动药、α受体阻滞剂、M受体激动药、血管平滑肌松弛药 |
| 血管收缩药 | 增加心排血量,升高血压;收缩小血管,促进静脉回流 | 去甲肾上腺素、间羟胺等 |

休克的治疗,除上述心血管活性药物的使用外,还需针对代谢紊乱进行纠正的药物,如碳酸氢钠;并且应采取有效措施防范休克恶化时弥散性血管内凝血(DIC)的发生,常用药物有肝素、阿司匹林、尿激酶等。抗休克中药的研究进展也发展很快,对于改善休克状态下的微循环障碍,抗脂质过氧化,保护细胞结构的完整性和生物膜的稳定性及调整代谢功能可发挥一定的作用。

(2)急性心肌梗死后长期治疗药:无论从治疗效益还是从经济学角度考虑,积极的药物治疗在急性心肌梗死后的治疗中占有十分重要的地位。尤其目前在我国医疗资源仍然相当匮乏的情况下,积极的药物治疗仍然是绝大多数地区的主要治疗手段。用好包括β受体阻滞剂、血管紧张素转化酶抑制药、抗血小板药在内的治疗药物是提高心肌梗死后患者生存率的重要内容。近年来,他汀类药物用于急性冠脉综合征的临床研究证实,在标准药物治疗的基础上,他汀类药物治疗仍然可以降低心血管联合终点。

(3)无痛心肌缺血治疗药:隐匿性冠心病是无临床症状,但有心肌缺血客观证据(心电活动、心肌血流灌注及心肌代谢等异常)的冠心病。药物治疗为采用防治动脉粥样硬化的各种措施,硝酸酯类、β受体阻滞剂和钙通道阻滞剂(CCB)可减少或消除无症状性心肌缺血的发作,联合用药效果更好。

6.心肌病治疗药

从表3-13可以看出,扩张型心肌病应用利尿药改善心力衰竭症状,血管紧张素转化酶抑制药延缓心室重构。但是对于肥厚型心肌病,硝酸酯类或其他血管扩张药禁用,具有扩血管作用的 ACEI 和 ARB 类药物的临床疗效并不理想。洋地黄制剂和利尿药使心肌收缩力加强,血容量减少,可加重心室内梗阻。

表 3-13　两种心肌病的治疗药物比较

| 扩张型心肌病治疗药物 | 肥厚型心肌病治疗药物 |
| --- | --- |
| 利尿药(有液体潴留患者) | β受体阻滞剂 |
| ACEI(不能耐受者使用 ARB) | 非二氢吡啶类钙通道阻滞剂 |
| β受体阻滞剂(美托洛尔、比索洛尔、卡维地洛) | 丙吡胺 |
| 螺内酯、地高辛(中、重度心力衰竭且无肾功能损害) | |
| 抗心律失常药(胺碘酮) | |

β受体阻滞剂在两种心肌病的治疗中均占有重要地位,应及早应用并注意足量、长期的药物治疗。

7.周围血管病治疗药

对于外周动脉疾病患者,在严格戒烟的前提下,可采取对症药物治疗,应用己酮可可碱、西洛他唑和前列环素等,均可不同程度地改善患者的无痛步行距离。

血栓闭塞性脉管炎的药物治疗,主要包括以下几类方法。

(1)血管扩张药(如前列环素、己酮可可碱和妥拉唑林等),可解除动脉痉挛,扩张血管。

(2)阿片类止痛药(吗啡、哌替啶等),适用于合并剧烈患肢疼痛患者。

(3)高压氧治疗,能够提高血氧含量,增加肢体供氧量。可减轻患肢疼痛,促进溃疡愈合。

### 四、影响心血管系统疾病治疗药物作用的因素

药物应用后在体内产生的作用(效应)常常受到多种因素的影响。同样剂量的某一种药物在不同患者的血药浓度往往不一致,即使相等的血药浓度也不一定达到同样的药效,差异可能很大,甚至出现质的差异,导致机体的损害。一些因素例如药物的剂量、制剂、给药途径、联合应用及患者的生理因素、病理状态等,都是可以影响药物作用的因素。临床应用药物时,除应了解各种药物的作用、用途外,还有必要了解影响药物作用的一些因素,以便更好地掌握药物使用的规律,充分发挥药物的治疗作用,避免引起不良反应。

#### (一)药物因素

**1.药物的性质**

药物的理化性质是决定药物作用的基础。以往,我们通过药物的 pH、分子量的大小、水溶性的高低等帮助我们了解并更好地应用药物。但近年来,药物的手性乃至晶型成为了药物疗效优劣的一个重要因素。

自然界里有很多手性化合物,这些手性化合物具有两个对映异构体。对映异构体很像人的左右手,它们看起来非常相似,但是不完全相同。手性药物的两个对映体虽然具有相似的理化性质,但在体内手性环境中具有高度的立体选择性,表现出不同的药物动力学,因而消旋体给药可被视为两种药物的联合用药。手性药物的临床疗效是药物生物活性立体选择性和体内过程立体选择性的综合结果。常用的调血脂药阿托伐他汀、辛伐他汀等都是经过拆分的单一对映体。此外,我国有着自主知识产权的左氨氯地平也是从氨氯地平中拆分的有效成分。

除了手性药物,药物的晶型也是近年来研究的热点。多晶型现象是指一种化学物质存在两种或者两种以上的不同固体物质状态,药物的临床疗效、作用与晶型物质状态有着密切的关系。晶型种类不同的化合物,由于分子在空间构象与排列规律及分子间作用力的不同,分别处于不同的能量状态,故在进入消化道开始溶解、吸收的过程会有差异,进而影响其代谢、排泄。因此,当多晶型药物研制成固体口服制剂时,需要对药物晶型物质状态进行系统研究,选择一种临床治疗作用佳、晶型稳定、药品质量可控的优势晶型物质开发成药物。

**2.剂量**

药物不同剂量产生的药物作用是不同的。在一定范围内,剂量愈大,药物在体内的浓度愈高,作用也就愈强。如超过这个范围,也就是超过"极量",就要引起中毒。临床上为了保证用药安全有效,采用最小有效量与极量之间的那一部

分剂量作为常用量。一般用药应在这个范围以内,不宜超过极量。

不同的剂量与极量有时还可产生不同性质的作用。例如,阿托品在逐渐增加剂量时,可依次出现心悸、散瞳、腹胀、面部潮红、兴奋躁动、神经错乱等效应。

不同个体对同一剂量的反应存在着差异。不过,大多数药物的常用量对一般患者还是可以达到治疗效果的,只有少数人需要加大或减少剂量才能奏效。增减的量一般不会大,但也有少数药物在不同患者所需剂量可以相差几十倍,如普萘洛尔的一日需要量可以为 $40\sim600$ mg,相差达 15 倍之多。

3.制剂和给药途径

同一药物的不同制剂和不同给药途径,会引起不同的药物效应。一般来说,注射药物比口服吸收快,作用往往较为显著。在注射剂中,水溶性制剂比油溶液或混悬剂吸收快;在口服制剂中,溶液剂比片剂、胶囊容易吸收。此外,由于制剂的制备工艺及原辅料等的不同,也能影响制剂的生物利用度等。例如,不同药厂生产的相同剂量的地高辛片,服用后其血药浓度可相差 7 倍;微晶螺内酯 20 mg 胶囊的疗效,与普通晶形的螺内酯 100 mg 胶囊相仿。

4.联合应用的药物相互作用

两种或两种以上药物同时应用或先后应用,有时会产生一定的相互影响,如使药效加强或减弱,使毒副作用减少或者出现新的毒副作用。药物相互作用主要是探讨体内药物联合作用的效应。两种或多种药物,不论通过什么途径给予(相同或不同的途径,同时或先后),只要在体内起联合的效应,那就是产生了药物相互作用。另外有一种合并用药的方式,是将不同的药物(或制剂)配伍在一起应用,如制备复方制剂或注射液的伍用等。这时候,除了可能产生药物相互作用外,还有产生物理-化学配伍变化的可能。

药物的相互作用可能发生在药动学上,也可能发生在药效学方面。

(1)药动学。

吸收:改变胃肠道 pH 可影响药物解离度,如抗酸药可增加弱酸性药物、磺胺类、氨苄西林的解离,所以吸收下降。

结合:药物在胃肠道发生结合、络合、沉淀等,如 $Ca^{2+}$、$Mg^{2+}$、$Al^{3+}$ 与四环素形成不溶性络合物,使吸收下降。

与血浆蛋白竞争:药物和血浆蛋白竞争相同结合部位,亲和力高的药物置换出亲和力低的,使被置换的药物游离血药浓度增加,药效增加。如阿司匹林、保泰松可将双香豆素从蛋白结合部位置换出来,使双香豆素的游离血药浓度增加,抗凝作用增强。常见高血浆蛋白结合率的心血管药物见表 3-14。

表 3-14　常见高血浆蛋白结合率的心血管药物

| 药物 | 血浆蛋白结合率（%） |
| --- | --- |
| 华法林 | 97～99.5 |
| 呋塞米 | 95 |
| 苯妥英钠 | 88～92 |
| 氯贝丁酯 | 95～97 |

华法林也可以增加普罗帕酮的血药浓度，主要与其在血浆蛋白结合部位产生竞争，使游离型普罗帕酮增加，并使其药效、毒性反应增强。此外，华法林通过上述作用亦可使地高辛血药浓度增高。

生物转化。代谢增加：肝药酶诱导剂，如苯巴比妥可使华法林代谢增加，$t_{1/2}$ 缩短，作用下降。代谢下降：如肝药酶抑制剂，氯霉素、异烟肼使双香豆素等作用增强；MAO 抑制药使苯丙胺拟交感胺作用增强，毒性增加。

排泄：肾脏。pH：酸化尿液，使弱碱性药物（可待因、奎尼丁等）排出增加；碱化尿液，使弱酸性药物（水杨酸类、苯巴比妥）排出增加。主动分泌的竞争性抑制：如丙磺舒可抑制青霉素分泌，排出下降，血药浓度增加。有些药物或代谢物经胆汁排到肠腔后被再吸收形成肝肠循环，中断肝肠循环，可使药物排出增加。

（2）药效学：药物以直接或间接的方式改变另一药物的作用称为药效学的相互作用。可以表现为协同作用，如相加、增强、增敏等；也可表现为拮抗作用，比如药物与特异性受体结合后，阻止激动剂与受体结合，如普萘洛尔拮抗异丙肾上腺素的 β 受体激动作用。但总体可以表现为有利的相互作用和不利的相互作用。

**（二）机体因素**

1.年龄

小儿特别是新生儿或早产儿，各种生理功能及自身调节功能尚未发育完全，对药物的反应比成年人更敏感。老年人血浆蛋白量较低，体内水分较少，脂肪较多，故药物的血浆蛋白结合率低，水溶性药物分布容积小，而脂溶性药物分布容积大。老年人肝、肾功能减退，药物消除率下降。另外老年人对许多药物的反应特别敏感。这些因素都会使同样剂量下老年人反应强烈或发生毒性反应。

2.性别

近年来，国内外许多研究表明，女性心血管系统疾病具有不同于男性的临床特点和病理生理机制，例如发病时间晚，临床表现重等。此外，由于女性体重指数低,内脏器官较小及药物代谢相关酶类不同等因素,药动学方面也存在性别差异。这些提示女性心血管系统疾病的药物治疗具有独特性。

3.病理情况

同时存在其他疾病也会影响药物的疗效。尤其肝、肾功能不足时,药物在肝脏的生物转化及肾脏排泄功能发生障碍,消除速率变慢,易发生毒性反应,适当延长给药间隔或减少给药量可解决。

4.影响药物反应的基因多态性

不同患者服用相同的心血管药物后,在疗效和不良反应上常常存在个体差异。从基因多态性的角度解释,其影响因素包括心血管系统疾病发病机制相关的基因多态性、影响药物反应的药效学基因多态性、影响药物反应的药动学基因多态性。从临床药理学、药物基因组学和分子生物学分析,与药物相关的基因多态性主要表现在药物代谢酶、药物转运蛋白及药物作用靶位的多态性。

(1)药物代谢酶的基因多态性:目前,对药物代谢酶的基因多态性的研究主要集中在Ⅰ相代谢酶——细胞色素 P450(CYP)上。人体内 40%～50%的药物由 CYP 代谢,主要包括 CYP1A2、CYP2C9、CYP2C19、CYP2D6、CYP2E1 和 CYP3A4 等亚型。所有的代谢酶中,人类肝脏中以 CYP3A4 为主,大约 38 个类别,共 150 多种药物是它的底物,约占全部药物 50%,其次为 CYP2C 家族和 CYP1A2。

CYP 遗传基因显示出多态性,其中 CYP2C9、CYP2C19 和 CYP2D6 的多态性与个体间差异有很大关联性。它们在人群中通常可分为弱代谢型(PM)、中间代谢型(IM)、强代谢型(EM)和极快代谢型(UM)4 种表型。EM 是正常人群的代谢表型,是纯合子正常等位基因产生的正常酶表达。

CYP2D6 仅占肝脏总 CYP 的 1%～2%,但经其催化代谢的药物却多达 80 余种。CYP2D6 代谢约 25%的药物,这些药物中许多为心血管药物。目前认为该酶的基因编码具有高度多态性,其多态性影响酶的活性,不同个体的 CYP2D6 活性最大可相差 1 000 倍。

CYP2D6 的底物至今已发现有近百种,包括多种抗心律失常药、β受体阻滞剂、抗高血压药、抗抑郁药以及抗精神病药等。常见的经 CYP2D6 代谢的以美托洛尔为代表的心血管药物见表 3-15。

美托洛尔是临床常用的心血管药物,其 α-羟化代谢过程由 CYP2D6 介导。具有*CYP2D6 * 10/ * 10*基因型的个体血浆中美托洛尔的浓度显著高于其他基因型的个体。具有 CYP2D6 的 PM 正常人或高血压患者的美托洛尔平均药-时曲线下面积（$AUC$）和消除半衰期（$t_{1/2}$）分别为 EM 个体的 6 倍和 3 倍。PM 个体给药后 24 小时仍能维持较高的血药浓度，而在 EM 个体中却不能测出。目前临床认为，在应用美托洛尔前可检测 $CYP2D6$ 基因型，对 PM 患者，其初始剂量可减少至标准剂量的 20%；也可通过测量心率和舒张压，来调整剂量。对 IM 患者，应减少高剂量给药。

表 3-15　经 CYP2D6 代谢的心血管药物

| 分类 | 药物名称 |
| --- | --- |
| β 受体阻滞剂 | 普萘洛尔、美托洛尔、丁呋洛尔、噻吗洛尔、布尼洛尔、拉贝洛尔 |
| α、β 受体阻滞剂 | 卡维地洛 |
| 抗心律失常药物 | 恩卡尼、司巴丁、氟卡尼、普罗帕酮、阿普林定、美西律、利多卡因 |
| 抗高血压药 | 异喹胍、吲哚拉明 |
| 抗心绞痛药 | 哌克昔林、特罗地林 |
| 其他 | 吗啡、氯丙嗪 |

此外，CYP2D6 的底物均为其竞争性抑制剂，常见的 CYP2D6 抑制剂见表 3-16。这些药物可抑制 CYP2D6 的活性，使经 CYP2D6 代谢的药物消除减慢，血药浓度升高，不良反应发生率升高，甚至出现毒性作用。临床上联用时，可进行血药浓度监测，适当调整剂量。

表 3-16　常见 CYP2D6 抑制剂

| 分类 | 药物名称 |
| --- | --- |
| 抗抑郁药 | 氯米帕明、舍曲林、帕罗西丁、吗氯贝胺、氟西汀、依他普仑、西酞普兰 |
| 抗精神病药 | 氯丙嗪、氟哌啶醇、左美丙嗪、利培酮 |
| 抗心律失常药 | 胺碘酮、奎尼丁 |
| 抗酸药 | 西咪替丁、雷尼替丁 |
| 其他 | 特比萘酚、利托那韦、美沙酮、卤泛群、多柔比星、可卡因、氯苯那敏、塞来昔布、苯海拉明 |

CYP2C9 是 CYP2C 亚家族中的一种同工酶，主要分布在肝脏组织，约占肝微粒体 CYP 酶总量的 20%。大约 10% 的临床常用药物经由 CYP2C9 氧化代谢。$CYP2C9$ 基因具有遗传多态性，导致 CYP2C9 酶活性存在差异，这是药物代谢种族与个体差异的原因之一。它在人类存在几种等位基因的突变体，其中研究最多也是最主要的有 3 种，即野生型（$CYP2C9 * 1$）、R144C 突变体（$CYP2C9 * 2$）和 I359L 突变体（$CYP2C9 * 3$）。

　　具有功能意义的基因突变导致 CYP2C9 酶活性降低，可使 CYP2C9 酶底物药物疗效下降或产生更多不良反应。*CYP2C9* 等位基因的突变体（*R144C* 和 *I359L*）在不同生物系统中表达时，其相应的酶蛋白活性均低于野生型。

经 CYP2C9 代谢的心血管系统药物包括 S-华法林、托拉塞米、氯沙坦、厄贝沙坦、卡维地洛、氟伐他汀、地西泮。

抗凝药华法林为混旋体，其中抗凝作用更强的 S-对映体 85％以上经由 CYP2C9 代谢转化为无活性的 6-羟化产物和 7-羟化产物，携带有 *CYP2C9 * 3* 或 *CYP2C9 * 1/ * 3* 的日本人，该药的血浆清除率相比 *CYP2C9 * 1* 纯合子的人分别减少了 90％和 60％。由此可得出结论，具有 CYP2C9 突变等位基因的个体需减量给药。

此外，一些药物也能够影响 CYP2C9 的活性，从而影响到经 CYP2C9 代谢药物的浓度，常见 CYP2C9 诱导剂及抑制剂见表 3-17。

表 3-17 常见 CYP2C9 诱导剂及抑制剂

| 分类 | 药物名称 |
| --- | --- |
| 诱导剂 | 卡马西平、利福平、苯妥英钠、乙醇、苯巴比妥 |
| 抑制剂 | 胺碘酮、西咪替丁、甲硝唑、甲氧苄啶、磺胺类、磺吡酮、氟伐他汀、氯霉素 |

CYP2C19 同样是 CYP2C 亚家族中的一种重要的同工酶，近年来对它的研究也较多。CYP2C19 基因多态性具体表现为酶活性的多样性，等位基因的突变使酶活性降低，对药物代谢的能力随着等位基因的不同组合而呈现出一定的规律性，表现出正常基因纯合子（EM 纯合子）＞正常基因与突变基因杂合子（EM 杂合子）＞突变基因纯合子或杂合子（PM）的变化趋势。

不同种群当中，PM 的发生率有着显著差异。白种人群中 PM 的发生率为 3％～5％，沙特阿拉伯人与之很接近，黑人介于白种人与东方人之间，而东方人中 PM 的发生率高达 13％～23％。

临床上常用的氯吡格雷是一种前药。氯吡格雷经氧化生成 2-氧-氯吡格雷，继之水解形成活性代谢物（一种硫醇衍生物）。参与其氧化的酶包括 CYP2B6、3A4、1A1、1A2 以及 2C19 等。近年的研究也表明，CYP2C19 的基因多态性能够影响氯吡格雷的活性，这也就说明了一部分东方人应用氯吡格雷之后疗效较差的原因。

除氯吡格雷外，地西泮、去甲地西泮、奥美拉唑、舍曲林等心血管系统疾病患者常用药物的代谢依赖于 CYP2C19 的基因型，EM 和 PM 对药物的处置有显著差异，一般表现为 PM 和 EM 杂合子的血药浓度明显高于 EM 纯合子。

（2）药物转运蛋白的基因多态性：药物进入体内的方式除被动扩散外，细胞的主动转运发挥着非常重要的作用。药物进入细胞必须经过膜载体的转运，这种作用在肠道吸收过程中有着重要的意义。药物相关转运蛋白广泛分布于人体各组织细胞，如肝细胞、肠上皮细胞和肾小管上皮细胞等。转运蛋白还是血-脑屏障、血-睾屏障及胎盘屏障的重要组成部分，可以保护组织细胞免受毒性物质侵害。目前把药物处置过程中由药物代谢酶催化的反应称作Ⅰ相或Ⅱ相反应，而转运蛋白介导的药物吸收、分布或排泄则称作Ⅲ相反应。

目前研究较多的为多药耐药基因 $MDR_1$ 编码的 P-糖蛋白（P-gp），其在药物的吸收和消除中具有重要的功能。$MDR_1$ 基因也具有遗传多态性，它与人体的 P-gp 表达具有相关性。

（3）药物直接作用靶位的基因多态性：多数药物与特殊靶蛋白结合而发挥药理作用，这些靶蛋白包括受体、酶或与信号转导、细胞周期控制等有关的蛋白质。分子研究揭示，许多编码的这些药物作用靶位的基因表现为基因多态性，这些基因多态性会影响药物治疗的敏感性。例如：血管紧张素转换酶基因的多态性与高血压患者应用依那普利后的血压及蛋白尿的变化有关。

5.时辰药理学

节律性是生命的基本特征之一，广泛存在于机体的结构和功能中。在不同的时间段，机体对药物的处置及反应均有可能产生差异。越来越多的研究表明，心血管系统存在着较为明显的昼夜节律性。以血压为例，正常人表现为构形血压，即清晨和下午分别出现一个高峰，而夜间将为最低，这是高血压患者在清晨容易发生脑出血致死而在夜间又易发生脑血栓的原因。根据这个特点，可以把长效降压药物在清晨一次顿服，从而最大程度上发挥疗效，减少不良反应。根据时辰药理学，一些常见心血管药物在特定的给药时间能够发挥最大疗效。

# 第四章

# 心 力 衰 竭

## 第一节　心力衰竭的基本概念

### 一、心力衰竭是复杂的临床综合征

一般也称心力衰竭为综合征,主要指其临床表现错综复杂。传统上将心力衰竭视为一种单一和独立的疾病,一种常见的心血管病。20世纪末称心力衰竭为各种心血管病的最后战场和尚未攻克的堡垒,是对此病认识的深化,对转变防治观念很有帮助,但也隐指心力衰竭是单一疾病。

新的认识强调心力衰竭为综合征,其概念显然与原有认识不同,是指其本质并非单一疾病,这是对该病认识的又一次深化。这一新认识不难理解和接受,大多数患者病情复杂,除了心力衰竭还存在引起心力衰竭的基础疾病(如冠心病、高血压、心肌炎和心肌病等),有各种常见的伴发病和(或)合并症(如糖尿病、伴快速心室率的房颤和其他心律失常、肾功能损害、贫血、COPD、心理和精神障碍等),也还可伴其他危险因素如高脂血症、肥胖、高尿酸血症、高龄等。

这一综合征的新概念清楚解释和描述了心力衰竭的多面性:临床表现的复杂性、病情多变和结局的难以预测性。这一新概念也为心力衰竭的现代治疗——强调伴发病的治疗和综合治疗、多科管理观念提供了充分的依据。此外,临床综合征这一名称也让我们对心力衰竭患者预后改善充满期待。虽然心力衰竭的确是严重的疾病,致残率高、病死率高,但不应将其仅视为致命性疾病,它是可以预防、可以治疗、可以逆转的。

## 二、心力衰竭类型和命名

心力衰竭根据其发生的时间和速度可分为慢性心力衰竭和急性心力衰竭。前者是原有慢性心血管疾病基础上逐渐出现心力衰竭的症状和体征。后者为心脏急性病变导致出现的、新发的心力衰竭症状和体征。慢性心力衰竭症状和体征稳定1个月以上可称为慢性稳定性心力衰竭。慢性稳定性心力衰竭恶化称为失代偿性心力衰竭,如失代偿突然发生则称为急性心力衰竭。临床上急性心力衰竭大多数为慢性心力衰竭急性失代偿,这也是因心力衰竭住院的最常见类型。

左心功能不全导致的心力衰竭分为射血分数下降的心力衰竭(HFpEF)和射血分数保留的心力衰竭(HFpEF),分别相对于过去所称的收缩性心力衰竭和舒张性心力衰竭。

HFrEF和HFpEF的命名清楚指明了两种心力衰竭类型的差异实质为左心室射血分数(LVEF)是否显著降低,一般公认LVEF可较好地反映左心室收缩功能的状态。未来这两个名称将逐渐更广泛地采用。但收缩性心力衰竭和舒张性心力衰竭这样的称谓仍有可能会继续沿用,因其更为简洁和直观。而且,从实质内含上看新旧名称之间并无根本上的不同。

## 三、心力衰竭的流行病学

随着技术的进步,各种心血管病治疗效果改善、寿命延长;我国已进入老龄化阶段,老年人中心力衰竭的患病率显著高于较年轻的人群。因此,可以预测未来10年或更长时间,我国心力衰竭的患病率仍将呈上升的趋势,老年性心力衰竭患病率的增速和增幅更大。

据弗明翰心脏研究,65岁以下和以上人群中心力衰竭的发生率分别为2%～3%和9%～12%。高龄老年人(≥85岁)较之55岁以下人群升高约20倍。我国十多年前的调查资料显示,成年人群心力衰竭患病率约为0.9%,但近几年的实际观察则大致与国外相仿,即1%～2%,老年人群中约为10%。

据我国部分地区42家医院,对10 714例心力衰竭住院病例所作的回顾性调查发现,病因中冠心病居各种病因之首,其次为高血压病、风湿性心瓣膜病比例则下降。此外,各年龄段心力衰竭病死率均高于同期心血管病住院的病死率,心力衰竭的死亡原因依次为:泵衰竭(59%)、心律失常(13%)、猝死(13%)。

# 第二节　心力衰竭的阶段划分

## 一、心力衰竭阶段划分及其临床意义

### (一)阶段划分法的提出和背景

21世纪初美国ACC/AHA提出了心力衰竭的一种新的分类方法,即阶段(或期)划分法。这种方法将患者从仅有心力衰竭的危险因素直至发生终末期心力衰竭的长期过程划分为A、B、C和D 4个阶段(表4-1)。晚近颁布的美国心力衰竭指南(2013年)仍坚持采用。

表4-1　心力衰竭发生、发展的各阶段

| 心力衰竭发生<br>发展的各阶段 | 定义 | 患者 |
| --- | --- | --- |
| 阶段A(前心力衰竭阶段) | 患者为心力衰竭的高发危险人群,但目前尚无心脏的结构或功能异常,也无心力衰竭的症状和(或)体征 | 高血压病、冠心病、糖尿病患者;肥胖、代谢综合征患者;有应用心脏毒性药物的病史、酗酒史、风湿热史,或心肌病家族史 |
| 阶段B(前临床心力衰竭阶段) | 患者从无心力衰竭的症状和(或)体征,但已发展成结构性心脏病 | 左心室肥厚、无症状瓣膜性心脏病、以往有心肌梗死史者 |
| 阶段C(临床心力衰竭阶段) | 患者已有基础的结构性心脏病,以往或目前有心力衰竭的症状和(或)体征 | 有结构性心脏病伴气短、乏力、运动耐量下降者 |
| 阶段D(难治性终末期心力衰竭阶段) | 患者由进行性结构性心脏病,虽然经积极的内科治疗,休息时仍有症状,且需要特殊干预 | 因心力衰竭须反复住院,且不能安全出院者;须长期在家静脉用药者;等待心脏移植者;应用心脏机械辅助装置者 |

1.阶段划分法源自于基础研究的成果

20世纪末心力衰竭机制的研究取得重大进展。心肌重构确定为心力衰竭发生和发展的主要机制。初始的心肌损伤引起肾素-血管紧张素-醛固酮系统(RAAS)和交感神经系统的过度兴奋,转而又使一系列神经内分泌因子激活。这一过程原本是机体的自动调节,以维持血流动力学的稳定,对心肌损伤所致的不良影响进行代偿。这两个系统的长期和持续的过度兴奋和神经内分泌因子的激活,可导致心肌重构,使心腔增大、心肌增厚和心功能减退,临床上可出现左心室肥厚、心脏扩大等。这又反过来进一步刺激RAAS和交感神经系统的长期过度兴奋,以及神经内分泌因子的持续激活,形成一种恶性循环。由于心肌重构的病理生理学机制已经启动,心力衰竭一旦发生,即使初始的心肌损伤得到控制或改善,也会不断继续向前发展,直至心力衰竭进入终末期阶段。

2.阶段划分法也来自临床研究的成果

20 世纪末心力衰竭临床研究也有重大收获。心力衰竭的大样本、随机和安慰剂对照临床试验证实血管紧张素转换酶抑制剂(ACEI)不仅改善症状,而且更重要的是可以改善患者的预后;还证实 β 受体阻滞剂同样具有改善心力衰竭预后的有益作用,而且可以降低心力衰竭患者的心源性猝死率。进入 21 世纪,与 ACEI 同属 RAAS 阻断剂,但问世晚十多年的血管紧张素 Ⅱ 受体阻断药(ARB)亦显示了改善心力衰竭患者预后的有效作用。紧接着,醛固酮受体拮抗剂对心力衰竭预后的有益作用也被证实。最近的 EMPHASIS 研究进一步增加了这一方面的证据,从而使螺内酯、依普利酮作为醛固酮拮抗剂成为心力衰竭患者的主要治疗药物之一。这不仅是心力衰竭药物治疗领域令人振奋的事情,而且也从另一个角度证明了,基础研究所提示的 RAAS 和交感神经系统过度兴奋所致的心肌重构是心力衰竭发生与发展的主要机制——这一新的理念是正确的。

3."心血管事件链"的提出为阶段划分奠定了基础

20 世纪末 Braunwald 和 Dzou 等提出了心血管事件链这一新的概念。按照这一概念,从患者存在心血管疾病的各种危险因素起始,逐渐呈现心血管疾病的临床表现,并不断加重;慢慢地会发生各种严重的并发症,造成心脏功能严重受损而导致心力衰竭的症状与体征;而后,病情每况愈下,心力衰竭加重直至达到终末期阶段,此时可有顽固难治的心力衰竭,并导致患者死亡。

如果与前述的心力衰竭的基础研究和临床研究的成果相结合,不难理解这一心血管事件链的全过程,均深受 RAAS 和交感神经系统的过度兴奋,以及神经内分泌因子激活的影响。实际上正是这两个系统的长期过度兴奋导致了心肌重构和心力衰竭。换言之,心血管事件链这一目前还无法完全逆转的疾病过程,其驱动力和罪魁祸首正是 RAAS 和交感神经系统的过度兴奋及所致的心肌重构,这也就清楚指明了慢性心力衰竭预防和治疗的主要方向,勾画出了心力衰竭防治的处理思路,就是要更好地阻断这两个系统的过度兴奋。

## 二、心力衰竭阶段划分的标准和方法

### (一)A 阶段

患者仅有各种危险因素如高血压、高脂血症、糖尿病、吸烟等,并无心血管器质性或结构性病变。

### (二)B 阶段

患者不仅存在危险因素,而且已出现结构性心脏病,并已有心肌重构的征象,如左心室肥厚、左房增大、心肌梗死,但无心力衰竭的临床表现。

### (三)阶段 C

患者除了已有结构性心脏病外,还有心力衰竭的症状(如气急、乏力)和体征(如水肿),这是已出现心力衰竭症状的阶段,包括 HFpEF 和 HFrEF。

### (四)阶段 D

此阶段特征是患者有严重的心力衰竭症状和体征,即使采用了优化的内科治疗,通常也不会消失,往往需要持续静脉给予血管活性药物,或使用其他辅助性的非药物支持治疗。患者病情重笃,故又称为终末期心力衰竭阶段。

### 三、心力衰竭的阶段划分和 NYHA 心功能分级的关系

这两种划分方法其含义是完全不同的,但又并不互相抵触,而是相辅相成,可以同时应用于同一个患者。两者的相互比对关系参见表 4-2。

表 4-2 心力衰竭的阶段划分和 NYHA 心功能分级比较

| NYHA 心功能分级 | 心力衰竭阶段划分 |
| --- | --- |
| Ⅰ级:有心脏病,但体力活动不受限 | A 阶段:有各种危险因素,但无结构性心脏病<br>B 阶段:有结构性心脏病,但无心力衰竭的症状和体征 |
| Ⅱ级:日常体力活动出现心力衰竭的症状如气急<br>Ⅲ级:轻微体力活动即出现心力衰竭症状 | C 阶段:有结构性心脏病,并有心力衰竭的症状和体征 |
| ⅣA 级:优化内科治疗后可以平卧或床边活动<br>ⅣB 级:优化内科治疗后仍不能平卧,也不能下床活动 | D 阶段:终末期心力衰竭,需特殊治疗举措 |

### (一)心力衰竭的阶段划分和心功能等级划分的区别

1.阶段划分

阶段划分是对一个患者从有危险因素至终末期心力衰竭阶段,这样一个历经几年、十几年甚至几十年的长过程,依据基本的临床表现和病理特征来划分的。划分的是患者心力衰竭所处的阶段,因此,是对心力衰竭的一种较为客观的、整体和宏观的评价。心功能等级划分则是对患者目前的心功能状态的一个评估,如活动后不会出现气急为Ⅰ级;超过日常程度的活动可引起气急为Ⅱ级;轻微活动就有气急为Ⅲ级,而静息状态仍有气急者为Ⅳ级。对于Ⅳ级患者近期

又建议分为两种类型,一种是患者经优化治疗后,可以无须维持静脉给予血管活性药物,且能平卧或在室内床边走动,其心功能状况称之为ⅣA级;另一种则静脉血管活性药物必须持续应用,患者不能平卧,也不能下床活动,其心功能状况称之为ⅣB级。显然心功能分级是对患者心功能现状的划分,是一种较为具体的、微观的分级。阶段划分能够更深刻反映基础疾病及心力衰竭病变的严重程度,属于一种实质性的评价,而心功能分级属于功能性评价,尽管其与心脏病变的性质和程度存在一定的关联,但更多还是反映左心功能的现状。

### 2.心力衰竭的阶段划分是固定的

对于一个患者,一旦被归入某一个阶段,在一个可能较长的时间段是恒定不变的。例如列为阶段C的一名患者,可能会在这一阶段渡过数年或十多年时间。而心功能等级划分是不断变化的,Ⅲ级心功能患者经优化的内科治疗,有可能病情好转,心功能改善而被评为Ⅱ级;当然如治疗不当或患者未能顺从医嘱:饮食过咸、加用损害心脏药物等,或出现其他诱因,病情也可以迅速加剧而成为Ⅳ级心功能患者。

### 3.心力衰竭的阶段划分对患者而言只能"进"不可能"退"

阶段C患者即便经治疗心力衰竭症状缓解,仍归属于阶段C,因为患者已经发生过心力衰竭的症状和体征,不能再返回到阶段B,因为阶段C患者的特征是有心力衰竭的症状,无论症状是现在有还是过去曾经有过,而阶段B患者的临床和病理生理特征是仅有心脏结构性改变而从未出现过心力衰竭的临床表现。然而,心功能等级划分则不仅可变,而且既可能"前进",又可能"后退";此种动态改变在一个不长的时间,如数天、数月里就可以发生。

### (二)阶段划分的临床意义

#### 1.防治结合,以防为主

这是心力衰竭的阶段划分传达的一个重要信息。心力衰竭是一种目前还难以治疗、无法治愈的严重疾病,但却也是一种有可能加以预防并延缓其发展的疾病。以现有的条件,有可能预防和延缓心力衰竭的发生,也有可能防止和延缓心力衰竭进展至终末期阶段。预防和治疗相比,预防更为重要。因为即便采用优化的内科治疗,心力衰竭患者的预后仍然十分恶劣,其5年病死率大致与恶性肿瘤如乳腺癌、肺癌相仿。现有的优化内科治疗仍不能逆转心力衰竭,最终仍不能挽救患者的生命。十多年前Braunwald宣称:心力衰竭是心血管疾病的最后战场,是一个尚未攻克的堡垒。这一断言现在依然是正确的。不过,现在我们已明白,与其在这个最后的战场上与堡垒里的敌人去拼搏,还不如在堡垒形成之前就摧毁它,在疾病萌芽时就去遏制它。换言之,与这个敌人的斗争,应选择对我们更有利的战场,这个战场就是预防,要预防心力衰竭的发生。

**2.实现两个转变是心力衰竭临床工作的新理念**

心力衰竭的这两个转变指的是从重视治疗转变到重视预防;从主要应用改善血流动力学状态的药物转变到强调神经内分泌抑制剂的应用。这也是阶段划分传达的另一个重要信息。如前所述,在心力衰竭的早期阶段如阶段 A 和 B,有适应证患者应强调优先考虑使用 RAAS 阻滞剂如 ACEI 或 ARB,心源性猝死的高危人群应使用 β 受体阻滞剂。这些药物理所当然地也应继续使用于阶段 C 和 D 患者,成为心力衰竭全过程治疗的主力和主角。这就从根本上改变了过去数十年以"强心、利尿、扩血管"为基础的心力衰竭治疗策略,后者目的仅仅是改善患者的血流动力学状态,并认为此种异常的血流动力学状态是造成心力衰竭进一步发展的"因"。而现在我们已清楚,这只不过是心肌重构导致的病理生理紊乱的结果之一,从而把倒置的因果关系拨正过来。过去的治疗策略是治"标"不治"本"的,现在我们则向治"本"的方向前进了一大步,做到标本兼治。

**3.实现两个早期是心力衰竭防治工作的核心**

(1)充分了解早期预防、早期干预的临床意义。处于心血管事件链的不同阶段,亦即心力衰竭的不同阶段的患者,其危险性和预后状况是很不同的。美国明尼苏达的一项观察性报告给了我们极大的启示。2 029 例年龄≥45 岁的当地居民入选后检查发现,可列入阶段 A、B、C、D 的患者分别为 22%、34%、11.8%和0.2%,其中阶段 A 和 B 患者人数超过全体之一半。经过中位数 5.5 年的随访90%以上阶段 A 和 B 患者仍然存活,而阶段 C 和 D 患者的生存率则显著降低。这一研究的结果与既往同类研究是一致的,让我们清楚看到,阶段 C、D 患者与阶段 A、B 患者的临床结局包括全因病死率是截然不同的。前者预后恶劣,后者则较好;前者的病死率几乎呈下斜的直线,而后者呈平坦和缓的直线,两者的差异极其显著;前者 5 年的全因病死率几乎与恶性肿瘤相仿,而后者与正常健康人并无显著差别。由此可见心力衰竭防治工作的"两个早期"的理念实在是很有必要也很重要的。

(2)防止患者从阶段 A 转变为阶段 B。这就要求我们不仅要早期发现一些明确的危险因素(如高血压、高脂血症、糖尿病等),而且要早期发现那些较为隐匿,未受到注意的危险因素或亚临床状况,如微量清蛋白尿、估计肾小球滤过率(eGFR)降低、糖耐量降低等;不仅要积极控制主要的危险因素,而且也要控制其他危险因素和隐匿的危险因素。

（3）强调达标的观念。对于各种危险因素控制，其标准为达到目标水平。高血压患者血压应降至＜18.7/12.0 kPa(140/90 mmHg)；高脂血症患者根据其危险分层，应使低危、中危、高危和极高危人群的低密度脂蛋白胆固醇水平降至＜4.14 mmol/L（160 mg/dL）、3.37 mmol/L（130 mg/dL）、2.59 mmol/L（100 mg/dL）和2.07 mmol/L（80 mg/dL）。高血压伴糖尿病肾病或伴肾功能减退患者，除了血压达标外，尿微量蛋白测定也应达标，即治疗后 6～12 个月尿微量清蛋白水平应较基线水平降低 30％～40％。

（4）早期确诊和积极治疗阶段 B 患者，防止转变为阶段 C。这项任务意义重大。病情的发展一旦突破阶段 B，犹如洪水冲决了大坝，就会飞泻直下，不可收拾。这一阶段的主要任务是遏制心肌重构，防止其进一步发展导致出现心力衰竭的症状。心肌重构的主要机制是 RAAS 和交感神经系统的过度兴奋，因此，阻断这两个系统的药物应成为优先考虑的选择，除了 ACEI 和 ARB 业已在阶段 A 患者中应用，自然也是阶段 B 患者的主要选择外，还应考虑使用 β 受体阻滞剂。

**（三）涉及的临床问题处理建议**

**1.何为心力衰竭患者**

这实际上也就是阶段 A 和 B 是否存在心力衰竭，能不能列为心力衰竭患者的问题。欧洲心脏学会（ESC）2008 年心力衰竭指南给予心力衰竭的定义为"心力衰竭是一种临床综合征，患者应具有以下特点：①典型的心力衰竭症状；②典型的心力衰竭体征；③静息状态下有心脏结构或功能异常的客观检查证据"。美国 2009 年 ACC/AHA 心力衰竭指南作出了如下定义："心力衰竭是由于心脏的各种结构功能性病变使心室充盈和（或）射血能力受损而引起的一种复杂的临床综合征"。

显然，心力衰竭是一个临床综合征的名称，这与心功能不全、心功能障碍等名称是不同的，后两者主要是病理生理学的名称。因此，临床上称某个患者为心力衰竭，必须有心力衰竭的症状和体征。由此可见，阶段 A 和阶段 B 患者还不能戴上心力衰竭的帽子，只是说将来有可能发展至心力衰竭，如不采取积极和有效的举措，则此种可能性极大。但在现阶段则这些患者还与心力衰竭患者有着本质上的差异，其预后也与心力衰竭患者完全不同。通常所说心力衰竭的患病率，指的也是阶段 C 和 D 有症状的患者，不包括阶段 A 和 B 患者。

**2.医疗文件上如何记录心力衰竭的阶段划分**

NYHA 心功能分级应记录于门诊病历、住院病历等医疗文件中，这是毫无疑问的。但心力衰竭的阶段划分是否也应同样做记录呢？这一问题目前还有不同的意见。赞成者认为据实记录很有必要,对医患双方均具有警戒的作用,尤其有利于心力衰竭的积极预防;而且,对临床医师正确和合理的处置也有指导意义。反对者则认为这样做对于阶段 A 和 B 患者,可能弊大于利,使患者及其家人徒增思想负担,还可能造成过度医疗。这两种意见均有其道理,对此尚需要进一步研究和论证。就目前而言,心力衰竭的阶段划分必定会写进新的教科书中,这一方法也会日益为中国的医师所熟悉和采用,在医疗文件中完全忽略此种阶段划分显然是不妥的。因此,可以先采用一种过渡方法:阶段 C 和 D 患者应在医疗文件中明确写上所处的阶段;而阶段 A 和 B 患者医疗文件中应写的不是阶段,而是具体的危险因素和心血管疾病,例如高血压、高脂血症、糖尿病、心肌梗死后、左心室肥厚等。

# 第三节　射血分数降低的心力衰竭

## 一、药物治疗的历史沿革

心力衰竭的药物治疗显然走过了一个漫长的过程。最早应用的心脏糖苷类(即洋地黄类)至今仍未退出临床,从植物指顶花中提取,1785 年就由 Withering 用于水肿患者。经 200 多年的临床评价,证实其的确有助于改善心力衰竭的症状,并无有害的作用,但对大多数心力衰竭患者的生存状况也无影响,即不能改善慢性心力衰竭患者的预后。

第 2 种用于心力衰竭治疗的药物是利尿剂,也已超过 50 年历史。虽无证据表明此类药对生存状况有影响,但仍是有症状患者的首要选择。噻嗪类和袢利尿剂尤其如此。

心力衰竭治疗中的主要突破是在 20 世纪 80 年代末引入了 ACEI。许多临床试验证实,ACEI 不仅改善症状,亦改善心力衰竭患者的预后和生存状况。ACEI 可认为是第 3 种重要的治疗心力衰竭药物,其主要作用是抑制和阻断了RAAS。而后,ARB 和醛固酮拮抗剂也陆续被证实具有改善心力衰竭患者预后的有益作用。这两种药物与 ACEI 一样同属于 RAAS 阻滞剂。

ACEI 的问世和应用推动和促进心力衰竭治疗上一个重大新理念的产生。

ACEI 相对于其他血管扩张剂如硝酸酯类或肼苯达嗪的优越性,正好从临床上证实了一个新的病理生理学概念和机制,即慢性心力衰竭的长期不断的进展系由于神经内分泌系统,尤其是 RAAS 和交感神经系统的持续性激活和兴奋。

根据这一理论,早在 1984 年 Cohn 就提出,交感神经系统的兴奋和激活亦是一个主要的危险因素,导致心肌的进行性损伤和心脏的正性肌力反应变钝。不过,直至 20 世纪 90 年代后期才证实 β 受体阻滞剂并非慢性心力衰竭的禁忌,反而是十分有益的。一些临床研究表明,高度选择性 $β_1$ 受体阻滞剂如比索洛尔和美托洛尔,以及具有非选择性 β 和 α 受体阻断作用的卡维地洛,均可改善心力衰竭患者的心脏功能,并延长生存的时间。因而,β 受体阻滞剂被公认为历史上发现的第 4 类治疗心力衰竭有效药物。

第 5 种对心力衰竭有效的药物是伊伐布雷定,该药仅具有降低心率的作用,对心血管系统,以及对神经内分泌系统并无其他直接的影响。2010 年颁布的 SHIFT 试验结果证实该药在标准抗心力衰竭治疗基础上加用可进一步改善心力衰竭患者的预后。

**二、主要推荐应用的药物**

临床上可能用于 HFrEF 治疗的药物种类繁多,但在各国指南中予以肯定,并推荐作为主要治疗的药物仅有 7 种,即 ACEI、β 受体阻滞剂、ARB、醛固酮受体拮抗剂、伊伐布雷定、利尿剂和地高辛。

前 4 种均为神经内分泌抑制剂,可以阻断心力衰竭时过度兴奋的 RAAS 或交感神经系统,并已由大样本随机对照临床试验证实均具有降低病死率和改善预后的有益作用。由于这些药物的应用,心力衰竭患者的病死率在过去 20 年降低达 50%～80%。伊伐布雷定是一种减慢心率的药物,亦已证实在优化抗心力衰竭治疗上加用,在使患者心率降低的同时也显著降低了心血管病死亡和因心力衰竭再住院的发生率,故也具有改善预后的疗效。

后两种药物(利尿剂和地高辛)则并不能降低心力衰竭的病死率,但可长期应用以改善和缓解症状。临床上可以改善心力衰竭症状的药物很多,如一些血管扩张剂、正性肌力药物等,为什么特别青睐利尿剂和地高辛呢?原因在于这两种药物业已被证实,其长期应用不会对病死率产生不利影响,是安全的;而其他药物往往只能短期、临时使用,长期应用可能反而增加病死率。

**三、药物应用的基本方案**

心力衰竭治疗的"基本"方案(或"标准"方案):应包括 3 种药物,即利尿剂、

β受体阻滞剂和ACEI。不能耐受ACEI的患者可应用ARB。利尿剂是有效消除心力衰竭患者液体潴留的唯一药物,而消除液体潴留使患者处于"干重"状态是使用其他药物的基础和前提。ACEI和β受体阻滞剂的联合可以发挥叠加和协同的有益疗效,称之为心力衰竭治疗的黄金搭档。

ACEI和β受体阻滞剂均从小剂量开始,逐渐递增,并应达到目标剂量或患者的最大耐受剂量,从而使患者获得最佳的疗效,即达到"优化"的状态。所有心力衰竭患者均应采用基本方案并使之达到优化。

进一步治疗和加用药物的建议:患者在标准和优化治疗下效果仍不满意时应加用其他药物。此处所说的治疗"不满意"应包含二层含意:一是心力衰竭的临床状况,尤其症状和体征改善不满意;二是治疗后BNP/NT-proBNP测定值较之基线降幅未达到30%,或未见下降,甚至反而升高。即使患者的症状体征有改善,但BNP/NT-proBNP未达标,仍为"不满意",提示临床治疗效果不佳,此类患者多属于高危人群,往往预后不良。

首选加用的药物为醛固酮拮抗剂,为什么作这样的推荐?一是醛固酮拮抗剂改善心力衰竭预后的证据在EMPHASES-HF试验后已十分充足,大致与ACEI、β受体阻滞剂旗鼓相当。二是此类药与ACEI合用已证实是安全的;与包括ACEI、β受体阻滞剂者在内的三药合用亦在多项临床研究中证实为有效和安全的。三是基础研究表明,ACEI或ARB应用并不能阻断心力衰竭时醛固酮的大量产生,后者对心肌纤维化、心脏重构、水钠潴留等均有重大负面影响,与心力衰竭的发生和发展,心力衰竭症状的产生和加重均密切相关。阶段C患者处于一个重要的防治关口,如病情控制不良,进入阶段D,就几无挽回机会,此时加强抗醛固酮作用势在必行。四是临床试验中已证实此类药可显著降低心力衰竭患者心脏性猝死率,醛固酮拮抗剂是β受体阻滞剂之后,第二种具有此种有益作用的药物。有症状的心力衰竭患者心脏性猝死如此常见,积极防治极其必要。

**四、药物应用的步骤**

如有水肿,首先需使用利尿剂(第1步),以消除体内过多的潴留液体。接下来可以加用ACEI或ARB(第2步),然后再加用β受体阻滞剂(第3步)。β受体阻滞剂亦可以先于ACEI应用。这两种药孰先孰后,应根据患者的具体状况选择。但无论两者中哪种药先用,均无须递增至目标剂量后再加用另一种药,而是在前一种药用至中等剂量,即可以加用另一种药,而后交替递增剂量,直至均达到目标剂量或最大耐受剂量。疗效仍不满意时加用醛固酮受体拮抗剂(第4步)。在应用上述药物并达到循证剂量后静息心率仍>70次/分的患者可考虑加用伊伐布雷定。在上述过程中,不能耐受β受体阻滞剂的患者可改为伊伐布雷定。

**(一)"黄金搭档转变为'金三角'"**

慢性收缩性心力衰竭的基石是尽早开始和联合应用ACEI(或ARB)和β受体阻滞剂。两者均可降低心力衰竭病死率,合用疗效更佳,称为"黄金搭档"。迄今的各国指南,包括中国2007心力衰竭指南和ESC新指南均沿用这一做法,被认为是毋庸置疑的。ESC新指南(2012年)和中国心力衰竭诊治指南(2014年)均建议扩大醛固酮拮抗剂的适用范围,从限于NYHAⅢ~Ⅳ级,扩大至Ⅱ级患者;还推荐用于"黄金搭档"后疗效仍不够满意的患者,即成为ACEI和β受体阻滞剂后,首先应选择加用的药物。临床上学者赞成应该"尽早"和"广泛"应用此类药物。"尽早"是指在"黄金搭档"后不论其疗效,可立即加用;"广泛"是指只要没有禁忌证,所有Ⅱ~Ⅳ级心力衰竭患者(EF≤35%)均可以和应该加用,而且也不需要等待ACEI和β受体阻滞剂达到目标剂量或最大耐受剂量。从而,在HFrEF有症状的患者(阶段C),治疗早期就形成了这3种药物合用和并驾齐驱的局面,形成了一个"金三角"的基本和标准治疗方案(图4-1)。

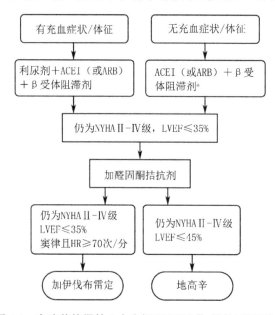

**图4-1　有症状的慢性心力衰竭(NYHAⅡ-Ⅳ级)处理流程**

如何用好"金三角"方案?这是一个临床挑战。既往临床试验对此从未有计划实施和评估过,也并无这样的经验。有学者认为需要充分考虑以下情况:①患者 EF≤35％且无应用醛固酮拮抗剂的禁忌证（如血肌酐＞2.5 mg/dL（141 μmol/L），或肌酐清除率≤30 mL/min 和血钾≥5 mmol/L）；②需用袢利尿剂，以减少高血钾的风险；③ACEI 起始剂量可低一些，加量速率可慢一点，两者不良反应（对血钾和肾功能影响）相叠加的；④应动态监测血钾、血肌酐、血压水平；⑤螺内酯是目前我国仅有的种类，30％左右可发生男性乳房发育。

**(二)"黄金搭档"和利尿剂的关系**

图 4-1 流程中并不严格要求先用利尿剂消除液体潴留达到"干重"，而是立即应用 ACEI 和 β 受体阻滞剂，同时加用利尿剂以改善症状。传统认为，存在水肿或液体潴留时 ACEI 和 β 受体阻滞剂疗效不佳，且易发生不良反应。但这样做，势必造成延迟应用可改善预后的"黄金搭档"。显然，传统方法有利有弊。考虑到袢利尿剂作用强大，可以在数天内显著减轻水肿，这一时间较短，此时应用的 ACEI 和 β 受体阻滞剂剂量又较低，一般不至于引起严重不良反应，随液体潴留减轻，风险便进一步降低，这就为患者赢得宝贵的时间，使黄金搭档更早发挥作用。可见这一推荐是积极的，有意义的。实际上，我国一些地方临床医师也是这样做的，并无发现风险增加。故有学者以为这样做，虽未经临床试验证实可行，属于经验性的，仍值得推荐，应予赞同。但在具体实施上需采取谨慎和个体化处理原则，万不可"一刀切"：①该方法适用于 NYHA Ⅰ、Ⅱ级患者，不能用于Ⅳ级患者；适用于病情稳定者，对状态不稳定者须慎用。②适用于伴轻至中度（主要为轻度）水肿患者，不能用于伴显著和重度水肿患者。③对于 NYHA Ⅲ级患者须区别情况，病情稳定或基本稳定且住院患者可采用，门诊患者则宜慎重，应先消除或至少明显减轻液体潴留后再加用 ACEI 和 β 受体阻滞剂。④治疗过程中加强观察，以发现可能发生的不良反应。如为院外患者，起初 2～3 天应门诊随访一次。

**五、推荐应用药物介绍**

**(一)利尿剂**

水、钠潴留是心力衰竭的基本特征，表现为肺循环淤血（如气急）和体循环淤血（如水肿），不仅加重心脏做功的负担，而且会刺激和加重 RAAS 和交感神经系统的过度兴奋，形成恶性循环，促进心力衰竭的发展和恶化。消除水钠潴留是心力衰竭治疗主要和必不可少的举措。

袢利尿剂主要作用于肾小管髓袢的升支粗段，选择性地抑制 $Na^+$ 和 $Cl^-$ 的重吸收，使 NaCl 排出增加，同时 $Ca^{2+}$ 和 $Mg^{2+}$ 排出也增加。静脉给药可增加肾血流量,进一步增加利尿作用,适用于口服疗效不满意或需要更快更有效利尿的场合,如急性心力衰竭。静脉给药还可使前列腺素 E 增加,对肾功能具有保护作用,故肾功能受损的心力衰竭患者也可使用。此类药是心力衰竭患者首选和主要的利尿剂,常用的有呋塞米、托拉塞米,具有良好的量效关系,原则上剂量可不受限制。长期使用大剂量并不能使患者获益,反而可显著增加利尿剂的各种不良反应。故目前倾向于推荐使用一个中等度的适当剂量,如呋塞米 80～100 mg/d,使液体潴留消失(表 4-3)。对于利尿剂长期维持应用的原则是最小剂量维持患者处于干重状态,此种最小剂量可以仅 5～10 mg,每天或隔天 1 次。当然须视病情而定,病情重和病程长的患者可能需要较大的维持剂量。

表 4-3 治疗慢性心力衰竭的常用利尿剂及其剂量

| 药物 | 起始剂量 | 常用每天剂量 |
| --- | --- | --- |
| 袢利尿剂 | | |
| 呋塞米 | 20～40 mg | 40～200 mg |
| 托拉塞米 | 5～10 mg | 20～50 mg |
| 噻嗪类 | | |
| 氢氯噻嗪 | 12.5～25 mg | 12.5～100 mg |
| 吲达帕胺 | 2.5 mg | 2.5～5 mg |
| 保钾利尿剂 | | |
| 阿米洛利 | 2.5 mg | 5～10 mg |
| 氨苯蝶啶 | 25 mg | 50～100 mg |

噻嗪类利尿剂主要作用于远曲肾小管前段和近曲肾小管,抑制肾小管对 NaCl 的重吸收,使之与水的排出均增加。此类药的利尿作用远逊于袢利尿剂,适用于轻度心力衰竭且肾功能正常的患者,或伴高血压的患者,在肾功能中度受损、eGFR<30 mL/(min·1.73 m$^2$)时几乎完全失效。

保钾利尿剂以阿米洛利和氨苯蝶啶为代表,作用较温和,单独使用仅适合轻至中度心力衰竭伴水肿患者,多与袢利尿剂或噻嗪类利尿剂合用以增强利尿作用,并减少低钾血症的发生。这类药物过去应用十分常见,并由于其可防止低血钾而受到青睐。其实这是误解。心力衰竭患者可以出现低血钾,但几乎所有患者均会使用 ACEI(或 ARB),还会加用醛固酮拮抗剂,此时产生的主要问题是高钾血症而非低血钾。在后两种药应用尤其合用时必须强调利尿剂只能是袢利尿剂,而非噻嗪类,决不可应用保钾利尿剂。

新型利尿剂托伐普坦为血管升压素 V 受体拮抗剂,短期应用可明显改善临床症状,但长期疗效未显示出任何优势。通常用于伴顽固性水肿并有利尿剂抵抗或伴低钠血症尤其稀释性低钠血症,以及伴肾功能损害的心力衰竭患者。

利尿剂的主要不良反应是电解质紊乱(低血钾、低血钠、低血镁、稀释性低钠血症等)和血容量不足。电解质紊乱可诱发严重的室性心律失常,甚至死亡。血容量不足会导致低血压和重要脏器的低灌注状态,肾脏的长期或急性严重的低灌注可导致肾功能减退,甚至肾衰竭。心力衰竭患者伴发电解质紊乱、室性心律失常、低血压、低血容量状态,以及稀释性低钠血症均为预后不良之兆。

### (二)β受体阻滞剂——独特的机制、独特的用法

#### 1.内源性生物学效应

β受体阻滞剂的主要作用机制:β受体阻滞剂是肾上腺素能受体的拮抗剂,可与其受体相结合,导致对肾上腺素能刺激的竞争性和可逆转的拮抗作用。在心力衰竭和其他心血管疾病的发生和发展中交感神经系统的过度兴奋起着极其重要的作用,抑制过度兴奋的交感神经系统一直是心血管疾病治疗的主要方向之一。因此,此类药广泛地用于高血压、冠心病、心律失常等心血管疾病。过去此类药一直禁用于心力衰竭,担心其负性肌力作用会诱发或加重心力衰竭,直至20世纪90年代临床研究证实心力衰竭患者应用β受体阻滞剂可以显著获益,情况才发生根本逆转,国内外的心力衰竭指南这才开始推荐应用于心力衰竭。

在静息时正常心脏几乎不受肾上腺素能神经刺激的影响,反之,衰竭心脏依赖此种刺激,通过增加心率和心肌收缩力来短期维持心搏出量。如前所述,代偿和调节紊乱的过程最终使衰竭的心脏受到更多的伤害。

肾上腺素能刺激经由许多机制,对左心室重构有着不良影响。交感神经的过度兴奋除促进心肌梗死后梗塞范围扩大、高血压的左心室肥厚外,还促使RAAS兴奋、心肌细胞生长和细胞凋亡。在心力衰竭时去甲肾上腺素浓度显著升高,其本身便具有心脏毒性,可引起心肌细胞的凋亡。

人体的心脏中有3种主要的肾上腺素能受体:$\beta_1$、$\beta_2$和$\alpha_1$。每种受体在应答衰竭心脏的肾上腺素能刺激时,可介导各种可能有害的反应,包括心肌细胞生长($\beta_1$、$\beta_2 + \alpha_1$)、正性肌力反应($\beta_1 + \beta_2$)、正性频率反应($\beta_1 + \beta_2$)、心肌细胞毒性($\beta_1 + \beta_2$)和心肌细胞凋亡($\beta_1$)。

在衰竭的心肌细胞中,作为一种代偿性反应,肾上腺素能受体的信号作用,通过减少$\beta_1/\beta_2$受体的比率(从80/20减少至60/40),亦即从大约4:1降至3:2。此种下调并非由于$\beta_1$受体的消失而导致数量的减少,而是$\beta_1$受体"隐藏"于心肌细胞膜的皱褶内,称之为"内在化"。β肾上腺素能受体信号的进一步下

调传送至受体的下游,结果导致总的β肾上腺素能受体信号作用减少50%～60%。与此同时,长期和持续的交感刺激也使心肌的$\beta_1$受体功能衰竭,对交感神经刺激的反应显著降低。

心力衰竭中β受体阻滞剂的应用除了阻滞β受体,产生减弱心肌收缩力作用外,还可发挥有益的治疗作用,此种治疗作用是叠加于上述的内源性抗肾上腺素能反应之上的。β受体阻滞剂阻断了交感神经的刺激作用,有助于使"内在化"的$\beta_1$受体重新显现出来,数量增加,并恢复正常的$\beta_1/\beta_2$受体的比率;还可使衰竭的$\beta_1$受体恢复功能。尤为重要的是,β受体阻滞剂阻断了交感神经系统的过度兴奋,后者在心肌重构中起着举足轻重的作用。β受体阻滞剂抑制了心肌重构的病理生理机制,也就阻断和逆转了促使心力衰竭形成和进展的心血管事件链。业已证实β受体阻滞剂对心肌重构的标志物可产生良好的影响,如左心室收缩末/舒张末容量和左室肌重量减少等;而且此种作用可转化为改善患者预后的有益临床结局,如降低全因病死率。显然此时β受体阻滞剂对心力衰竭发挥的是一种治本的作用。β受体阻滞剂此种对心肌重构、心力衰竭进展、临床结局和预后的有益影响,称之为"生物学效应"。β受体阻滞剂的药理作用是抑制心肌收缩力,可诱发和加重心力衰竭。这是过去此类药物禁用于心力衰竭的主要原因。一种药物既有药理作用,又有生物学效应,而且两者对同一种疾病的治疗具有截然相反的影响,这在心血管病临床上乃至临床医学上都是罕见和独特的。正是这种独特的作用,决定了β受体阻滞剂在心力衰竭治疗中独特的应用方法。

2.β受体阻滞剂用于心力衰竭的主要试验

最早进行的大样本随机对照试验是 MRRIT-HF 和 CIBIS I 两项试验。

CIBIS I 试验中 NYHA II、III 或 IV 级,且 LVEF<40%患者分别给予比索洛尔或安慰剂。结果表明,比索洛尔使心功能状态显著改善,但病死率仅呈降低趋势,统计学上并未达到显著差异。随后进行的 CIBIS II 是一项多中心、双盲、安慰剂对照的试验,NYHA III 或 IV 级,且 LVEF<35%患者分别接受比索洛尔或安慰剂治疗。基础治疗包括 ACEI 和利尿剂。该试验由于比索洛尔显示了显著的降低病死率的有益作用而提前中止。此外,比索洛尔还显著降低因心力衰竭恶化住院和全因病死率,此种对生存的益处可见于病因为缺血性和非缺血性左室功能障碍患者。

MERIT-HF 试验是一项双盲、随机、安慰剂对照的研究,入选 3 991 例心力衰竭(NYHA III～IV级)和 LVEF<40%患者,分别接受美托洛尔缓释片或安慰

剂。美托洛尔起始剂量为 $12.5 \sim 25$ mg 每天 1 次,在 8 周以上时间里滴定增量至 200 mg/d。与 CIBIS II 试验一样,MERIT-HF 试验也由于美托洛尔的显著降低病死率的有益作用而提前中止。美托洛尔使猝死和因心力衰竭恶化死亡两者均显著降低。

COPERNICUS 试验评估了卡维地洛对晚期和重症心力衰竭患者病死率的影响。这是一项随机、双盲、安慰剂对照的试验,入选的 2 289 例 NYHA IV 级、LVEF<25%患者,分别给予卡维地洛(目标剂量 25 mg,每天 2 次)或安慰剂。该试验亦因卡维地洛组患者病死率显著降低而提前中止。卡维地洛显著降低了全因病死率、心脏性猝死和因失代偿性心力衰竭的住院。对该试验的高危亚组(安慰剂组年病死率达 28.5%)进行了分析,结果表明卡维地洛较之安慰剂,病死率显著降低 39%。

COMET 试验旨在比较卡维地洛和美托洛尔缓释片对心力衰竭患者临床结局的影响,但并未证实这两种药物疗效之间存在明确的差异。因此,前述的 3 种药物美托洛尔、比索洛尔和卡维地洛均可应用于心力衰竭,临床医师可酌情选择。须强调的是,在大多数 β 受体阻滞剂试验中,心率低于 55 次/分患者被排除,故目前关于此类心率缓慢患者如何应用 β 受体阻滞剂,并无任何资料和证据,通常也不推荐应用。

3.β 受体阻滞剂的药理学和应用方法

β 受体阻滞剂可以分类为 $β_1$ 选择性或非选择性两种。前者对 $β_1$ 受体的结合能力大大高于 $β_2$ 受体。后者则可对 $β_1$ 和 $β_2$ 肾上腺素能受体均有竞争性阻滞作用。推荐应用于心力衰竭治疗的 β 受体阻滞剂中,阿替洛尔 $β_1$ 受体选择性大约是 $β_2$ 选择性的 20 倍,美托洛尔和比索洛尔则选择性更高。$β_1$ 受体的选择性具有剂量依赖特征,在高剂量下选择性减弱甚至消失。

$β_1$ 受体的高度选择性是临床上选择应用 β 受体阻滞剂的重要标准。选择性高的 β 受体阻滞剂,在常规剂量下不会因激活 $β_2$ 受体而产生各种不良反应,如支气管痉挛和哮喘、外周血管和冠脉的痉挛。不过,也不能说选择性越高越好,一般而言,选择性超过 30 倍就足够了。

β 受体阻滞剂亦可按其他特征来进一步分类。有的可以发挥激动剂的作用,既刺激又阻断 β 肾上腺素能受体,称之为内源拟交感作用。还有一些 β 受体阻滞剂可引起外周血管扩张,其机制是阻断 $α_1$ 肾上腺素能受体或刺激 $β_2$ 肾上腺素能受体。卡维地洛的 $β_1$ 受体选择性仅为 7 倍,但具有强有力的 $α_1$ 肾上腺素能受体阻滞特征,可导致中度血管扩张作用。这有助于降低血压,对于心力衰竭患者有助于降低心脏的负荷,诱发和加重心力衰竭的可能性也随之降低,从而成为一个优点。

β受体阻滞剂可分为脂溶性和水溶性。脂溶性药物如美托洛尔口服容易吸收,易于通过血-脑屏障,可在中枢水平发挥阻滞交感神经的作用。但脂溶性药物几乎全在肝脏中代谢,血药浓度水平不高,通常消除半衰期较短。肝血流减少的患者如老年人或充血性心力衰竭,其浓度可以增加。水溶性药物如阿替洛尔不经过肝脏代谢,胃肠道吸收不完全,从肾脏分泌,其半衰期长,如肾小球滤过率降低,则可在体内积聚。几乎不能透过血-脑屏障。比索洛尔具有脂溶和水溶双重特点,首过效应低,可通过血-脑屏障,从肾脏和肝脏消除几乎相等。卡维地洛的首过效应高,故口服生物利用度低,其清除经由肝脏途径。

临床应用方法:β受体阻滞剂一般应以小剂量起始(通常为目标剂量的1/8),以滴定的方法逐渐增加剂量,直至达到目标剂量或最大耐受剂量(表4-4)。

**表 4-4　治疗慢性心力衰竭的 β 受体阻滞剂及其剂量**

| 药物 | 起始剂量 | 目标剂量 |
|---|---|---|
| 琥珀酸美托洛尔 | 12.5/25 mg qd | 200 mg qd |
| 酒石酸美托洛尔 | 3.25 mg tid | 50 mg tid |
| 比索洛尔 | 1.25 mg qd | 10 mg qd |
| 卡维地洛 | 3.125 mg bid | 25~50 mg bid |

不良反应:此药通常可良好耐受,但可发生一些不良反应。心血管不良反应有心动过缓、低血压、头昏、外周血流减少,尤其可见于伴外周血管疾病的患者。还可诱发哮喘或使 COPD 伴支气管痉挛患者气道阻力增加。中枢神经系统不良反应有疲劳、头痛、失眠和性功能障碍。具有选择性 $\beta_1$ 受体阻滞作用的 β 受体阻滞剂可减少外周 $\beta_2$ 受体介导的不良反应,如支气管痉挛,且长期应用也对糖代谢、脂代谢以及男性性功能无显著的影响。对 β 受体阻滞剂临床试验的荟萃分析表明,心力衰竭患者最显著的不良反应是低血压、眩晕和有症状的心动过缓。不过,应用 β 受体阻滞剂的总体人群较之安慰剂组,撤药较少。应用过程中需监测心力衰竭的症状、液体潴留或体重增加、低血压、心动过缓、心脏传导阻滞等。

禁忌证:主要为严重的哮喘、有症状的低血压或心动过缓,以及严重的失代偿性心力衰竭。后者主要指药物应用不能使病情稳定和改善的 NYHA Ⅳ 级心功能患者(Ⅳ B 级),以及急性心力衰竭。相对禁忌证有不伴支气管痉挛的 COPD 和外周血管疾病。显然,β 受体阻滞剂的应用必须权衡利弊。糖尿病和间歇性跛行并非 β 受体阻滞剂的绝对禁忌证。需指出的是,β 受体阻滞剂的作用不具有类效应,其不良反应也不具有类效应。通常认识的 β 受体阻滞剂的不良反应均来自早期的药物种类和临床观察,实际上新一代的、高度选择性的 $β_1$ 受体阻断药如美托洛尔、比索洛尔等,近十年临床研究和应用的经验表明,其对糖代谢、脂代谢、支气管痉挛及肺功能几无不良影响,可以更为安全地使用。由于 β 受体阻断药在心力衰竭治疗中具有极其重要的作用,应尽量使患者从这一药物中获益,对于有相对禁忌证患者亦可试用,但须从更小剂量起始,以更缓慢的速度递增剂量,并加以密切观察。

β 受体阻滞剂应用过程中出现的问题如何处理?①出现低血压伴症状如头昏、轻度头痛:应重新考虑其他药的需求如钙通道阻滞剂(CCB)、硝酸酯类,予以减量或停用。如无充血的证据,还可减小利尿剂的剂量。②心力衰竭的症状和体征加重或恶化:应注意鉴别是否与 β 受体阻滞剂的应用有关。如并非由于 β 受体阻断药所致,不宜轻易停药,也无须减量。应寻找病情恶化的原因,并作相应处理。症状较重患者,且不能排除与 β 受体阻滞剂增加剂量有关,只需适当减量,例如退回至增量前的剂量即可,仍以维持使用 β 受体阻滞剂为宜;待病情趋于稳定后,再逐渐加量,达到目标剂量或最大耐受剂量。③出现心动过缓:要评估症状的严重程度,以及与心动过缓的关系。做心电图和动态心电图检查以了解是否有各种类型的心脏传导阻滞、窦性停搏或长间歇等。要检查是否合用了其他可降低心率的药物如地高辛、胺碘酮、地尔硫䓬等。可减少或暂时停用这些药物。如存在窦房结和(或)房室结病变,或持续性窦性心动过缓伴症状,应停用 β 受体阻滞剂,改为伊伐布雷定。不主张为了应用 β 受体阻滞剂而作心脏起搏术。

### (三)阻断 RAAS 系统的药物 ACEI/ARB——一个大家族,一场大竞争

RAAS 的过度兴奋在惯性心衰竭的病理生理学中发挥了关键性作用。RAAS 不仅存在于全身和循环中,而且也存在于局部组织中,后者在心血管疾病发生发展,以及心血管事件的发生中发挥更为重要的作用。针对此种紊乱而采用的阻断 RAAS 的药物治疗,业已获得了很大的成功,使许多患者预后改善。属于此类的药物有 ACEI、ARB、醛固酮受体拮抗剂和肾素抑制剂阿利吉仑。因阿利吉仑尚未证实可用于心力衰竭治疗,这里主要讨论前 3 种药物。

1.作用机制

(1)肾素和血管紧张素Ⅰ:肾脏中邻近每个肾单元的肾小球处有肾小球旁器官,其功能是产生蛋白的分解酶肾素。在应答如下反应时肾素便会产生:①肾基质的钠流出减少;②进入肾小球旁器官的交感神经冲动增加;③小动脉跨膜压降

低;④循环中血管紧张素Ⅱ浓度增加。当循环中血容量降低时,通过上述机制肾素的分泌便增加,肾素使血管紧张素原分解而生成血管紧张素Ⅰ,后者的生物活性作用很弱,但随后即通过血管紧张素转换酶(ACE)作用,转变成具有强有力血管收缩作用的血管紧张素Ⅱ。

(2)血管紧张素Ⅱ:肺脏是血管紧张素Ⅱ主要的产生部位。不过,心脏、肾脏、脑和血管亦可产生 ACE,并将血管紧张素Ⅰ转变为血管紧张素Ⅱ。后者通过与血管紧张素Ⅱ的Ⅰ型受体相结合,直接作用于肾小球旁细胞,从而使醛固酮分泌增加。此外,血管紧张素Ⅱ还通过缩血管作用使全身血管阻力增加,转而增加血压和心脏的后负荷。肾小球滤过率和进入肾脏的钠亦降低,从而保留了钠和增加了口渴感。

血管紧张素Ⅱ还引起心肌的坏死和成纤维细胞增生。血清血管紧张素Ⅱ浓度的升高可刺激肾上腺产生过多的醛固酮。血管紧张素Ⅱ亦增加血管和心脏的醛固酮合成,过量醛固酮又导致发生额外的不良反应。

(3)醛固酮:作为主要的盐皮质激素,其主要作用是保持循环容量,在肾脏中醛固酮增加肾曲小管和集合管的通透性,使更多的钠和水被吸收。此种维持内环境稳定的机制通常是有益的,例如出血之后。但在心力衰竭中继发的高醛固酮血症可产生各种不良影响。

2.血管紧张素转换酶抑制剂(ACEI)

(1)发现的历史:20世纪50年代便已发现南美洲一种毒蛇产生的一种肽类可抑制 ACE 的活性,并防止形成血管紧张素Ⅱ。1975年 Cushman 和 Ondetli 生产出第一种口服的 ACEI 卡托普利。该药具有显著的降低血压作用。1979年 Turini 及其同事报告,ACEI 可降低前负荷和后负荷,如用于心力衰竭患者,可持续改善心脏功能。这一发现导致采用大样本的随机临床试验,以评估 ACEI 是否能改善心力衰竭患者的存活率。

(2)ACEI 的关键临床试验 CONSENSUS 是应用 ACEI 评价对心力衰竭病死率影响的首项临床试验(1987年)。这一随机双盲试验入选253例严重心力衰竭(NYHAⅣ级)患者,分为依那普利组和安慰剂组。中位数随访188天后,依那普利组较之安慰剂组病死率显著降低40%。SOLVD 试验评价依那普利用于 LVEF<35%患者的疗效,2 569例随机应用依那普利或安慰剂,平均随访41.4个月。依那普利组相对危险降低16%,复合二级终点(心力衰竭住院和死亡)降低26%。之后不久,一系列类似的临床试验也证实 ACEI 对心肌梗死后左心室受损患者同样具有有益的影响。

（3）ACEI 的局限性：一是并不能充分阻断 RAAS 系统的作用，血管紧张素Ⅱ仍可通过非经典途径产生，ACEI 应用后血中血管紧张素Ⅱ水平下降，但经约3个月时间又可逐渐上升并恢复至 ACEI 应用前的水平，称之为血管紧张素Ⅱ的"逃逸"现象。因而也不能减少醛固酮的产生。二是由于阻断缓激肽的降解过程，血中缓激肽水平升高，而这正是导致产生不良反应如咳嗽的主要发生机制。

（4）适应证：适用于所有慢性 HFrEF 患者，包括 B、C、D 各个阶段人群和NYHAⅠ、Ⅱ、Ⅲ、Ⅳ心功能各级患者（LVEF＜40％），都必须使用 ACEI，而且需要终身使用。阶段 A 人群应该考虑用 ACEI 来预防心力衰竭。

（5）禁忌证：包括曾发生致命性不良反应，如喉头水肿、无尿性肾衰竭或妊娠妇女。以下情况须慎用：① 双侧肾动脉狭窄；② 血肌酐＞265.2 $\mu mol/L$（3 mg/dL）；③ 血钾＞5.5 mmol/L；④ 症状性低血压［收缩压＜12.0 kPa（90 mmHg）］；⑤左心室流出道梗阻，如主动脉瓣狭窄、梗阻性肥厚型心肌病等。

（6）制剂和剂量选择：ACEI 治疗心力衰竭是一类药物的效应。在已经完成的临床试验中几种不同的 ACEI 并未显示对心力衰竭的存活率和症状的改善有所不同，也没有临床试验表明某些类型 ACEI 优于其他 ACEI。然而，仍应尽量选用临床试验中证实有效的制剂。一般起始剂量为目标剂量的 1/4，可逐渐增加剂量达到目标剂量或最大耐受剂量（表 4-5）。即使应用小至中等剂量患者仍可获益。

表 4-5　治疗慢性心力衰竭的 ACEI 及其剂量

| 治疗慢性心力衰竭的 ACEI | 起始剂量 | 目标剂量 |
| --- | --- | --- |
| 卡托普利 | 6.25 mg tid | 50 mg tid |
| 依那普利 | 2.5 mg bid | 10 mg bid |
| 福辛普利 | 5 mg/d | 20～30 mg/d |
| 贝那普利 | 2.5 mg/d | 20～30 mg/d |
| 培哚普利 | 2 mg/d | 4～8 mg/d |
| 雷米普利 | 2.5 mg/d | 10 mg/d |

（7）ACEI 的不良反应：主要为咳嗽、血钾和血肌酐升高、肾功能损害。还可出现血管神经性水肿，严重者发生喉头水肿可造成窒息。

3.血管紧张素Ⅱ受体阻断药（ARB）

（1）发现的历史：于 1994 年问世并开始应用于临床。ELITE 试验（1997 年）是此类药物用于心力衰竭的第一项临床研究。在老年心力衰竭患者中将氯沙坦和 ACEI 卡托普利作了比较，随机双盲分组，随访 48 周。该研究目的是要证实氯化坦的安全性和疗效均优于 ACEI。事后分析中发现氯沙坦组病死率显著降低。随后进行的 ELITE Ⅱ 试验旨在证实氯沙坦降低心力衰竭病死率上优于卡托普利。共入选 3 152 例，随机分为氯沙坦组（50 mg/d）和卡托普利组（150 mg/d）。结果主要终点全因病死率两组并无差异。OPTIMAAL 试验比较了氯沙坦 50 mg 每天 1 次和卡托普利 50 mg 每天 3 次对心肌梗死后伴心力衰竭患者的影响，平均随访 2.7 年。两组的主要终点全因病死率无显著差异，但卡托普利组呈轻微获益趋势。不过，晚近颁布的 HEAAL 研究表明，氯沙坦大剂量（150 mg/d）治疗心力衰竭是有效的，并优于小剂量（50 mg/d）。

（2）而后的 Val-HeFT 试验评估了在标准治疗（包括 ACEI）基础上加用缬沙坦对心力衰竭患者的影响。NYHA Ⅱ～Ⅳ 级患者随机分入缬沙坦组（160 mg 每天 2 次）和安慰剂组，平均随访 23 个月。这实际上是联合应用（缬沙坦和 ACEI）与单用卡托普利的比较。两组病死率未见显著差异，但病死率和发病率的复合终点缬沙坦组显著降低，这主要是由于心力衰竭住院率的降低。对未应用 ACEI 的亚组所作的分析（相当于缬沙坦与安慰剂比较）总病死率显著降低。

（3）CHARM 试验评价了一种较新的 ARB 制剂坎地沙坦对 3 种不同类型的心力衰竭人群的疗效：①左心室收缩功能降低，已服用 ACEI（CHARM-加药组）；②左心室收缩功能降低，且不能耐受 ACEI（CHARM-替代组）；③左心室收缩功能保存，LVEF＞40％（CHARM-保存组）。CHARM-加药组研究表明，在 ACEI 基础上加用坎地沙坦可显著降低心血管病死亡或因心力衰竭的住院比例。而且心血管病死亡的二级终点也降低。CHARM-替代组研究发现，坎地沙坦组和安慰剂组相比较，主要终点显著降低。CHARM-保存组研究表明，在优化治疗下加用坎地沙坦，因心力衰竭住院显著降低，但病死率未显著降低。

ARB 从受体（$AT_1$）水平上阻断 RAAS 系统，理论上其阻断作用应更充分和有效，但实际上也不能阻断醛固酮的生成。

（4）应用方法：小剂量起始，逐步将剂量增至推荐剂量或可耐受的最大剂量（表 4-6）。

（5）适应证：ARB 仍被推荐为不能耐受 ACEI 的患者的一种替代。已用了 ACEI 和 β 受体阻滞剂仍有症状的心力衰竭患者，又不能耐受醛固酮拮抗剂，此时可谨慎加用 ARB。

表 4-6 治疗慢性心力衰竭的 ARB 及其剂量

| 药物 * | 起始剂量 | 推荐剂量 |
|---|---|---|
| 坎地沙坦 | 4 mg/d | 32 mg/d |
| 缬沙坦 | 20～40 mg/d | 80～160 mg bid |
| 氯沙坦 | 25～50 mg/d | 100～150 mg/d |
| 厄贝沙坦 | 75 mg/d | 300 mg/d |
| 替米沙坦 | 40 mg/d | 80 mg/d |
| 奥美沙坦 | 10 mg/d | 20～40 mg/d |

（6）禁忌证和须慎用 ARB 的情况：已知双侧肾动脉狭窄、妊娠或可能妊娠，血肌酐＞265.2 $\mu$mol/L(3 mg/dL)；血钾＞5.5 mmol/L；症状性低血压[收缩压＜12.0 kPa(90 mmHg)]。

（7）注意事项：与 ACEI 相似，如可能引起低血压、肾功能不全和高血钾等；在开始应用 ARB 及改变剂量的 1～2 周内，应监测血压（包括体位性血压）、肾功能和血钾。在 ARB 和 ACEI 合用时尤其要注意上述的各种不良反应。

**（四）醛固酮拮抗剂——从默默无闻到普遍看好**

人体衰竭心脏中心室醛固酮生成及活化增加，且与心力衰竭严重程度成正比。应用 ACEI 和（或）ARB 并不能抑制或减少醛固酮的产生。醛固酮经由醛固酮受体介导的途径，可导致心肌细胞外基质增生、心肌纤维化和肥厚、血管僵硬，并促进心肌重构等，在心力衰竭发生和发展的病理生理机制中发挥了重要作用。醛固酮的此种不良影响是独立的，并可与血管紧张素 II 的不良作用相累加。

长期应用 ACEI 或 ARB，起初醛固酮降低，随后即出现"逃逸现象"。因此，在 ACEI 基础上加用醛固酮受体拮抗剂，抑制醛固酮的有害作用，才可能对心力衰竭患者有更大的益处。

类固醇类的螺内酯首次合成于 1957 年，是一种醛固酮的竞争性拮抗剂，亦能减少肾上腺皮质醛固酮的生物合成。该药在临床上一直用于治疗 Conn 综合征、高血压、腹水、肾病综合征和心力衰竭。依普利酮是第一个选择性醛固酮受体拮抗剂。与螺内酯不同，依普利酮并不与黄体酮或雌激素受体相结合，因而该药所致的男性乳腺发育和不耐受的发生率低于 1%。

主要的临床研究 RALES 试验（1999 年）是一项国际多中心、随机对照的双盲试验，入选 1 663 例，大多为 NYHA III 或 IV 级患者，分为螺内酯(25～50 mg，每天 1 次)组或安慰剂组。因螺内酯组全因病死率主要终点显著降低 30%，该试验提前中止。全因病死率的降低可归因于猝死和进行性心力衰竭死亡两者均降低。因为该试验的结果,螺内酯成为中至重度心力衰竭患者标准加用的药物。EPHESUS 是一项大样本、随机双盲临床试验,比较依普利酮(25~50 mg/d)和安慰剂对心肌梗死后心力衰竭的疗效。入选急性心肌梗死后 13~14 天、LVEF<40%,且临床上有心力衰竭表现的患者,平均随访 16 个月。结果依普利酮组全因病死率显著降低、心血管病死亡或因心血管事件住院的复合终点,以及二级终点心脏性猝死和心力衰竭住院均显著降低。

醛固酮拮抗可否用于非晚期心力衰竭? 在 RALES 和 EPHESUS 试验中观察到的此类药物对生存率和发病率的有益作用是否可以扩展到那些伴轻度症状或无症状的患者? 这一设想在 EMPHASES-HF 试验中得到证实。这是一项前瞻性、安慰剂对照、以临床结局为终点的研究,入选病情稳定的轻度(NYHA I ~II 级)慢性心力衰竭患者(2 737 例),在标准治疗基础上分别加用依普利酮或安慰剂,随访至 4 年。结果表明,主要复合终点死亡和因心力衰竭住院的风险,依普利酮组较之安慰剂组显著降低 37%;全因病死率、全因住院率和因心力衰竭住院率分别降低 24%、23% 和 42%。各种不同状况的亚组患者分析表明,依普利酮对主要复合终点的有益影响,与整个研究完全一致。该研究由于这种"压倒性"的有益结果而提前中止。这一研究证实了此前 EPHESUS 试验的结果,提高了醛固酮拮抗剂治疗心力衰竭的证据水平。两个同样的研究获得一致的结果,使证据水平可以上升至 A 级,从而确定了醛固酮拮抗剂与 β 受体阻滞剂、ACEI 同样的地位,即能够改善心力衰竭患者预后,降低全因病死率。这一研究也扩大了醛固酮拮抗剂应用的范围:此前的研究(RALES、EPHESUS 试验)对象均为 NYHA III-IV 级患者。EMPHASIS 试验对象则主要为 NYHA II 级。其明确的阳性结果提示依普利酮用于此类患者不仅有显著疗效,也是安全的,从而拓宽了治疗心力衰竭的人群范围,使 NYHA II ~ IV 级心力衰竭患者均具有适应证。

此类药的临床应用需掌握以下要点。

(1)适应证:适用于心功能 NYHA II ~ IV 级患者。所有已使用了 ACEI(或 ARB)和 β 受体阻滞剂治疗,仍持续有症状的患者,均可加用醛固酮受体拮抗剂。一般推荐用于 LVEF≤35% 的患者。剂量见表 4-7。

表 4-7 治疗慢性心力衰竭的醛固酮拮抗剂及其剂量

| 药物 | 起始剂量 | 最大剂量 |
| --- | --- | --- |
| 依普利酮 | 12.5~25 mg qd | 50 mg qd |
| 螺内酯 | 10~20 mg qd | 30~40 mg qd |

（2）禁忌证：伴明显高钾血症（血钾＞5.0 mmol/L）、肾功能不全［血肌酐＞221 μmol/L（＞2.5 mg/dL）或肌酐清除率＜30 mL/min］者禁用。

（3）注意事项：必须同时应用袢利尿剂。起始应用前须确定血钾≤5.0 mmol/L，宜将 ACEI 或 ARB 减半量，停止使用补钾制剂。使用醛固酮受体拮抗剂后 3 天和 1 周要监测血钾和肾功能，前 3 个月每月监测 1 次，以后每 3 个月 1 次。如血钾＞5.5 mmol/L，即应减量或停用。避免使用非甾体抗炎药和 COX-2 抑制剂，尤其是老年人。螺内酯可引起男性乳房增生症，为可逆性，停药后消失。依普利酮不良反应少见。

### （五）伊伐布雷定——心力衰竭治疗药物的新秀

1.作用机制及特点

人的心率主要由窦房结控制，窦房结的主要起搏电流是 If 电流，后者也是心率快慢的决定因素。If 电流是动作电位 4 相的内向电流，内流离子主要为 $Na^+$，也有钾离子参与。这一电流决定了动作电位曲线舒张期除极化的斜率，控制了连续的动作电位的间隔，即心率的快慢。

伊伐布雷定是迄今第一个投入临床应用的单纯降低心率的药物，是一种选择性窦房结 If 通道抑制剂。伊伐布雷定特异性阻断 If 通道，以剂量依赖性方式抑制 If 电流，从而控制连续动作电位的间隔、降低窦房结节律，最终减慢心率。与传统减慢心率药物 β 受体阻滞剂、非二氢吡啶类钙通道阻滞剂相比，伊伐布雷定的作用有以下特点：①单纯减慢心率，且减慢心率作用具有基础心率依赖性；②无负性传导和负性肌力作用；③不影响心脏电传导；④对血压无影响；⑤对糖脂代谢无影响；⑥通过延长心室舒张期充盈时间，显著增加冠脉灌注，同时对冠状动脉及外周动脉无收缩作用。

伊伐布雷定的出现不仅使我们获得了一种真正意义上可有效降低心率的药物，其单纯减慢心率的作用，也使我们得以研究和观察在同样的治疗条件下，单纯心率降低对各种心血管疾病预后的影响。这也为在心率是否是心血管病危险因素，降低心率能否成为心血管病治疗的又一靶标，这样的长期受到关注而未有明确结论的问题上，开辟了重要的研究途径，并有可能最终解开这一谜团。

2.循证医学证据

2008 年颁布的 BEAUTIFUL 试验，对象为冠心病患者（大多为心肌梗死后）伴左心室功能障碍（LVEF 低于 40%），但并无心力衰竭的症状。伊伐布雷定组较之安慰剂组，平均心率稳定降低 6 次/分，但主要终点全因病死率和多数二级终点均无显著差异。研究的结果是阴性的。但对基础心率偏快（＞75 次/分）的亚组人群作分析,发现伊伐布雷定组可显著降低冠心病某些类型的事件:致死和非致死性心肌梗死发生率降低 35%,冠脉血运重建降低 30%,提示减慢心率可以使冠心病伴心功能降低患者获益。

2010 年颁布的 SHIFT 试验是心力衰竭药物研究领域的一个重大进展。该研究是迄今为止规模最大的以事件发生率和病死率为终点的慢性心力衰竭治疗研究之一。研究入选 6 505 例窦性心律、心率≥70 次/分、LVEF≤35%、NYHA Ⅱ～Ⅳ级的心力衰竭患者,在 β 受体阻滞剂(使用率高达 90%)和 ACEI 基础上,随机给予伊伐布雷定或安慰剂。平均治疗 22.9 个月后,伊伐布雷定组较安慰剂组心血管病死亡和因心力衰竭恶化住院风险显著降低 18%(HR＝0.82,$P<0.0001$),心力衰竭住院及心力衰竭死亡风险均显著降低 26%,由此证实伊伐布雷定在抗心力衰竭标准治疗下,仍可使心力衰竭患者进一步获益。

伊伐布雷定也显著提高心力衰竭患者生活质量。生活质量严重受限也是心力衰竭治疗难题之一。心力衰竭患者生活质量甚至低于乳腺癌、抑郁症、肾脏透析等慢性疾病。β 受体阻滞剂和 ACEI 均为心力衰竭的基础治疗药物,但对生活质量的改观十分有限,而 SHIFT 研究表明,伊伐布雷定可能具有较好的作用。

3.临床应用的方法

伊伐布雷定的适应证:①窦性心律、LVEF≤35%,已应用循证剂量的 β 受体阻滞剂、ACEI/或 ARB,以及醛固酮拮抗剂,心率持续≥70 bpm 的患者;②窦性心律、EF≤35%、心率≥70 bpm 且不耐受 β 受体阻滞剂的患者。起始剂量为 2.5 mg 每天 2 次,最大剂量 7.5 mg 每天 2 次。

不良反应:该药使用时间短,缺少长期观察资料。SHIFT 研究中,严重不良反应发生率低于安慰剂组,撤药率与安慰剂组相似,具有较好的耐受性,似表明长期应用是安全的。常见不良反应有:①心动过缓,发生率约 3.3%。SHIFT 研究中心动过缓发生率虽达 10%,但因此而撤药者仅 1%。伊伐布雷定降低心率,依赖于患者的基础心率及活动强度,降低日间心率大于夜间心率,从而避免了心率的"过度降低"及由此所致的不良影响,且由于心排血量不降低,从而减少症状性心动过缓的发生。②眼内闪光,发生率约 3%,与视网膜 $I_h$ 通道存在基因变异有关,表现为光线变化时视野局部的亮度增加,通常出现在治疗的 2 个月内,大多为轻到中度,逾 3/4 患者在治疗过程中可逐渐缓解,具有一过性和可逆性的特点。

4.值得探讨的相关问题

(1)伊伐布雷定有益作用的机理:SHIFT 超声心动图分支研究证实伊伐布雷定能改善左心功能,延缓左心室重构。心肌重构是心力衰竭发生和发展的主要病理生理机制,并与心力衰竭预后关系十分紧密。这一结果提示伊伐布雷定减慢心率的作用可转化为逆转左心室重构的有益影响。这也是首次采用临床干预的研究方法证实,单纯降低心率也能显著延缓左心室重构,并提示伊伐布雷定改善心力衰竭患者的预后,可能与其逆转左心室重构作用有关。当然,这一结果仍需进一步临床研究证实。

(2)降低心率产生的改善预后的有益作用有多大:提出这样的问题并非没有依据。在 BEAUTIFUL 试验中主要终点伊伐布雷定组和安慰剂组并无显著差异,全因病死率也未见降低。SHIFT 试验中主要复合终点虽然显著降低,但亚组分析表明,伊伐布雷定的加用并未显著降低全因病死率、心血管病病死率和心脏性猝死率。这种状况与 β 受体阻滞剂应用的情况形成鲜明的对照。慢性心力衰竭应用 β 受体阻滞剂的临床试验均显示病死率显著降低,且降幅较大:全因病死率降低约 35%,心脏性猝死率降低约 45%。冠心病治疗试验的情况亦相类似。

(3)同样降低心率为何结果会有明显差别:β 受体阻滞剂的主要作用是抑制交感神经系统,心率的降低是由于交感神经系统受到抑制的结果。该药虽降低心率,但其实质是降低交感神经系统的兴奋性。伊伐布雷定则不同,其为"单纯"的心率抑制和减慢的药物,其对交感神经系统全无影响和作用。正是两药的此种差异,极有可能造成治疗心力衰竭疗效的不尽相同,也对我们认识心率与心力衰竭预后的关系,以及伊伐布雷定能否取代 β 受体阻滞剂用于心力衰竭治疗等问题很有启示。

(4)降低心率本身能够改善预后吗:从伊伐布雷定和 β 受体阻滞剂这两类药物对病死率影响的明显差异,提出这样的疑问是不难理解的。严格来讲,BEAUTIFUL 和 SHIFT 这两个临床试验并未解决这个问题。这两个试验均是干预心率的临床研究,心率降低后冠心病和心力衰竭患者都获得一定益处,但全因病死率和心脏性猝死率等最重要的预后指标并无改善。对 SHIFT 试验 β 受体阻滞剂剂量应用较大(达到目标剂量或其一半以上)患者作亚组分析发现,与安慰剂组相比,主要复合终点并无差异。这些情况表明,在心力衰竭治疗中伊伐布雷定降低心率的确可产生有益作用,但又具有一定的局限性,其有益的程度也逊于 β 受体阻滞剂,显然不能取而代之。

（5）心率是否为心血管病的独立预后因素：根据现有的认识，心率可以被认为是心力衰竭的一种独立的危险因素。过去大量的流行病学研究可以证实，例如 Framingham 36 年前前瞻性观察表明，静息心率快的人较之心率较慢的人冠心病及各种心血管事件甚至死亡的风险显著增高。临床研究（如 Syst-Europe、CIBISⅡ、TNT 等）的亚组分析表明，同样情况下心率较慢的患者病死率较低，心血管事件发生率也较低。心率快可以引起心血管疾病，最典型的是心动过速型心肌病，快速心率可导致心肌肥大、心力衰竭和死亡。前述的 SHIFT 试验从临床干预的角度证实降低心率对心力衰竭患者改善预后有益；基线静息心率 75～80 次/分较 70～72 次/分的心力衰竭患者，心血管病死亡和因心力衰竭入院风险增加 33%，静息心率升高至 80～87 次/分，上述风险将增至 80%。还证实心率 55～60 次/分组患者心血管事件发生率最低，可认为是心力衰竭患者最佳心率范围。

因此，Fox 认为："目前数据表明，心率是心血管病死亡的危险因素，独立于目前已经公认的危险因素，提示优化心率管理有潜在获益。""这些数据表明，未来心血管指南应重视心率的预后价值及心率调控。"

**（六）地高辛——仍有应用价值的老药**

洋地黄类一般被归为正性肌力药物，可增强心肌收缩力，但此种作用其实是较弱的，并不足以产生有益的效应。还可降低交感神经的张力，增加迷走神经的张力，其机制是改善压力感受器的功能；可作用于心脏传导系统从窦房结至房室交界区部分，减缓窦房结放放冲动的频率，延缓窦房传导和房室传导，从而降低心室率。近期发现此类药具有一定的神经内分泌抑制作用，可抑制和减少肾素和去甲肾上腺素的分泌，故能抑制 RAAS 和交感神经系统的过度兴奋。不过，这种抑制作用也不强，无法在心力衰竭治疗中扮演主角。

此类药中只有地高辛做过心力衰竭治疗的临床试验，长期应用可降低心力衰竭恶化的住院率，心力衰竭治疗中如撤除已经使用的地高辛，反而会导致病情恶化，但该药并不能降低患者的全因病死率。

临床上地高辛可考虑用于下列情况：①伴快速心室率心房颤动患者，以降低心室率，大多与 β 受体阻滞剂合用，后者可更有效地降低患者活动时的心室率；②在标准和优化抗心力衰竭治疗后，疗效仍不够满意、持续有症状的患者可加用地高辛；③基础血压偏低的患者可考虑早期与 ACEI 等合用。

**六、心力衰竭多药合用——不良反应和相互作用不容忽视**

心力衰竭药物治疗最重要的不良反应是严重的低血压、高血钾和肾功能衰竭。

## (一)低血压

利尿剂和"金三角"均是具有降压作用的药物,其添加应用值得关注。这些药物虽已证实可改善心力衰竭患者的心脏功能和运动耐受性,但低血压反应也是撤药的主要原因。在大多数临床试验中,很明显研究对象均为病情已稳定的患者。此种"理想"的患者并非我们在门诊或综合医院中处理的患者。这些药物的有益作用不仅在较年轻的和中度心力衰竭患者中得到证实,也在老年和晚期且 LVEF 低下患者中得到证实。因此,即使那些易致低血压的患者,这些药物应用亦是有益的。由于在临床试验中发现较低药物剂量仍可发挥有益的作用,故为了减少低血压反应,应采用较低的剂量,尤其是 β 受体阻滞剂,缓慢滴定的方法递增剂量,有助于克服低血压和其他不良反应,从而使药物的长期持续应用的可能性和依从性大大增加。

## (二)肾衰竭和高钾血症

这两项是应用 ACEI(或 ARB)和醛固酮拮抗剂的主要不良反应。

尽管在应用 ACEI 治疗心力衰竭的大型临床试验中肾功能和血浆肌酐水平并未恶化,仍需强调,明显增高的肌酐水平($>2.1$ mg/dL)在这些研究中属于排除标准。

在 Val-HeFT 试验中约 $90\%$ 患者的标准常规治疗包括了 ACEI,该试验评估了 ARB 缬沙坦加用后的疗效。因进行性肾功能恶化的撤药率,缬沙坦组为 $1.1\%$,安慰剂组为 $0.2\%$。同样的,在 VALIANT 研究中缬沙坦和卡托普利合用组、单用缬沙坦组,停药率均显著高于单用卡托普利组。不过,由于肾功能减退所致的停药率分别为 $4.8\%$、$4.9\%$ 和 $3.0\%$,仍在可以接受范围内。在 CHARM-Added 试验中 ACEI 和坎地沙坦合用组的停药率为 ACEI 单用组的 2 倍。

由于 RALE 试验、EPHESUS 试验和 EMPHUSES 试验令人鼓舞的结果,醛固酮拮抗剂已被广为推荐用于心力衰竭治疗。不过,醛固酮拮抗剂应用的增加,据 Junrlink 等的观察(2004 年),已使因高钾血症住院增加 $3\sim5$ 倍,相关的死亡增加 2 倍。

# 第四节 射血分数保留的心力衰竭

## 一、流行病学

HFpEF 大多为老年人,老年性心力衰竭半数以上为 HFpEF,且大多数与高血压相关。高血压可导致神经内分泌系统的过度激活,尤其是交感神经系统和 RAAS 的过度激活(阶段 A)。长期激活通过一系列复杂的细胞、分子和表型的改变可诱发心肌重构,后者反过来又进一步激活交感神经系统和 RAAS,形成恶性循环,使心肌重构加重,导致心肌损伤、心脏扩大和心功能障碍(阶段 B),最终可出现心力衰竭的症状和体征(阶段 C),并进展至终末期心力衰竭阶段(阶段 D)。

在过去的 20 年,HFpEF 住院患者数量持续上升,而 HFrEF 则未见改变。此种流行病学的变化,提示 HFpEF 的确在增加,可能有以下原因:①人群的老龄化。我国人口中老年人比率已超过 10%,城市中老年人比率更高,HFpEF 增长显然反映了此种老龄化的趋势。②心房颤动、肥胖、糖尿病和高血压等常伴发 HFpEF,这些疾病之患病率,过去十多年一直也在增加。我国高血压患者已逾 3 亿,糖尿病患者逾 1 亿;人群中约 1/3 超重或肥胖,较之正常体重者高血压风险分别增加 2 倍和 8 倍。③心血管疾病治疗效果不断提高,患者的生存率显著改善。④临床医师对 HFpEF 有了更多的了解。

## 二、关于射血分数保留的心力衰竭的争论

心力衰竭均伴组织灌注减少和液体潴留所致的症状和体征,也常伴严重的左心室泵功能障碍和 LVEF 降低。由于病情和病程,以及左心室功能障碍程度的差异,LVEF 改变各个水平的患者实际上均可见到,按 LVEF 值来划分心力衰竭的类型系人为设定。

HFpEF 尚存在观念上的争论,聚焦于心力衰竭是单一的,还是有两个不同的综合征? 前者认为在 LVEF 降低的心力衰竭发生之前,先有 LVEF 正常的心力衰竭,两者同属于慢性心力衰竭,不同的患者或同一患者在疾病发展的不同阶段可表现为 HFpEF 或 HFrEF。换言之,HFpEF 只是慢性心力衰竭的一种常见表现形式,其基础的病理生理学机制可能与 HFrEF 有所不同,以舒张性左心室功能障碍为主,故认为将其命名为"舒张性心力衰竭"是较为恰当的,反映了此病独特的病理生理学特征,而在临床上又可与收缩性心力衰竭相区别。支持这一

观点有下列研究证据：①在心力衰竭的临床试验中 LVEF 呈单众数分布；②高血压性心脏病可从向心性左心室肥厚进展至离心性左心室重构；③终末性肥厚性心肌病亦可进展至离心性左心室重构、心脏扩大和心力衰竭。

另一种观点则认为心力衰竭包含 2 种综合征，两者的基本病理生理机制不同，临床表现和转归也有所差异。HFpEF 中存在向心性左心室重构，主要表现为舒张性心功能障碍；而 HFrEF 中存在离心性左心室重构，并伴收缩性心功能障碍。下列研究证据支持这一观点：①在 HFpEF 中心肌超微结构存在明确的心肌肥厚，而在 HFrEF 中则肌节密度减少；②现代抗心力衰竭治疗可使收缩性心力衰竭预后改善，而舒张性心力衰竭则不能。

近期也有学者认为这两种心力衰竭类型并无本质区别，病理生理学上 HFpEF 只是心力衰竭的一种"变异的临床表型"，合并存在收缩性-舒张性功能障碍（包括左心室舒张受损和心室-动脉僵硬）、容量超负荷和交感神经-迷走神经功能失衡等，且均发挥了重要的作用。近期的观察表明两种心力衰竭的 Kaplan-Meier 生存曲线完全重叠，这与上述的推测也是一致的。

从临床角度看，舒张性心力衰竭作为描述性名称是有用的，但在病理生理学上并不具有意义。换言之，HFpEF 和 HFrEF 是心力衰竭的 2 种常见临床类型，均有心力衰竭的症状和体征，也都存在左心室收缩功能和舒张功能障碍，只是这两种功能障碍的相对程度不同。不过这一观点并不能令人信服地解释那些在 HFrEF 治疗中有效、可改善预后的药物，如 β 受体阻滞剂、ACEI、ARB 等却并不能降低 HFpEF 的病死率。

显然，围绕 HFpEF 的争论并未结束，揭开其谜底有待未来更多的研究。

### 三、射血分数保留的心力衰竭的现代诊断标准

美国新指南（2013 年）将 HFpEF 的 LVEF 值规定为≥50％，略高于过去多数学者建议的≥45％。LVEF 值介于两者之间的心力衰竭患者，分为两个亚型：边缘性 HFpEF（EF 41％～49％）和改善的 HFpEF（EF＞40％）。前者可以理解，后者则较为费解。新指南认为后一群体来自 HFrEF 患者，其状况改善、LVEF 得到提升。实际上对于 LVEF 值 41％～49％，或＞40％的心力衰竭患者，判定其类型主要应依据心脏尤其左心室的大小，正常者为 HFpEF，显著扩大者为 HFrEF。

中国心力衰竭诊治指南 2014 提出，HFpEF 的临床诊断应依据以下标准。

（1）符合舒张性心力衰竭的临床特点：即有心力衰竭的症状（如气急）和（或）

体征(如水肿),左室射血分数(LVEF)≥45%,超声心动图和(或)胸片上左心室和全心均未见明显增大。此外,还应有心脏结构性病变证据如左心房增大、左心室肥厚,或伴超声心动图上舒张性心功能障碍。

(2)符合舒张性心力衰竭的流行病学和人口学特点:即患者不仅为老年人,而且大多数有长期高血压病史,或心力衰竭的病因为高血压;大多为女性。部分患者伴糖尿病、心房颤动、肥胖等。

(3)生物学标志物 BNP/NT-proBNP 轻至中度升高,至少应超过"灰色区域":这一指标的测定有一定的参考价值,也有争论。如测定值呈轻至中度升高,或至少在"灰色区域",有助作出诊断。

**四、射血分数保留的心力衰竭的治疗**

这是临床上的一大难题,且近几年该领域进展不大。那些在 HFpEF 中推荐的药物如 ACEI、β受体阻滞剂等并非必须应用。目前较为普遍接受的治疗方案包括以下要点。

**(一)缓解症状**

缓解症状的主要方法是应用利尿剂,以消除液体潴留、减少心室容量和左心室的舒张负荷。利尿剂的起始剂量宜小,因为舒张容量小小的变化,可引起压力和心脏搏出量的巨大改变,并导致低血压的发生。

**(二)积极治疗基础疾病**

(1)降低血压极为重要,不仅适用于原有高血压患者,也适合基础血压并不高的患者,其目标水平为<17.3/10.7 kPa(130/80 mmHg)。

(2)如伴心肌缺血或心力衰竭由冠心病所致,除药物治疗的 ABCD 方案外,应积极考虑作冠脉血运重建术,视具体情况选择冠脉旁路移植术或 PCI 术。

**(三)有效控制各种合并症**

(1)积极处理伴快速心室率的心房颤动。可应用β受体阻滞剂、地高辛,以及非二氢吡啶类钙通道阻滞剂,适当控制心室率,并开始抗凝治疗,如口服华法林或新型口服抗凝剂。减慢心率是一把双刃剑,既可增加舒张期冠脉的血液供应,因心肌缺血与舒张功能障碍密切有关,又可避免快速心率时心室的不完全性舒张,这些是有益的。但另一方面,由于对运动诱发的心率增快反应变迟钝,便抑制了肥厚心脏对心搏出量增加的重要反馈机制,尤其在心脏对正性肌力作用和前负荷储备的代偿能力较小时,需要依赖变肌力作用,以便根据外周需求来调节心搏出量。而且,如要将心室率更降低一点,就需增加药物种类和(或)剂量,也就增加了药物不良反应和相互作用的风险。故并不要求严格降低心率。

(2)伴糖尿病者控制血糖水平十分重要。

(3)肥胖者需调整生活方式,并减轻体重使体质指数(BMI)在标准水平。

**(四)改善预后的治疗**

这方面研究进展缓慢,未见突破。地高辛、ACEI 或 ARB 等对降低全因病死率无显著的影响。

DIGEF 试验中地高辛显著降低了心力衰竭住院率,但却有增加非心力衰竭住院的倾向。

CHARM-保存试验中入选的患者 LVEF 均超过 40%,但其临床特点与社区的 HFpEF 患者不太一样。该试验证实,坎地沙坦在预防因心力衰竭住院上,具有轻度但显著的有益作用。PEP-CHF 试验入选老年轻度 HFpEF 患者,平均 LVEF 为 65%,培哚普利较之安慰剂并未降低全因病死率,但心力衰竭住院率显著降低。该研究中患者病情较轻,心血管事件发生率较低(每年仅 4%),对结果可能有影响。

β受体阻滞剂萘必洛尔在 SENIORS 试验中证实,较之安慰剂对照组,主要复合终点死亡和心血管疾病住院率显著降低,但病死率仅呈轻度降低趋势,未达统计学上的显著差异。该研究入选标标准中对 LVEF 未作限定,可视为针对各个水平 LVEF 心力衰竭的研究。

近期一项评价螺内酯治疗 HFpEF 疗效的研究(Ald-DHF Ⅱ b 试验),提示该药使患者获益,且应用安全,无严重的不良反应。但该研究采用的是替代指标,尚不能得出明确结论。

# 第五节　急性心力衰竭

## 一、基本概念

### (一)矛盾和困惑

急性心力衰竭的临床研究充满矛盾,同样的治疗方法和对象,其结果可能完全不同。此种状况显然与该病的复杂多变有关,也提示目前应用于急性心力衰竭的临床研究方法应有所改变,应不同于慢性心力衰竭和其他疾病。

急性心力衰竭的药物治疗过去20年并无显著进步。该病的临床表现、血流动力学改变,以及病理生理机制均很复杂和多变,而且引起急性心力衰竭的基础病因和诱发因素又是多种多样。患者的病因、病理生理机制、临床表现不同,往往临床结局也不同,因此,每个具体病例均是独特的,应强调动态与细致的评估,以及个体化的处理。

### (二)定义

急性心力衰竭的定义近几年已悄然改变。新定义是指心力衰竭症状和体征迅速发生或恶化。临床上以急性左心衰竭最为常见。后者是指急性发作或加重的左心功能异常所致的心肌收缩力明显降低、心排血量骤降、引起肺循环充血而出现急性肺淤血、肺水肿,组织器官灌注不足,甚至心源性休克的一种临床综合征。新的定义包含了慢性心力衰竭急性失代偿,这是美国因心力衰竭住院的最常见类型,也是因心脏病入院的主要病种之一。新定义扩大了急性心力衰竭患者群体的范畴,进一步突显了该病的临床重要性。

美国过去十年中因急性心力衰竭而急诊就医者为1 000万,急性心力衰竭患者中15%～20%为首诊心力衰竭,大部分则为原有的心力衰竭加重。急性心力衰竭预后很差,其住院病死率为3%,60天病死率9.6%,3年和5年病死率分别高达30%和60%。我国的研究资料较少,回顾性分析表明因心力衰竭住院占住院心血管疾病患者的16%～18%。

### 二、急性心力衰竭的分类

急性心力衰竭的分类可采用将急性心力衰竭的基本临床特点和心力衰竭阶段划分结合在一起的分类方法(表4-8)。

表4-8　急性心力衰竭分类方法

| 类型 | 阶段划分 | 说明和解释 |
| --- | --- | --- |
| 1.慢性心力衰竭恶化(约占75%) | 阶段C | 有结构性心脏病伴原有或现有心力衰竭症状 |
| 2.晚期心力衰竭 | 阶段D | 顽固性心力衰竭需特殊干预 |
| 3.新发或再发的心力衰竭 | 阶段B最常见<br>阶段A亦可见<br>非阶段A或B | 有结构性心脏病,但无心力衰竭症状<br>有心力衰竭高危因素,但无结构性心脏病 |

### 三、急性心力衰竭的严重程度分级

#### (一)国外指南推荐分级方法

以下 3 种方法均较常用,尤其是前 2 种国内已沿用多年。

1.Killip 分级

Killip 分级(表 4-9)仅适用于急性心肌梗死所致的急性心力衰竭。

表 4-9　急性心肌梗死的 Killip 分级法

| 分级 | 症状与体征 |
| --- | --- |
| Ⅰ级 | 无心力衰竭 |
| Ⅱ级 | 有心力衰竭,两肺中下部有湿啰音,占肺野下 1/2,可闻及奔马律,X 线胸片有肺淤血 |
| Ⅲ级 | 严重心力衰竭,有肺水肿,细湿啰音遍布两肺(超过肺野下 1/2) |
| Ⅳ级 | 心源性休克、低血压[收缩压≤12.0 kPa(90 mmHg)]、发绀、出汗、少尿 |

2.Forrester 分级

根据血流动力学指标如肺毛细血管楔压(PCWP)和心脏指数(CI)进行分级,故仅适合 CCU 或 ICU 等应用(表 4-10)。

表 4-10　急性心力衰竭的 Forrester 分级法

| 分级 | PCWP(mmHg) | CL(L·min$^{-1}$·m$^{-2}$) | 组织灌注状态 |
| --- | --- | --- | --- |
| Ⅰ级 | ≤18 | >2.2 | 无肺淤血,无组织灌注不良 |
| Ⅱ级 | >18 | >2.2 | 有肺淤血 |
| Ⅲ级 | <18 | ≤2.2 | 无肺淤血,有组织灌注不良 |
| Ⅳ级 | >18 | ≤2.2 | 有肺淤血,有组织灌注不良 |

3.四格表分级

系根据 Forrester 分级的临床简易分级法,起初由欧洲急性心力衰竭指南推荐,可用于床边评估(图 4-2)。其中的干和湿指肺部有无淤血,如 PCWP>2.4 kPa (18 mmHg),肺是"湿"的,有湿啰音,如肺野无湿啰音,则是"干净"的。暖与冷指外周组织和重要脏器的灌注,如心脏指数>2.2 L/(min·m$^2$),则肢体温暖,提示灌注状况良好,反之则灌注不良,肢体发凉。由此分为 4 级:Ⅰ级,干和暖,指正常人,无急性心力衰竭;Ⅱ级,湿和暖,指单纯急性左心衰竭,而无外周循环障碍和重要脏器灌注不良;Ⅲ级,干和冷,此种情况少见,在有大量心包积液或心脏压塞,以及伴急性右心衰竭时(右心室梗死、大块肺梗死所致)可出现;Ⅳ级,湿和冷,兼有左心衰竭和外周循环障碍及重要脏器灌注不良,可伴持续性低血压,甚至心源性休克。四格表分级法较适用于慢性心力衰竭急性加重(即慢性心力衰竭急性失代偿)患者的评估。该法的分级大体上和 Forrester 分级可以——相对应,又包括了对急性左心衰竭和急性右心衰竭的评估,指标简单而内含丰富,但临床应用并不方便,也不太适合国人的习惯,故一直未在我国得到普遍应用。而且,4 个等级中正常人和右心衰竭各占其一,实际上左心衰竭只分为 2 个级别,并不能充分和细致评估此种临床上占绝大多数的急性心力衰竭类型。

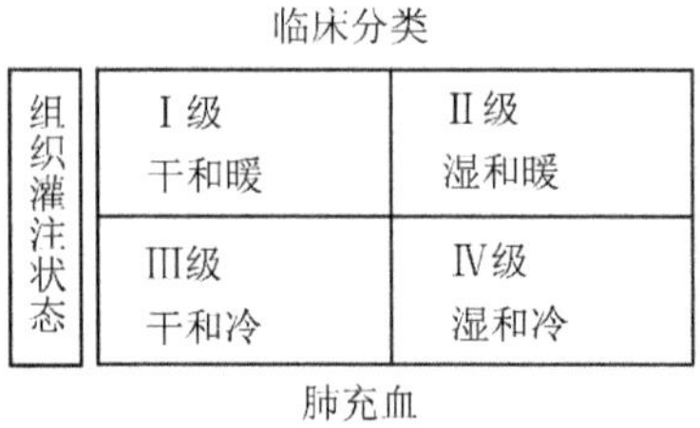

图 4-2　欧洲急性心衰指南推荐的四格表分级法

### (二)中国急性心力衰竭指南推荐的分级法

中国学者依据四格表法,又结合自身的临床经验和认识,总结和归纳出急性左心衰竭的临床程度分级(表 4-11)。此处的冷暖指皮肤触诊的感觉。Ⅰ级为正常,或尚未见明显的左心衰竭;Ⅱ级为单纯性左心衰竭;Ⅲ级为肺水肿(皮肤寒冷,肺部大量湿啰音),或有急性右心衰竭(皮肤寒冷,肺部无啰音);Ⅳ级为重度急性左心衰竭,不仅伴外周循环障碍,并有持续性低血压或心源性休克,还可能伴重要脏器灌注不足,由于代偿性交感神经系统极度亢进,血管收缩、皮肤厥冷、大汗淋漓。这 4 个级别同样可以与 Forrester 分级相对应。我国的此种临床程度分级更为清晰,内含更为明确,也更实用。

表 4-11　急性心力衰竭的临床程度分级

| 分级 | 皮肤 | 肺部啰音 |
| --- | --- | --- |
| Ⅰ级 | 温暖 | 无 |
| Ⅱ级 | 温暖 | 有 |
| Ⅲ级 | 寒冷 | 有/无 |
| Ⅳ级 | 寒冷 | 有 |

## 四、急性左心衰竭的治疗和评价

### (一)急性左心衰竭的处理流程

改善左心室充盈压和(或)增加心搏出量可显著缓解症状,这也是急性期和早期治疗的主要目标之一。不过,改善症状不应使下游受害,如造成心肌或肾脏受损、冠脉灌注量减少、心率增快、神经内分泌进一步激活等。传统药物如袢利尿剂和硝酸酯类药物在急性心力衰竭的应用并未做过系统和充分的研究,治疗的方法包括剂量、疗程,以及给药途径等主要是经验性的。实际上,在急性期如何既要迅速缓解症状,又要维持血流动力学稳定,应用的药物必须安全有效,目前很难做到。这也是临床处理上遇到的一个难题。通常的处理步骤见图 4-3。

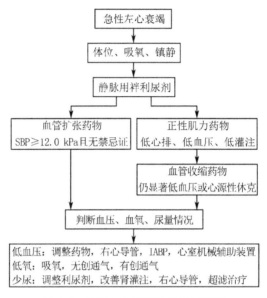

图 4-3　急性左心衰竭的处理流程图

### (二)药物治疗中需关注的问题

#### 1.限水限钠

明显液体潴留者应严格限制摄入液体量少于 2 000 mL。维持出入量负平衡 500～1 500 mL/d,此时应防止低血容量、电介质紊乱(低血钾和低血钠等)。数天后水肿明显消退可减少水负平衡量,转为出入量大体平衡。容量负荷过重者,限制钠摄入<2 g/d。无须常规和严格限钠,正常饮食可改善预后,限钠对肾功能和神经体液机制有不利作用。

#### 2.利尿剂

应采用静脉利尿剂,首选袢利尿剂如呋塞米。常规持续静脉注射如效果不佳,可酌情增加剂量。总剂量在起初 6 小时不超过 80 mg,起初 24 小时不超过 200 mg。亦可应用托拉塞米或依那尼酸。

利尿剂使用是否安全?急性心力衰竭大多有液体潴留如肺淤血,其中慢性心力衰竭急性失代偿可伴显著的水肿。利尿剂的使用是必需的,药物中唯有利尿剂才能较快和较有效地消除液体潴留,减轻心脏的负荷。然而一些研究显示,使用利尿剂尤其较大的剂量常伴较高的病死率。这是怎么回事?近期的一项荟萃分析解开了这一谜团,证实利尿剂并不会增加病死率;病情严重的患者往往会长期应用大剂量利尿剂,其病死率高是由于本身病情重,并非利尿剂所致。

利尿剂如何使用才适当?选择静脉应用还是口服?采用大剂量还是中小剂量?这是一个挑战。利尿剂的应用在国内外指南中均为Ⅰ类推荐,但证据强度为 B 或 C,提示缺乏临床研究的证据。近期一项针对这些问题的临床研究,证实静脉持续滴注和静脉推注,两者在同样剂量下疗效并无差异;还证实大剂量和中等剂量也无差异,而大剂量会引起更多更严重的不良反应。祥利尿剂为首选,以呋塞米为例,其剂量和疗效呈线性关系,现在看来使用中等剂量即可,日剂量不超过 200 mg 即为中等剂量。

利尿剂如何使用才可提高疗效?利尿剂使用并不都能够立竿见影。疗效差或无疗效的情况常会出现,这是由于病情严重(如终末期心力衰竭)、使用不当或者利尿剂抵抗。此时应增加剂量、静脉给药和口服同时使用;也可以合用两种以上利尿剂,如在呋塞米基础上加用噻嗪类利尿剂,有时呋塞米与托拉塞米合用也很有效。疗效仍不满意,可试用多巴胺小剂量静脉持续滴注,使肾血流增加而加强利尿剂的作用。联合应用疗效优于单一大剂量。新型利尿剂托伐普坦可用于常规利尿剂效果不佳、有低钠血症(尤其稀释性低钠血症)或有肾功能损害的患者。利尿剂联合仅适合短期应用。

3.血管扩张药物

血管扩张药物可应用于急性心力衰竭早期阶段。收缩压水平是评估此类药是否适宜的重要指标。收缩压＞14.7 kPa(110 mmHg)通常可安全地使用;收缩压在 12.0～14.7 kPa(90～110 mmHg),应慎用;收缩压＜12.0 kPa(90 mmHg),则禁忌使用,因可能增加病死率。血管扩张剂应用过程中要密切监测血压,根据血压调整合适的维持剂量。

该类药主要有硝酸酯类、硝普钠、乌拉地尔、酚妥拉明、压宁定等,沿用已逾数十年。

萘西立肽(又名人重组脑钠肽,rhBNP)是此类药物中的新秀,属内源性激素物质,与人体内产生的 BNP 完全相同。其主要药理作用是扩张静脉和动脉(包括冠状动脉),从而降低前、后负荷,在无直接正性肌力作用情况下增加 CO,故将其归类为血管扩张剂。实际上该药并非单纯的血管扩张剂,而是一种兼具多重作用的药物,可以促进钠的排泄,有一定的利尿作用;还可抑制 RAAS 和交感神经系统,阻滞急性心力衰竭演变中的恶性循环。

研究表明,萘西立肽的应用可以带来临床和血流动力学的改善,推荐应用于急性失代偿性心力衰竭(VMAC 和 PROACTION 试验)。近期颁布的ASCEND-HF 研究结果表明,该药在急性心力衰竭患者中应用是安全的,并不会损害肾功能和增加病死率。

注意事项:下列情况下禁用血管扩张药物。①收缩压<12.0 kPa(90 mmHg),或持续低血压并伴症状,尤其有肾功能不全的患者,以避免重要脏器灌注减少;②严重阻塞性心瓣膜疾病,如主动脉瓣狭窄,有可能出现显著的低血压;二尖瓣狭窄也不宜应用,有可能造成 CO 明显降低;③梗阻性肥厚型心肌病。

血管扩张剂如何合理应用?临床研究和实践经验均表明,在急性心力衰竭的早期,即血流动力学状况出现改变但尚未恶化,是应用此类药的最佳时机,也就是强调早期应用。但又如何选择这样的时机呢?有明显的肺部啰音,但收缩压仍稳定在 14.7 kPa(110 mmHg)以上的患者,一般均可立即开始应用血管扩张剂。硝酸酯类较硝普钠使用方便又安全,可优先考虑,尤其适用于缺血性心脏病所致的急性左心衰竭。其他如奈西立肽、压宁定、酚妥拉明等也可以用。应用血管扩张剂最主要危险是血压降低,可诱发血流动力学恶化,加重心力衰竭,故应密切监测血压和其他指标。如血压呈持续下降趋势,或收缩压<13.3 kPa(100 mmHg),宜慎用或不用。

### 4.正性肌力药物

正性肌力药物适用于低心排血量综合征,如伴症状性低血压或 CO 降低伴循环淤血患者,可缓解组织低灌注所致的症状,保证重要脏器的血液供应。血压较低和对血管扩张药物及利尿剂不耐受或反应不佳的患者尤其有效。

洋地黄类可用于房颤患者控制心室率,改善症状,一般应用毛花苷 C(西地兰)0.2~0.4 mg 缓慢静脉注射,2~4 小时后可以再用 0.2 mg,伴快速心室率的房颤患者可酌情增加剂量。

多巴胺、多巴酚丁胺、磷酸二酯酶抑制剂(主要为米力农)等应用十分普遍。

左西孟旦(Ⅱa 类,C 级)为新的正性肌力药物。这是一种钙增敏剂,通过结合于心肌细胞上的肌钙蛋白 C 促进心肌收缩,还通过介导 ATP 敏感的钾离子通道而发挥血管舒张作用和轻度抑制磷酸二酯酶的效应。其正性肌力作用独立于 β 肾上腺素能刺激,可用于正接受 β 受体阻滞剂治疗的患者。急性心力衰竭患者应用本药静脉滴注可明显增加 CO 和每搏输出量,降低 PCWP、全身血管阻力和肺血管阻力。对于严重的低心排性心力衰竭,左西孟旦与多巴酚丁胺相比,可更有效地改善血流动力学状态,改善呼吸困难和乏力的症状。该药在缓解临床症状、改善预后等方面不劣于多巴酚丁胺,且可使患者的 BNP 水平明显下降(SURVIVE 研究)。冠心病患者应用不会增加病死率。用法:首剂 12 $\mu$g/kg 静脉注射(>10 分钟),继以 0.1 $\mu$g/(kg·min)静脉滴注,可酌情减半或加倍。对于收缩压<13.3 kPa(100 mmHg)的患者,不需要负荷剂量,可直接用维持剂量,以防止发生低血压。

注意事项:急性心力衰竭患者应用此类药需全面权衡。①是否用药不能仅依赖 1~2 次血压测量的数值,必须综合评价临床状况,如是否伴组织低灌注的表现;②血压降低伴低 CO 或低灌注时应尽早使用,而当器官灌注恢复和(或)循环淤血减轻时则应尽快停用;③药物的剂量和静脉滴注速度应根据患者的临床反应做调整,强调个体化的治疗;④此类药可即刻改善急性心力衰竭患者的血流动力学和临床状态,但也有可能促进和诱发一些不良的病理生理反应,甚至导致心肌损伤和靶器官损害,必须警惕;⑤用药期间应持续心电、血压监测,因正性肌力药物可能导致心律失常、心肌缺血等;⑥血压正常又无器官和组织灌注不足的急性心力衰竭患者不宜使用。

5.血管收缩药物

对外周动脉有显著缩血管作用的药物如去甲肾上腺素、肾上腺素等,多用于正性肌力药物应用后仍伴显著低血压或心源性休克患者。这些药物可以使心排血量重新分配至重要脏器,收缩外周血管并提高血压,但以增加左心室后负荷为代价。这些药物具有正性肌力活性,也有类似于正性肌力药的不良反应。

血管活性药物应如何选择?一般可将血管扩张剂、正性肌力药和血管收缩药物三者合称为血管活性药。这些药物在临床上如何合理选择、合理搭配应用是一个难题,需要知识和经验,更需要因人而异做个体化处理。实际操作参看表 4-12,有一定帮助。血管扩张剂应用的要点是早期和监测血压(尤其收缩压)。如收缩压显著降低可开始应用正性肌力药物。在血管扩张剂和正性肌力药应用后,如患者血压仍低,可加用缩血管药(如去甲肾上腺素)。此时应采用漂浮导管技术,并根据血流动力学指标的变化,调整血管活性药物的种类和剂量。

什么情况下可以使用新的血管活性药物?新的血管活性药物指的是奈西立肽和左西孟旦。医师们常将这两种药用于同类药使用之后,即在同类药未见效时才考虑使用。不过,在同类药应用之前,先用这两种药也是合理的选择。事实上,它们较之同类药还是有优势的。奈西立肽除了扩血管作用外,兼具利尿利钠和阻断 RAAS 的作用,对心力衰竭发生的病理生理机制可发挥有益的改善作用。左西孟旦与传统的正性肌力药不同,在发挥正性肌力作用的同时,并不会增加心肌的耗氧量,在同类药物中此种作用是独特的,其好处也是显而易见的。不过,这两种药与同类药一样,并不能降低急性期病死率。

表 4-12　急性心力衰竭血管活性药物的选择应用

| 收缩压 | 肺淤血 | 推荐的治疗方法 |
| --- | --- | --- |
| >13.3 kPa(100 mmHg) | 有 | 袢利尿剂＋血管扩张剂 |
| 12.0~13.3 kPa(90~100 mmHg) | 有 | 血管扩张剂和(或)正性肌力药物 |
| <12.0 kPa(90 mmHg) | 有 | (1)在血流动力学监测(主要采用床边漂浮导管法)下治疗;<br>(2)适当补充血容量;<br>(3)应用正性肌力药物,必要时加用去甲肾上腺素;<br>(4)如效果仍不佳,应考虑肺动脉插管监测血流动力学和使用主动脉内球囊反搏和心室机械辅助装置;肺毛细血管楔压高者可在多巴胺基础上加用少量硝普钠、乌拉地尔 |

6.β 受体阻滞剂

慢性心力衰竭发生急性失代偿,原已使用的该药是减或停,还是继续维持不变? 2007 中国心力衰竭指南及欧洲心力衰竭指南,均建议可以减或停,待急性心力衰竭得到控制,症状改善后再加用。不过,这一观点近来已有转变。如失代偿并非因为 β 受体阻滞剂所致,则不宜减量或停用,这对于急性期治疗并无好处,反而使之后该药的加用和增加剂量造成困难。OPTIMIZE-HF 注册研究亦表明,β 受体阻滞剂的继续应用对患者出院后生存有益,可降低风险,降低出院后再住院率,停用者风险显著升高。

**(三)非药物治疗需关注的问题**

非药物治疗可发挥重要作用,与药物治疗形成鲜明对照的是,非药物的辅助治疗近几年进展较快。

1.血液超滤

可消除潴留的钠和水,从而减少利尿剂的剂量,并可逐渐和有控制地增加移除的液体量。适用于顽固难治性水肿、药物治疗无反应(包括利尿剂抵抗)、血肌酐水平显著升高,以及伴严重低钠血症等患者。超滤治疗和静脉连续应用利尿剂相比,液体丢失无明显差异,但超滤治疗能更有效地移除体内过剩的钠,并可降低患者因心力衰竭再住院率(UNLOAD 研究)。在伴持续淤血和肾功能恶化患者中阶梯式药物治疗在保护肾功能上优于超滤,体重减轻类似,超滤不良反应较高(CARRESS-HF 研究)。

主动脉内球囊反搏(IABP):可有效改善心肌灌注,又降低心肌耗氧量和增加 CO。适用于:①急性心肌梗死或严重心肌缺血并发心源性休克,且不能由药物纠正;②伴血流动力学障碍的严重冠心病(如急性心肌梗死伴机械并发症);③急性重症心肌炎伴顽固性肺水肿;④可用作左心室辅助装置或心脏移植前的过渡治疗。对其他原因的心源性休克,是否有益尚无证据。

2.机械通气

机械通气主要用于心跳、呼吸骤停而进行心肺复苏,或合并Ⅰ型或Ⅱ型呼吸衰竭。无创呼吸机辅助通气常用于肺水肿和严重呼吸窘迫,且药物治疗不能改善的患者,采用持续气道正压通气(CPAP)或双相气道正压(BiPAP)两种模式。近期研究表明,无创呼吸机辅助通气,并不能降低死亡风险或气管内插管的概率。气道插管和人工机械通气应用指征为心肺复苏、严重呼吸衰竭经常规治疗不能改善,尤其是出现明显的呼吸性和代谢性酸中毒,并影响意识状态的患者。

左心室辅助装置(LVAD):LVAD 或双室辅助装置(BiVAD)可作为心脏移植的过渡或替代,2～3 年的生存率优于药物治疗。主要并发症有出血、血栓栓塞、脑卒中、感染和装置失效。

3.心脏移植

心脏移植可作为终末期心力衰竭的一种治疗方式,主要适用于无其他可选择治疗方法的重度心力衰竭,包括严重心功能损害,或依赖静脉正性肌力药的患者。与传统治疗相比,可显著增加生存率、改善运动耐量和生活质量。

**五、急性心力衰竭基础疾病的处理**

引起急性心力衰竭的基础疾病如严重和未控制的高血压、急性冠脉综合征、重症心肌炎、心瓣膜疾病等均应给予相应的治疗。

要积极进行促进心脏重建的治疗,主要针对以下靶标。

(1)左心室功能障碍:RAAS 阻滞剂如 ACEI、ARB、醛固酮拮抗剂,以及交感神经系统阻滞剂 β 受体阻滞剂,均可以改善左心室功能和心力衰竭患者的预后。利尿剂和地高辛亦可长期应用,有助于缓解和减轻心力衰竭的症状。

(2)冠心病和严重心肌缺血:有效的血运重建和改善临床结局之间有显著的关联,应积极考虑采用。推荐使用的药物有抗血小板药物(如阿司匹林)、β 受体阻滞剂、他汀类药物等。至于能量和代谢调节药物,亦可能有益。存活心肌指部分心肌仍存活但丧失了功能,处于"冬眠"状态。可采用 MRI、超声心动图药物

（如小剂量多巴酚丁胺）运动试验、放射性核素显像等方法来检测。业已证实,及时采用冠脉血运重建和β受体阻滞剂治疗,有可能使存活心肌恢复正常功能。

（3）肾脏受损:监测和改善肾功能的措施很有必要。肾功能状况也是心力衰竭预后的一个预测指标,但仍不清楚仅仅针对肾功能的治疗方法是否也能使临床结局改善。

（4）心电系统异常:心力衰竭的基本病理机制是心肌重构,往往也伴电重构,后者与患者伴发的各种心律失常如心房颤动、严重的室性心律失常等有关。

（5）心瓣膜疾病:由于瓣膜置换术在技术上已十分成熟,有器质性心瓣膜疾病患者在心力衰竭发生前即应考虑作外科手术,以预防心力衰竭。已有心力衰竭者则应尽早手术,以防止心力衰竭再发。

对18项心力衰竭随机试验($n=3\,304$)的荟萃分析表明,制订完整的出院计划,对患者充分告知,以及出院后积极随访处理,较之通常的处置可改善生活质量,降低再住院率和病死率。


# 第六节　心力衰竭的整体治疗


整体治疗是近几年提出的慢性心力衰竭新理念,临床研究证实确有效果。国外做了大量工作,因条件限制,国内工作较为滞后。但仍有必要了解这方面的新进展和新理念。

## 一、运动康复训练

适宜的康复治疗可提高心力衰竭患者的生活质量和改善预后。主要包括两方面内容:采取良好的生活方式和适当的运动锻炼。心内科和康复科医师应联合为心力衰竭患者制定个体化康复治疗方案,长期坚持、循序渐进,必有收获。

规律的有氧运动值得推荐。运动训练和体育锻炼可改善心力衰竭患者运动耐力、生活质量,并降低因心力衰竭的再住院率（HF-ACTION 试验）。不过,很多研究没有纳入老年心力衰竭患者,适合这一群体最佳的运动“处方”尚不明确。

心力衰竭康复训练治疗应包括充分和细致评估心力衰竭患者状况,量体裁衣地设计以运动为基础的训练计划,应有小组监察和保障患者的安全。开始训练时患者须病情稳定,药物治疗有效,且无可能妨碍康复计划的情况,如未控制的高血压、快速心室率的心房颤动等。

## 二、多学科管理

推荐心力衰竭患者加入多学科治疗计划,以降低因心力衰竭住院风险。对患者进行整体治疗,包括身体、心理、社会和精神方面的治疗,应将心脏专科医师、基层医师(城市社区和农村基层医疗机构)、护士、药剂师、患者及其家人的努力结合在一起,可显著提高防治的效果和改善患者的预后。

## 三、心力衰竭患者的随访

近几年的临床研究表明,良好和规律的随访同样可以显著提高防治的效果和改善患者的预后。因此,建议做好下列工作。

### (一)一般性随访

每1~2个月1次,内容包括:①了解患者的基本状况;②药物应用的情况(顺从性和不良反应);③体检:注意肺部啰音、水肿程度、心率和节律等。

### (二)重点随访

每3~6个月1次,除一般性随访中的内容外,应做下列检查:心电图、血生化检查、BNP/NT-proBNP,必要时做胸部X线和超声心动图检查。

### (三)动态监测脑利钠肽

建议每年检测1次。其测定值较低,或呈下降趋势,或与基线值相比降幅≥30%,提示治疗有效,病情稳定。

## 四、心力衰竭患者的教育

临床研究和临床实践均表明,良好的患者教育,可明显提高治疗效果,并有助于改善预后。这要求主管医师在出院前给予心力衰竭患者20~30分钟的解释和指导。应让患者充分了解病情、与心力衰竭有关的基本知识,以及在一些情况下可自行做出的处理。

### (一)心力衰竭的基本症状和体征

了解心力衰竭加重时可能会出现的常见临床表现,如疲乏加重、活动耐受性降低、气急加剧、静息心率增加10~20次/分、水肿(尤其下肢)加重、体重增加等。因此,患者每天应称量并记录体重,测量心率和血压。

### (二)自行调整基本治疗药物的方法

出现上述心力衰竭加重的征象,或3~5天内体重增加2~3 kg,应增加利尿剂的剂量。清晨静息心率≥70次/分,可适当增加β受体阻滞剂的剂量,应维持心率在55~60次/分。血压如呈下降趋势,或≤16.0/9.3 kPa(120/70 mmHg),则常用药物如 ACEI、β受体阻滞剂、利尿剂等均不宜加量。

### (三)知晓应避免的情况

应避免的情况如体力活动过度、情绪激动或精神紧张、各种感染(如感冒和呼吸道感染)、摄盐和饮水过多、不遵从医嘱擅自停药、减量或加用其他药物(如非甾体抗炎药、激素、抗心律失常药物等)。

## 五、降低再住院率的重要性和举措

美国 2009 年心力衰竭指南曾新增对住院心力衰竭患者治疗的建议,具体列出数十条及其推荐等级,2011 年又发表对心力衰竭治疗措施评估的建议,主要适用于个体医师和护理人员。可见美国对这一工作十分重视。

美国新指南推荐 4 项措施,借以降低再住院率:①识别适宜做指南导向的药物治疗(GDMT)的患者。对于阶段 C 患者,GDMT 是处理的基石,督促临床医师遵循和实施;②改进和完善从医院到家庭的过渡期治疗和拟定出院计划,以提高依从性,控制基础心血管病和合并症(包括心理障碍);③多学科联合管理;④密切随访,包括对每例患者进行随访,在出院后 3 天内电话联系,并预约 2 周内复诊。

在各国指南中美国最早关注心力衰竭患者的再住院问题,并将降低再住院率提到与降低全因病死率同样重要的地位,并列为评估预后的主要指标。近几年美国 ACC 推动的"H to H"(从医院到家庭)项目,就是要对住院高风险患者,实行从医院到家庭的全程、动态、不间断的管理,并取得了一定实效。

美国新指南对这一问题的阐述,集中反映其多年工作的积累和经验。从临床实践看,心力衰竭患者尤其病情较为严重的患者的确存在反复住院问题,后者又与病情进展及预后密切相关。降低再住院率就是降低未来死亡风险,也就是改善预后。这一理念值得我们学习和借鉴。

美国新指南所提 4 条建议,我们可以参考,由于国情不同,关于以护理人员为主导的多科联合管理,我们不能套用。根据我国国情,未来我国心力衰竭的管理模式可将大医院专科医师和城市社区医院(或县乡基层医院)医师相结合,实行连续和定期随访,全程监督,确保实施规范的治疗,以提高心力衰竭的整体处理水平。

# 第 五 章

# 高 血 压

## 第一节 高血压的分类

高血压是一种常见病,不同类别的高血压,诊断和治疗有很大区别。因此了解高血压的分类对临床诊治具有重要意义。

### 一、按血压水平分类

《中国高血压防治指南》2010 年修订版中把血压分为正常、正常高值及高血压。按血压水平将高血压分为 1、2、3 级(表 5-1)。JNC-7 将血压水平分为正常、高血压前期、高血压 1 级、高血压 2 级;血压(16.0～18.5)/(10.7～11.9)kPa[(120～139)/(80～89)mmHg]定为高血压前期。2013 欧洲高血压指南仍然保留了 1999 年 WHO/ISH 的分类标准,包括理想血压、正常血压和正常高值。将血压水平(16.0～18.5)/(10.7～11.9)kPa[(120～139)/(80～89)mmHg]定为正常高值,是根据我国流行病学调查研究数据的结果确定。血压水平(16.0～18.5)/(10.7～11.9)kPa[(120～139)/(80～89)mmHg]的人群,10 年后心血管风险比血压水平 14.7/10.0 kPa(110/75 mmHg)的人群增加 1 倍以上;血压(16.0～17.2)/(10.7～11.2)kPa[(120～129)/(80～84)mmHg]和(17.3～18.5)/(11.3～11.9)kPa[(130～139)/(85～89)mmHg]的中年人群,10 年后分别有 45% 和 64% 成为高血压患者。

表 5-1 血压水平的定义和分类

| 类别 | 收缩压(mmHg) | 舒张压(mmHg) |
|---|---|---|
| 正常血压 | <120 | <80 |
| 正常高值血压 | 120～139 | 80～89 |
| 高血压 | ≥140 | ≥90 |

| 类别 | 收缩压(mmHg) | 舒张压(mmHg) |
|------|------------|------------|
| 1级高血压(轻度) | 140~159 | 90~99 |
| 2级高血压(中度) | 160~179 | 100~109 |
| 3级高血压(重度) | ≥180 | ≥110 |
| 单纯收缩期高血压 | ≥140 | <90 |

注:1 mmHg≈0.13 kPa

若患者的收缩压与舒张压分属不同的级别时,则以较高的分级为准。单纯收缩期高血压也可按照收缩压水平分为1、2、3级。

## 二、按病因分类

### (一)原发性高血压

绝大多数高血压患者的病因不明,称之为原发性高血压,占总高血压患者的90%以上。原发性高血压,又称高血压病,除了高血压本身有关的症状外,长期高血压还可能成为多种心脑血管疾病的重要危险因素,并影响重要脏器如心、脑、肾的功能,最终还可导致这些器官的功能衰竭。

### (二)继发性高血压

高血压患者中5%~10%可找出高血压的病因。血压升高是某些疾病的临床表现,称为继发性高血压。通过临床病史、体格检查和常规实验室检查可对继发性高血压进行简单筛查。当查出病因并有效去除或控制病因后,作为继发症状的高血压可被治愈或明显缓解。继发性高血压患者发生心血管病、脑卒中、蛋白尿及肾功能不全的危险性往往更高,而病因又常被忽略以致延误诊断。以下线索提示有继发性高血压可能:①严重或顽固性高血压;②年轻时发病;③原来控制良好的高血压突然恶化;④突然发病;⑤合并周围血管病的高血压。较为常见的继发性高血压有:肾实质性高血压;肾血管性高血压;嗜铬细胞瘤;原发性醛固酮增多症;皮质醇增多症;主动脉缩窄;睡眠呼吸暂停综合征;多囊卵巢综合征;大动脉炎;药物诱发的高血压。由于精神心理问题而引发的高血压也时常可以见到。

## 三、按血压升高类型分类

(1)单纯收缩期高血压:收缩压≥18.7 kPa(140 mmHg)和舒张压<12.0 kPa(90 mmHg),为单纯性收缩期高血压。

（2）单纯舒张期高血压：收缩压＜18.7 kPa(140 mmHg)和舒张压≥12.0 kPa
(90 mmHg)，为单纯性收缩期高血压。

（3）收缩舒张期高血压：收缩压≥18.7 kPa(140 mmHg)和舒张压≥12.0 kPa
(90 mmHg)，为收缩舒张期高血压，也称混合型高血压。

### 四、按对盐是否敏感分类

#### （一）盐敏感性高血压

大部分人增加饮食中盐量并不引起血压升高，一部分患者高盐摄入可引起
血压升高，限制盐的摄入可降低血压，称为盐敏感性高血压。盐敏感性高血压的
临床特点：盐负荷后血压明显升高；血压的昼夜差值缩小、夜间"谷"变浅；血压的
应激反应增强；肾脏靶器官损害出现早；尿微量清蛋白排泄量增加、肾脏的肌酐
清除率降低；有胰岛素抵抗表现；左心室重量增加。盐敏感性高血压患者左心室
重量增加，主要表现为室间隔和左心室后壁增厚，其原因与盐敏感者肾素-血管
紧张素系统对饮食的摄入反应迟钝，致使血浆醛固酮水平相对升高、血浆儿茶酚
胺升高（特别于盐负荷后）、钠的转运异常，以及盐敏感者血压的昼夜节律改变、
夜间"谷"变浅等有关。

#### （二）盐抵抗高血压

盐抵抗高血压属于钠容量非依赖性高血压，血浆肾素活性正常或升高。利
尿剂对这型高血压往往无效。

### 五、特殊人群高血压

#### （一）老年高血压

欧美国家对老年的界定一般以 65 岁为界。《中国高血压防治指南》2010 年
修订本将老年界限为≥60 岁。由于老年人高血压患病率高，血压控制最差，难
度大，尤其是单纯收缩期高血压(ISH)，对心血管危险较单纯舒张期血压升高更
大，故老年高血压极重要。大量随机化临床试验均证实，无论是收缩/舒张期高
血压，还是单纯收缩期高血压，降压治疗均可减少老年患者脑卒中事件及冠心病
事件。有我国参与的 HYVET 和 ADVANCE 研究结果显示，老年高血压患者降
压治疗同样降低心血管风险。老年人降压治疗的用药：大量随机化临床试验均
已明确，各年龄段(＜80 岁)高血压患者均受益于利尿剂、钙通道阻滞剂、β 受体
阻滞剂、ACEI 或 ARB 等抗高血压药物的治疗。

### (二)少儿高血压

青少年和儿童高血压诊断时应多次测量血压,调整年龄、身高和性别后血压仍高于该人群 95％上限,可诊断高血压。

儿童中重度高血压患者中,继发高血压较常见。因此临床医师应警惕青少年血压升高的诱因。青少年中慢性高血压越来越多,通常伴随肥胖,久坐型生活方式及高血压和其他心血管疾病的家族史。青少年和儿童高血压同样可伴有左心室肥厚等靶器官损害,应注意排查。提倡生活方式干预,若反应不明显或血压较高可给以药物治疗。药物选择与成人相似,但剂量要少并应仔细调整。锻炼可以降低血压,无并发症的血压升高不应作为限制儿童体育活动的理由。禁止服用类固醇类激素,并积极干预以减少现有的可逆性危险因素(如肥胖、活动缺乏、抽烟等)。

### (三)妊娠高血压

妊娠期高血压仍然是孕妇、胎儿及新生儿发病和死亡的重要原因之一。生理状况下,妊娠中期(怀孕 4～6 个月)血压通常下降,比妊娠前平均低 2.0 kPa(15 mmHg)。在妊娠末期(怀孕 7～9 个月),血压又回升甚至超过怀孕前水平。这种波动在正常血压、既往有高血压史及即将出现妊娠期高血压的妇女中都存在。

以前通常认为妊娠中期血压高于妊娠早期(怀孕 1～3 个月)或孕前水平,即可诊断妊娠高血压;现在更倾向于依据血压的绝对值来定义[收缩压≥18.7 kPa(140 mmHg)或舒张压≥12.0 kPa(90 mmHg)]。高血压通常在怀孕 20 周后发生,大部分情况下,持续至产后 42 天内。孕期高血压的特征是组织器官灌注不良。

妊娠高血压并不是一个单一概念,它包括以下几点。

(1)慢性高血压/孕前高血压(1～5％的妊娠妇女):定义为妊娠前或妊娠期的前 20 周血压≥18.7/12.0 kPa(140/90 mmHg),产后持续 42 天以上,可出现蛋白尿。

(2)妊娠期高血压:指妊娠期 20 周以后发生的高血压,不伴蛋白尿,妊娠结束后血压可恢复正常。

(3)先兆子痫:孕期高血压如合并明显蛋白尿(24 小时尿蛋白≥300 mg)。水肿的发生率在正常妊娠妇女中高达 60％,因而不再用于先兆子痫的诊断。怀孕 20 周后,先前存在的高血压进一步恶化,并伴有蛋白尿,称为"慢性高血压先兆子痫"。

(4)重度先兆子痫:血压≥21.3/14.7 kPa(160/110 mmHg),有大量蛋白尿,并出现头痛、视力模糊、肺水肿、少尿和实验室检查异常,常合并胎盘功能障碍。

(5)分娩前未分类的高血压:高血压伴有或不伴有全身表现(怀孕 20 周后首次测量血压)。应在产后第 42 天或 42 天后再次测量血压,如果高血压已经消失,则归为伴有或不伴有蛋白尿的妊娠期高血压;如果高血压还持续存在,则归为孕前高血压。

绝大多数孕前高血压且肾功能正常的妇女,母子预后都较好,通常考虑非药物治疗。包括严格管理、限制活动、床上休息时采取左侧卧位等。建议正常饮食,不用限盐。干预的目的是减少孕期高血压(尤其是先兆子痫)的发生率,方法包括补钙(2 g/d)、补充鱼油、小剂量阿司匹林治疗。拉贝洛尔、甲基多巴、β 受体阻滞剂、血管扩张剂(钙通道阻滞剂)对胎儿相对安全。ACEI、ARB 对胎儿有致畸作用,应禁止用于孕妇或准备怀孕的妇女。有先兆子痫早期发作史(<28 周)的妇女可预防性应用小剂量阿司匹林。先兆子痫可发展为高血压亚急症或急症,需住院治疗,并加强监测,提前分娩,使用胃肠外降压药或抗惊厥药治疗。

### (四)难治性高血压

定义:在应用改善生活方式和至少 3 种抗高血压药(包括利尿剂)逐步达到充分足量治疗的措施持续 3 个月以上,仍不能将收缩压和舒张压控制在目标水平时,称为难治性高血压(或顽固性高血压)。

难治性高血压的原因包括未查出的继发原因;降压治疗依从性差;仍在应用升压药(口服避孕药,肾上腺类固醇类,可卡因、甘草、麻黄等);改善生活方式失败(体重增加,重度饮酒);容量负荷过重(利尿剂治疗不充分,进展性肾功能不全,高盐摄入等)。

假性难治性高血压包括单纯性诊所(白大衣)高血压和假性高血压。一些患者的诊所血压始终较高,而日间或 24 小时血压正常,这种情况通常称为"白大衣高血压"或"单纯性诊所高血压"。若患者多次诊所血压均≥18.7/12.0 kPa(140/90 mmHg)且 24 小时动态血压<16.7/10.7 kPa(125/80 mmHg),即可诊断为单纯性诊所高血压。单纯性诊所高血压并非少见(在一般人群中为 10%),在诊断为高血压的人群中占有不可忽视的比例。应检查患者有无代谢危险因素和靶器官损害。若有靶器官损害或心血管高危证据存在,应给予药物治疗。对不需要药物治疗的单纯性诊所高血压患者,应建议其改善生活方式,并须密切随诊。

老年人由于动脉硬化,使用血压计测出的血压值,常常高于实际的动脉内血压,称"假性高血压"。下列情况应当高度怀疑假性高血压:①显著的高血压而无靶器官损害;②抗高血压治疗在没有血压过低时产生低血压样的症状(头晕、疲倦);③X线显示肱动脉钙化征;④上肢动脉血压比下肢血压更高;⑤严重的和单纯收缩期高血压。临床上可以将气囊施加压力超过所测得的收缩压值,仍可触摸到桡动脉者为假性高血压。测量方法不当(患者上臂较粗时未使用较大的袖带)也可造成假性难治性高血压。由于动脉中层钙化性硬化及袖带充气后神经介导的血压反应导致假性高血压,一方面可能掩盖重症患者的低血压状态,另一方面会导致不需要的、甚至过度的降压治疗,甚至导致部分患者出现严重的并发症。对于长期高血压、严重高血压而缺乏靶器官损害时,要高度怀疑假性高血压可能,明确诊断假性高血压并且临床情况良好者,无须降压治疗。

### (五)高血压危象

高血压危象包括高血压急症和高血压亚急症。

高血压急症的特点是血压严重升高[BP>24.0/16.0 kPa(180/120 mmHg)]并伴发进行性靶器官功能不全的表现。高血压急症需立即进行降压治疗以阻止靶器官进一步损害。高血压急症包括高血压脑病、颅内出血(脑出血和蛛网膜下腔出血)、脑梗死、急性心力衰竭、肺水肿、急性冠脉综合征(不稳定型心绞痛、急性非ST段抬高和ST段抬高心肌梗死)、主动脉夹层动脉瘤、肾上腺素能危象(嗜铬细胞瘤高血压危象)、子痫等。

高血压亚急症是高血压严重升高但不伴靶器官损害,可在24~48小时内使血压逐渐下降。

高血压急症患者应进入重症监护室,持续监测血压和尽快应用合适的降压药。首选静脉降压药,降压目标是1小时使平均动脉血压迅速下降但不超过25%,在以后的2~6小时内血压降至约21.3/14.7 kPa(160/100 mmHg)。血压过度降低可引起肾、脑或冠状动脉缺血。如果这样的血压水平可耐受且临床情况稳定,在以后24~48小时逐步降低血压达到正常水平。对于急性缺血性卒中无证据要求立即抗高血压治疗,除非收缩压≥24.0 kPa(180 mmHg)或舒张压≥13.3 kPa(100 mmHg),或伴有严重心功能不全、主动脉夹层、高血压脑病者;主动脉夹层应将收缩压迅速降至13.3 kPa(100 mmHg)左右(如能耐受)。

### (六)单纯动态高血压

与单纯性诊所高血压相反,还有一种比较少见的现象,即诊所血压正常[<18.7/12.0 kPa(140/90 mmHg)]而动态血压升高,称为"单纯性动态高血压"

或隐匿性高血压。这种患者的高血压容易被漏诊,延误治疗可以造成严重的靶器官损害,以及不良的心血管事件。

### 六、单基因遗传性高血压病

个体间 30%～50% 血压变异是由于遗传变异所致。单基因高血压,多与肾上腺及肾脏相关;基因检查可以证实诊断,确定特异治疗,找出处于危险的家族成员。

#### (一)家族性高醛固酮血症Ⅰ型

**1.概述**

该类型亦称糖皮质激素可以治疗的高血压(GRA),常染色体显性遗传,常被疑诊为"原发性醛固酮增多症",患者多呈中-重度高血压(但也有血压正常者),血浆醛固酮水平很高,但 CT 扫描未见腺瘤。临床表现为盐敏感、容量性高血压,往往有代谢性碱中毒,低血钾(50% 左右不恒),血浆肾素活性低,尿中可查到 18-羟、18-酮皮质醇。本病常并发脑血管意外,青少年以脑出血为特征(平均年龄 32 岁)。48% 的有家族聚集现象,18% 的受累成员发生脑血管意外。

**2.病因**

位于肾上腺的嵌合基因,由合成类固醇的基因的调控区与调控醛固酮合成的基因编码区嵌合而成,故醛固酮分泌受促肾上腺皮质激素调控,不受血管紧张素Ⅱ、钾调控。因此,使用小量外源性糖皮质激素(泼尼松每天 30 mg)能抑制促肾上腺皮质激素,2 周能完全抑制患者的醛固酮的分泌,逆转此综合征。用利尿剂螺内酯治疗亦有效。

#### (二)基因突变所致的妊娠高血压

**1.概述**

该类型占妊娠妇女的 6%,部分患者是由于盐皮质激素受体结合域突变(S810L 丝氨酸/亮氨酸)所致。突变受体不同于正常受体,在没有类固醇的情况下,突变受体仍处于半激活状态,醛固酮可激活突变受体。此外,正常一些仅与受体结合而不能激活正常受体的物质与突变受体结合后,能够激活突变受体:如 21-羟基孕酮可与盐皮质激素突变受体结合,激活该受体。螺内酯本属盐皮质激素受体拮抗剂,但与突变受体结合后,非但不能拮抗反而激活突变受体,引起高血压。

**2.病因**

本病为常染色体显性遗传。孕后体内孕酮升高 100 倍,孕酮与突变的盐皮质激素受体结合并激活该受体,因此妊娠后盐皮质激素受体 S810L 突变携带者产生严重的盐敏感高血压,血浆肾素活性抑制,但血浆醛固酮不高。所有突变携带者 20 岁以前均发生高血压。

### (三)可视性盐皮质激素过多症

#### 1.病因

11-β 羟化酶*D2* 基因突变,导致 11-β 羟化酶 D2 活性降低,皮质醇不能被转化成皮质酮。正常情况下,皮质醇由 11-β 羟化酶 D2 催化形成皮质酮,后者与盐皮质激素受体无亲和力,不能激活盐皮质激素受体。而皮质醇能与盐皮质激素受体结合,大量皮质醇蓄积并占据远端肾小管的盐皮质激素受体,可激活转录因子及血清糖皮质激素激酶,后者使泛素 Nedd4-2 磷酸化,磷酸化的 Nedd4-2 不能结合进而灭活上皮钠离子通道,导致上皮钠离子通道活性升高,钠重吸收增加,出现类似醛固酮增高的临床表现——高血压、低血钾。

#### 2.继发性可视性盐皮质激素过多症

正常体内循环中皮质醇比醛固酮高 1 000 倍,但几乎全部被 11-β 羟化酶 D2 转化成皮质酮,后者不能结合故不能激活盐皮质激素受体,体内盐皮质激素受体几乎全部由醛固酮占据。食入太多甘草酸时,11-β 羟化酶 D2 活性受抑制,皮质醇不能被转化成皮质酮,导致皮质醇蓄积,大量皮质醇与盐皮质激素受体结合,出现类似醛固酮增高的临床表现。

#### 3.临床特点

AME I 型(儿童型),11-β 羟化酶 D2 无活性,导致儿童致命性、容量型盐敏感高血压,血浆肾素活性抑制,低血钾,血浆醛固酮低或无,尿中无 18-羟皮质醇与 18-酮皮质醇代谢产物。用利尿剂、螺内酯及地塞米松(抑制皮质醇)治疗有效。AME II 型(成人型),11-β 羟化酶 D2 活性低,可引起高血压脑中风。

### (四)Liddle 氏综合征

#### 1.概述

本病为常染色体显性遗传,幼年高血压、钠潴留、低血钾、碱中毒、血浆肾素活性抑制、血浆醛固酮检测不到。螺内酯对血压及血钾无影响,用阿米洛利治疗有效(非盐皮质激素受体依赖性阻断钠重吸收及钾排泄)。

#### 2.病因

肾小管远端亨氏袢厚升支上皮钠离子通道功能亢进型突变所致。上皮钠离子通道位于远端肾单位的细胞尖膜,其 β 或 γ 亚单位胞浆侧 C-末端 PPPXY 序列对从膜上清除上皮钠离子通道十分重要,此 β 或 γ 亚单位 C-末端 PPPXY 序列缺失,细胞尖端上皮钠离子通道半衰期延长及数目增多,钠重吸收增加,导致容量型高血压。Nedd4-1/Nedd4-2 与上皮钠离子通道亚单位的 PPPXY 序列特异作用,Nedd4-1,Nedd4-2 有泛素连接酶功能域。

**(五)假性低醛固酮血症Ⅱ型(PHA-Ⅱ)**

**1.病因**

*WNK* 基因位于 17 号染色体,WNK 丝氨酸-苏氨酸激酶家族蛋白位于集合管远端肾单位,调控钾-氢交换及氯吸收。WNK1 内含子缺失,WNK4 错义突变,增加跨细胞的氯离子量,导致肾盐重吸收增加,血管内容量增加,容量型高血压。$K^+/H^+$ 交换障碍,钾分泌减少,高血钾。

**2.遗传特性**

常染色体显性遗传,表现为容量型高血压、血浆肾素活性抑制、高血钾。血压及生化改变对噻嗪类利尿剂极度敏感。

**(六)基因突变所致的嗜铬细胞瘤**

导致 0.1%～0.2%高血压(13 万～26 万/中国),约 10%嗜铬细胞瘤为肿瘤所致(常有低血压),肿瘤中 10%为恶性,10%为家族性的。

**1.Von Hippel-Lindau(VHL)综合征**

常染色体显性遗传。病因:肿瘤抑制位点 3p25～p26 突变,14%携带者表现为嗜铬细胞瘤。另外常伴视网膜血管瘤、小脑成血管细胞瘤、肾囊肿、胰腺囊肿、附睾囊腺瘤,为避免漏诊,所有嗜铬细胞瘤都应检查眼底。

**2.多发性内分泌肿瘤(MEN)**

此病因为位于染色体 10q11.2 的 *RET* 原癌基因区域酪氨酸受体激酶基因突变。MEN-2A:表现为甲状腺髓癌,甲状旁腺功能亢进,40%发生嗜铬细胞瘤。为避免漏诊,所有嗜铬细胞瘤患者都要测血清降钙素。MEN-2B:临床表现为嗜铬细胞瘤,甲状腺髓癌,多发黏膜神经瘤(唇、舌、颊膜、眼睑、结膜、角膜、胃肠道,马方样体型,但无晶体及无主动脉病变)。

**3.遗传性神经纤维瘤病**

此病为常染色体显性遗传,NF1 突变位点(17q11.2 neurofibromin 突变)Café-an-lait spot(咖啡-牛奶点),1%的人有嗜铬细胞瘤表现。

# 第二节　继发性高血压

继发性高血压是病因明确的高血压,当查出病因并有效去除或控制病因后,作为继发症状的高血压可被治愈或明显缓解;继发性高血压在高血压人群中占5%～10%;常见病因为肾实质性、内分泌性、肾血管性高血压和睡眠呼吸暂停综合征,由于精神心理问题而引发的高血压也时常可以见到。以前因为认识不足,故诊断的病例数较少。继发性高血压患者发生心血管病、脑卒中、蛋白尿及肾功能不全的危险性往往更高,而病因又常被忽略以致延误诊断。提高对继发性高血压的认识,及时明确病因并积极针对病因治疗将会大大降低因高血压及并发症造成的高致死及致残率。近年来对继发性高血压的鉴别已成为高血压诊断治疗的重要方面。

## 一、肾实质性高血压

病因为原发或继发性肾脏实质病变,是最常见的继发性高血压之一,其血压升高常为难治性,是青少年患高血压急症的主要病因;常见的肾脏实质性疾病包括急、慢性肾小球肾炎,多囊肾;慢性肾小管间质病变(慢性肾盂肾炎、梗阻性肾病);代谢性疾病肾损害(痛风性肾病、糖尿病肾病);系统性或结缔组织疾病肾损害(狼疮性肾炎、硬皮病);也少见于遗传性肾脏疾病(Liddle 综合征)、肾脏肿瘤(肾素瘤)等。

肾实质性高血压的诊断依赖于:①肾脏实质性疾病病史;蛋白尿、血尿及肾功能异常多发生在高血压之前或同时出现;②体格检查往往有贫血貌、肾区肿块等。常用的实验室检查包括:血、尿常规;血电解质(钠、钾、氯)、肌酐、尿酸、血糖、血脂的测定;24 小时尿蛋白定量或尿清蛋白/肌酐比值(ACR)、12 小时尿沉渣检查,如发现蛋白尿、血尿及尿白细胞增加,则需进一步行中段尿细菌培养、尿蛋白电泳、尿相差显微镜检查,明确尿蛋白、红细胞来源及排除感染;肾脏 B 超:了解肾脏大小、形态及有无肿瘤;如发现肾脏体积及形态异常,或发现肿物,则需进一步做肾脏 CT/MRI 以确诊并查病因;眼底检查;必要时应在有条件的医院行肾脏穿刺及病理学检查,这是诊断肾实质性疾病的"金标准"。肾实质性高血压需与高血压引起的肾脏损害和妊娠高血压相鉴别,前者肾脏病变的发生常先于高血压或与其同时出现;血压水平较高且较难控制、易进展为恶性高血压;蛋白尿/血尿发生早、程度重、肾脏功能受损明显。妊娠 20 周内出现高血压伴蛋白尿或血尿,而且易发生先兆子痫或子痫,分娩后仍有高血压则多为肾实质性的高血压。

肾实质性高血压应低盐饮食(每天<6 g);大量蛋白尿及肾功能不全者,宜选择摄入高生物价蛋白,并限制在 0.3～0.6 g/(kg·d);在针对原发病进行有效治疗的同时,积极控制血压在<17.3/10.7 kPa(130/80 mmHg),有蛋白尿的患者应首选 ACEI 或 ARB 作为降压药物;长效钙通道阻滞剂、利尿剂、β 受体阻滞剂、α 受体阻滞剂均可作为联合治疗的药物;如肾小球滤过率<30 mL/min 或有大量蛋白尿时,噻嗪类利尿剂无效,应选用袢利尿剂治疗。

### 二、内分泌性高血压

内分泌组织增生或肿瘤所致的多种内分泌疾病,由于其相应激素如醛固酮、儿茶酚胺、皮质醇等分泌过度增多,导致机体血流动力学改变而使血压升高。这种由内分泌激素分泌增多而致的高血压称为内分泌性高血压,也是较常见的继发性高血压,如能切除肿瘤、去除病因,高血压可被治愈或缓解。

#### (一)原发性醛固酮增多症(原醛症)

原醛症是由于肾上腺自主分泌过多醛固酮,而导致水钠潴留、高血压、低血钾和血浆肾素活性受抑制的临床综合征。常见原因是肾上腺腺瘤、单侧或双侧肾上腺增生,少见原因为腺癌和糖皮质激素可调节性醛固酮增多症(GRA)。以往将低血钾作为诊断的必备条件,认为原醛症在高血压中的患病率<1%,但近年的报告显示,原醛症在高血压中占 5%～15%,在难治性高血压中接近 20%,仅部分患者有低血钾。建议对早发高血压或血压水平较高,特别是血压>24.0/14.7 kPa(180/110 mmHg)的患者;服用 3 种以上降压药物而血压不能达标的难治性高血压;伴有持续性或利尿剂引起的低血钾(血钾<3.5 mmol/L),或肾上腺意外瘤的高血压;有 40 岁以前发生过脑血管意外家族史的高血压患者和原醛症一级亲属中的高血压患者进行原醛症的筛查。

建议上述患者到有条件的医院做血浆醛固酮与肾素活性测定,并计算比值(ARR)进行初步筛查,阳性者进一步进行确诊试验;确诊试验包括口服盐负荷试验、盐水输注试验、卡托普利试验等,试验前应停用对测定有影响的药物;低血钾、心功能不全和严重高血压的患者禁做高钠负荷试验,如上述 1～2 个试验证实醛固酮不被抑制则可确诊。可进一步行肾上腺 CT 薄层(2～3 mm)扫描来进行原醛症亚型分类及定位,鉴别腺瘤与增生,除外肾上腺皮质癌;MRI 对原醛症亚型的诊断并不强于 CT，分辨率较差，不推荐使用。确诊后如选择手术治疗患者也希望手术时，需进一步行选择性肾上腺静脉取血标本（AVS）来测定醛固酮水平，以鉴别是单侧肾上腺腺瘤或双侧肾上腺增生病变。但 AVS 难度较大，价格较贵，为侵入性检查，故应强调适应证并主张在有经验和条件的医院进行，并避免肾上腺出血等并发症的发生。如确诊原醛症患者年龄<20 岁，且有原醛症或有年轻人卒中的家族史，则应做基因检测以确诊或排除 GRA。

确诊为单侧醛固酮分泌瘤或单侧肾上腺增生患者，服用盐皮质激素受体拮抗剂，待血压、血钾正常后行腹腔镜单侧肾上腺手术切除术。如为肾上腺肿瘤所致，则手术切除肿瘤后高血压可得到纠正，也可用导管消融术治疗。如患者不能手术，推荐用盐皮质激素受体拮抗剂进行长期治疗；如为双侧肾上腺增生，推荐用盐皮质激素受体拮抗剂治疗，螺内酯（安体舒通）为一线用药，依普利酮为选择用药；推荐用小剂量肾上腺糖皮质激素治疗 GRA 患者，以纠正高血压和低血钾。成人地塞米松起始剂量为 0.125～0.25 mg/d，泼尼松起始剂量为 2.5～5 mg/d；仅有少数原醛症患者的报道使用其他药物如 CCB、ACEI、ARB，这些药物有抗高血压作用，但无明显拮抗高醛固酮的作用。

### （二）嗜铬细胞瘤

嗜铬细胞瘤是一种起源于肾上腺嗜铬细胞的过度分泌儿茶酚胺，引起持续性或阵发性高血压和多个器官功能及代谢紊乱的肿瘤。嗜铬细胞瘤可起源于肾上腺髓质、交感神经节或其他部位的嗜铬组织。嗜铬细胞瘤 90% 以上为良性肿瘤，80%～90% 嗜铬细胞瘤发生于肾上腺髓质嗜铬质细胞，其中 90% 左右为单侧单个病变。起源肾上腺以外的嗜铬细胞瘤约占 10%，恶性嗜铬细胞瘤占 5%～10%，可造成淋巴结、肝、骨、肺等转移。嗜铬细胞瘤间断或持续的释放儿茶酚胺激素作用于肾上腺素能受体后，可引起持续性或阵发性高血压，伴典型的嗜铬细胞瘤三联征，即阵发性"头痛、多汗、心悸"，同样可造成严重的心、脑、肾血管损害；肿瘤释放的大量儿茶酚胺入血可导致剧烈的临床症候如高血压危象、低血压休克及严重心律失常等称为嗜铬细胞瘤危象。但是如果能早期、正确诊断并行手术切除肿瘤，它又是临床可治愈的一种继发性高血压，所以建议如下。①高血压：为阵发性、持续性或持续性高血压伴阵发性加重；压迫腹部、活动、情绪变化或排大、小便可诱发高血压发作；一般降压药治疗常无效；②高血压发作时伴头痛、心悸、多汗三联症表现；③高血压患者同时有直立性低血压；④高血压患者伴糖、脂代谢异常、腹部肿物；⑤高血压伴有心血管、消化、泌尿、呼吸、神经系统等相关体征，但不能用该系统疾病解释的高血压患者应进行嗜铬细胞瘤的临床评估及确诊检查。

嗜铬细胞瘤的诊断依赖于肿瘤的准确定位和功能诊断,CT、MRI可以发现肾上腺或腹主动脉旁交感神经节的肿瘤,对肾上腺外嗜铬细胞瘤诊断的敏感性较低;而MIBG扫描弥补了CT、MRI的缺点,尤其是对肾上腺外、复发或转移肿瘤的定位具有一定的优势,对于嗜铬细胞瘤的定位诊断具有重要的价值;嗜铬细胞瘤的功能诊断主要依赖于生化检测体液中的儿茶酚胺含量,其中包括肾上腺素、去甲肾上腺素和多巴胺及其代谢产物;间甲肾上腺素类物质(MNs)是儿茶酚胺的代谢产物,具有半衰期较长,不易产生波动,受药物影响小的优点,被认为其诊断价值优于儿茶酚胺的测定。多数嗜铬细胞瘤为良性,手术切除是最有效的治疗方法,但手术有一定的危险性,术前需做好充分的准备;[131]I-MIBG治疗是手术切除肿瘤以外最有价值的治疗方法,主要用于恶性及手术不能切除的嗜铬细胞瘤的治疗。α肾上腺素能受体阻断药和(或)β肾上腺素能受体阻断药可用于控制嗜铬细胞瘤的血压、心动过速、心律失常和改善临床症状。

### (三)库欣综合征

库欣综合征(Cushing综合征)即皮质醇增多症,其主要病因分为促肾上腺皮质激素依赖性或非依赖性库欣综合征两大类;前者包括垂体促肾上腺皮质激素瘤或促肾上腺皮质激素细胞增生(即库欣病)、分泌促肾上腺皮质激素的垂体外肿瘤(即异位促肾上腺皮质激素综合征);后者包括自主分泌皮质醇的肾上腺腺瘤、腺癌或大结节样增生。

建议伴有下述临床症状与体征的肥胖高血压患者进行库欣综合征临床评估及确诊检查,它们是:①向心性肥胖、水牛背、锁骨上脂肪垫;满月脸、多血质;皮肤菲薄、瘀斑、宽大紫纹、肌肉萎缩;②高血压、低血钾、碱中毒;③糖耐量减退或糖尿病;④骨质疏松、或有病理性骨折、泌尿系结石;⑤性功能减退,男性阳痿,女性月经紊乱、多毛、不育等;⑥儿童生长、发育迟缓;⑦神经、精神症状;⑧易感染、机体抵抗力下降。24小时尿17-羟和17-酮皮质类固醇增多,地塞米松抑制试验和肾上腺皮质激素兴奋试验有助于诊断。

### 三、肾动脉狭窄

肾动脉狭窄的根本特征是肾动脉主干或分支狭窄,导致患肾缺血,肾素血管紧张素系统活性明显增高,引起高血压及患肾功能减退。肾动脉狭窄是引起高血压和(或)肾功能不全的重要原因之一,患病率占高血压人群的1‰～3‰。国外肾动脉狭窄患者中约75%是由动脉粥样硬化所致(尤其在老年人),而目前动脉粥样硬化也是引起我国肾动脉狭窄的最常见病因,据估计约为 70%,其次为大动脉炎(约 25%)及纤维肌性发育不良(约 5%)。鉴于我国成人高血压患病率约达 18%,推测肾动脉狭窄的患病总数相当大。因此,安全准确地鉴别出肾动脉狭窄患者,并予以恰当的治疗具有十分重要的意义。

肾动脉狭窄诊断目的包括:①明确病因;②明确病变部位及程度;③血流动力学意义;④血运重建是否能获益。由于肾动脉狭窄的临床表现多无特异性,常依赖实验室检查作出诊断。虽可供选择的检查很多,但为了优化诊断流程,减少费用,仍需结合临床线索作进一步诊断性检查。

其临床线索包括:①恶性或顽固性高血压;②原来控制良好的高血压失去控制;③高血压并有腹部血管杂音;④高血压合并血管闭塞证据(冠心病,颈部血管杂音,周围血管病变);⑤无法用其他原因解释的血清肌酐升高;⑥血管紧张素转换酶抑制剂或紧张素 II 受体拮抗剂降压幅度非常大或诱发急性肾功能不全;⑦与左心功能不匹配的发作性肺水肿;⑧高血压并两肾大小不对称。如果线索越多,则肾动脉狭窄的可能性越大,但单凭临床线索做出正确诊断的可能性不到一半。目前有许多无创诊断方法,主要包括两方面:肾动脉狭窄的解剖诊断(多普勒超声、磁共振血管造影、计算机断层血管造影)和功能诊断(卡托普利肾图、分肾肾小球滤过率、分肾静脉肾素活性),可根据临床需要和实际能获得的检查项目及医院的技术实力予以选择。经动脉血管造影目前仍是诊断肾动脉狭窄的金标准,用于确定诊断及提供解剖细节。如肾动脉主干或分支直径狭窄≥50%,病变两端收缩压差≥2.7 kPa(20 mmHg)或平均压差≥1.3 kPa(10 mmHg),则有血流动力学的功能意义。

### 四、主动脉缩窄

主动脉狭窄系少见病,包括先天性主动脉缩窄及获得性主动脉狭窄。先天性主动脉缩窄表现为主动脉的局限性狭窄或闭锁,发病部位常在主动脉峡部原动脉导管开口处附近,个别可发生于主动脉的其他位置;获得性主动脉狭窄主要包括大动脉炎、动脉粥样硬化及主动脉夹层剥离等所致的主动脉狭窄。主动脉狭窄只有位于主动脉弓、降主动脉和腹主动脉上段才会引发临床上的显性高血压,升主动脉狭窄引发的高血压临床上常规的血压测量难以发现,而肾动脉开口水平远端的腹主动脉狭窄一般不会导致高血压。本病的基本病理生理改变为狭窄所致血流再分布和肾组织缺血引发的水钠潴留和 RAS 激活,结果引起左心室肥厚、心力衰竭、脑出血及其他重要脏器损害。由于主动脉狭窄远端血压明显下降和血液供应减少,可导致肾动脉灌注不足。因此,这类高血压的发生虽然主要因机械阻力增加所致,但与肾脏缺血后释放肾素增多也有关。

主动脉缩窄主要表现上肢高血压,而下肢脉弱或无脉,双下肢血压明显低于上肢(ABI<0.9),听诊狭窄血管周围有明显血管杂音。无创检查如:多普勒超声、磁共振血管造影、计算机断层血管造影可明确狭窄的部位和程度。一般认为如果病变的直径狭窄≥50%,且病变远近端收缩压差≥2.7 kPa(20 mmHg),则有血流动力学的功能意义。

### 五、阻塞性睡眠呼吸暂停低通气综合征

睡眠呼吸暂停低通气综合征(SAHS)是指由于睡眠期间咽部肌肉塌陷堵塞气道,反复出现呼吸暂停或口鼻气流量明显降低。临床上主要表现为睡眠打鼾,频繁发生呼吸暂停的现象,可分为阻塞性、中枢性和混合性3型,以阻塞性睡眠呼吸暂停低通气综合征(OSAHS)最为常见,占SAHS的80%~90%,是顽固性高血压的重要原因之一;至少30%的高血压患者合并OSAHS,而OSAHS患者中高血压发生率高达50%~80%,远远高于普通人群的11%~12%。其诊断标准为每晚7小时睡眠中,呼吸暂停及低通气反复发作在30次以上和(或)呼吸暂停低通气指数≥5次/小时;呼吸暂停是指口鼻气流停止10秒以上;低通气是指呼吸气流降低到基础值的50%以下并伴有血氧饱和度下降超过4%;其临床表现为:①夜间打鼾,往往是鼾声-气流停止-喘气-鼾声交替出现,严重者可以憋醒;②睡眠行为异常,可表现为夜间惊叫恐惧、呓语、夜游;③白天嗜睡、头痛、头晕、乏力,严重者可随时入睡。部分患者精神行为异常,注意力不集中、记忆力和判断力下降、痴呆等;④个性变化,烦躁、激动、焦虑;部分患者可出现性欲减退、阳痿;患者多有肥胖、短颈、鼻息肉;鼻甲、扁桃体及悬雍垂肥大;软腭低垂、咽腔狭窄、舌体肥大、下颌后缩及小颌畸形;OSAHS常可引起高血压、心律失常、急性心肌梗死等多种心血管疾病。

多导睡眠监测是诊断OSAHS的"金标准";呼吸暂停低通气指数(AHI)是指平均每小时呼吸暂停低通气次数,依据AHI和夜间$SaO_2$值,分为轻、中、重度。轻度:AHI 5~20,最低$SaO_2$≥86%;中度:AHI 21~60,最低$SaO_2$ 80%~85%;重度:AHI>60,最低$SaO_2$<79%。

减轻体重和生活模式改良对OSAHS很重要,口腔矫治器对轻、中度OSAHS有效;而中、重度OSAHS往往需用CPAP;注意选择合适的降压药物;对有鼻、咽、腭、颌解剖异常的患者可考虑相应的外科手术治疗。若经气管造口

或 CPAP 治疗后,血压恢复正常者,反映高血压由于 OSAS 所致;若治疗后有所改善,但血压仍较高,则说明原发性高血压与继发性高血压合并存在。

### 六、多囊卵巢综合征

多囊卵巢综合征(polycystic ovary syndrome,PCOS)是育龄女性最常见的内分泌紊乱性疾病,发病率达 5%。典型的临床表现为卵巢多囊性增大、长期无排卵、闭经或月经稀少、不孕、多毛、痤疮、肥胖等。主要的诊断标准包括不排卵(1 年少于 6 次)和排除其他内分泌疾病引起的雄激素水平增高。

PCOS 患者发生高血压、缺血性心脏病、高脂血症及妊娠高血压综合征和妊娠糖尿病的风险明显增加。与高血压相关的危险因子在 PCOS 患者中更常见,2 型糖尿病发生率为 2～3 倍,甘油三酯(TG)升高、高密度脂蛋白胆固醇(HDL-C)降低,内皮功能受损。这些代谢异常的聚集可增加 PCOS 患者冠心病的发病风险。一些研究表明 PCOS 患者中动脉粥样硬化的发生率增加,但仍需进一步验证。

### 七、药物性高血压

药物性高血压是常规剂量的药物本身或该药物与其他药物之间发生相互作用而引起血压升高,当血压＞18.7/12.0 kPa(140/90 mmHg)时即考虑药物性高血压。主要包括以下几种类型。①激素类药物:口服避孕药、类固醇、促红细胞生成素等;②中枢神经类药物:可卡因、安非他明等;③非甾体抗炎药物;④中草药如甘草类;⑤其他,如环孢菌素。原则上,一旦确诊高血压与用药有关,应该停用这类药物,换用其他药物或者采取降压药物治疗。

## 第三节  降压一线药物之争

### 一、单药治疗的一线药物之争

单药治疗的一线药物之争主要集中在 β 受体阻滞剂和利尿剂上。

#### (一)β 受体阻滞剂

长期以来 5 类降压药物均可以作为初始降压药物。2006 年英国 NICE《成人高血压管理指南》进行修改的主要内容之一,是将 β 受体阻滞剂从降压一线药物中撤出,其主要依据是 ASCOT 研究及 2005 年 Lindholm 对 β 受体阻滞剂阿替洛尔的荟萃分析结果。自此 β 受体阻滞剂在高血压的治疗地位备受关注,对 β 受体阻滞剂的不利论述更多地涉及在对糖代谢的影响以及降低脑卒中方面。欧洲 ESH 的指南虽然认为 β 受体阻滞剂作为降压药物使用时,特别是与其他种类降压药物联合治疗时在获益方面有一定局限性,但是 β 受体阻滞剂在冠心病、慢性充血性心力衰竭以及心律失常的治疗中仍具有优势,所以仍然应该将 β 受体阻滞剂作为高血压的重要降压药物。

高血压治疗中提示 β 受体阻滞剂的不利证据主要来源于 LIFE 研究以及 ASCOT 研究,这两个研究使用 β 受体阻滞剂的特点为:β 受体阻滞剂采用是阿替洛尔(非其他 β 受体阻滞剂),剂量为 100 mg/d,治疗时间为 5 年余;2 个试验采用的是 β 受体阻滞剂联合利尿剂的联合治疗方案(而非单一使用 β 受体阻滞剂,且利尿剂的使用也是大剂量)。以上这 2 个试验作为使用 β 受体阻滞剂的阴性结果显然是不恰当的。然而在高血压的治疗中确实不建议 β 受体阻滞剂联合利尿剂,特别在有代谢综合征以及糖尿病患者两种药物联合是不可取的。

采用新型 β 受体阻滞剂的 RCT 临床试验-美托洛尔高血压一级预防试验(MAPHY)研究为多中心随机、开放、对照、平行组研究,共 11 国 66 家医院 3234 例40～64 岁舒张压 13.3～16.0 kPa(100～120 mmHg)门诊高血压患者参加研究;随机分为美托洛尔组(平均剂量 174 mg/d)和利尿剂组(氢氯噻嗪 46 mg/d或者苄氟噻嗪 4.4 mg/d),治疗目标为舒张压＜12.7 kPa(95 mmHg)(可加其他降压药),平均随访 4.16 年(至少 842 天或随访至死亡)。结果:美托洛尔组总病死率下降 22%($P=0.028$),心血管猝死风险下降 30%($P=0.017$),冠心病发生率下降 24%($P=0.001\,0$)。由此证明了新型 β 受体阻滞剂美托洛尔在高血压患者的治疗中还是有地位的。

交感神经激活可以通过血管紧张素系统继发性激活肾上腺素能系统,或通过环境、紧张性等过度刺激,增强下丘脑对血压的控制,并引起多脏器功能损害,高血压、糖尿病早期即有交感激活。因此高血压治疗将不仅仅是降压治疗,而且更需进一步考虑抑制交感神经的激活。交感兴奋人群包括高血压、肥胖、糖尿病、代谢综合征、心率过快、心力衰竭等,这些患者使用 β 受体阻滞剂可能有利。仅降低心率而不降低交感活性获益是有限的,在降低交感活性的基础上使心率变慢对高血压患者具有较好的作用。β 受体阻滞剂具备了这样的双重治疗特征,而且高选择性 β 受体阻滞剂对血糖、血脂无明显影响,在 MERIT-HF 研究中显示美托洛尔对新发糖尿病、高血糖和低血糖等发病率无显著影响。尽管 β 受体阻滞剂的试验有阴性结果的,如 LIFE 和 ASCOT,但是也有阳性结果的,如 HAPPHY、IPPPSH、STOP、INVEST 和 UKPDS。全部证据表明不同患者结果不同,预防卒中β受体阻滞剂劣于钙通道阻滞剂,但是预防充血性心力衰竭,β受体阻滞剂则优于钙通道阻滞剂,且与其他药物作用相当。β受体阻滞剂在心血管疾病的二级预防方面的作用是一级推荐用药,特别在冠心病、心力衰竭患者中,β受体拮抗剂是优先选择的药物,这些患者伴有糖尿病时,同样适用β受体阻滞剂的治疗。

中国心血管专家在复习文献的基础上结合中国高血压患者应用β受体阻滞剂的经验进行了充分讨论,认为不同β受体阻滞剂存在着药代、药效学上的差异,临床证据也有所不同。鉴于以往的荟萃研究大多数都局限于水溶性β受体阻滞剂阿替洛尔上,对β受体阻滞剂的争议也起始于阿替洛尔,而目前常用的美托洛尔等新型的脂溶性β受体阻滞剂在中国高血压治疗已有近 15 余年的历史,积累了大量应用经验,为中国高血压的防治也做出了巨大的贡献。鉴于我国的大量的应用经验和循证证据(HOT-CHINA)以及一些认识上的混乱,中国《β受体阻滞剂在心血管疾病中应用的专家共识》强调了β受体阻滞剂在高血压的治疗地位。β受体阻滞剂在高血压患者中的合理应用主要包括:①伴有心率快、压力大的中青年高血压患者;②伴有心律失常(房性、室性)的高血压患者;③各种年龄伴有冠心病、心力衰竭的高血压患者(包括有糖尿病);④在高血压肾功能受损的患者常规药物治疗血压仍控制不良者可选择;⑤在采用钙通道阻滞剂血压控制不良的高血压患者中,β受体阻滞剂可联合 CCB 治疗。

### (二)利尿剂

自 20 世纪 50 年代以来,利尿剂一直是常用的降压药之一。美国预防、检测、评估与治疗高血压全国联合委员会从第 1 次报告(JNC1)起就推荐利尿剂作为一线降压治疗药物,至 JNC7 仍然认为利尿剂的一线地位是不可替代的。随着血管紧张素转换酶抑制剂(ACEI)、钙通道阻滞剂(CCB)、血管紧张素受体拮抗剂(ARB)及肾素抑制剂等新型降压药物的迅速发展和应用,利尿剂长期应用对糖脂代谢、尿酸代谢及电解质所产生的不良反应,使人们对其治疗地位产生怀疑。长期大剂量使用利尿剂可引起胰岛素抵抗、糖脂代谢异常、低血钾及尿酸升高。荟萃分析结果表明,噻嗪类利尿剂降压治疗可显著增加患者新发糖尿病风险 34%,提示这种危险的增加与利尿剂的使用有关。另有研究显示,利尿剂对糖代谢的影响与其降低血钾的效应有关,利尿剂对血钾的影响具有剂量依赖性,剂量越大,血钾水平则降低越明显。小剂量噻嗪类利尿剂引起低血钾发生率较低,因而对糖代谢影响相对较小。

ASCOT 研究与 ACCOMPLISH 研究显示,利尿剂联合 β 受体阻滞剂治疗及利尿剂联合 ACEI 治疗,与 CCB 联合 ACEI 治疗比较,显示联合利尿剂的复方制剂在减少心血管终点事件方面未有明显优势。尤其是利尿剂联合 β 受体阻滞剂治疗,长期应用会对糖脂代谢产生不利的影响,因此需避免长期使用这种联合治疗方案。在 2009 年的欧洲高血压年会上 Messerli 教授明确指出,对于氢氯噻嗪降压疗效并不优于其他降压药物,如果加量还会带来严重的不良反应,所以不应该再推荐为一线的降压药物。而且指南再评价的文章中在肯定利尿剂降压疗效的同时也指出,利尿剂与 β 受体阻滞剂联合应用耐受性最差。

同属于噻嗪类利尿剂的还有吲达帕胺和氯噻酮。抗高血压和降脂治疗预防心肌梗死试验(ALLHAT)入选 4 万多例高血压患者,比较利尿剂(如氯噻酮)与 ACEI(如赖诺普利)和 CCB(如氨氯地平)及仅 α 受体阻滞剂(如多沙唑嗪)的降压作用及预后终点。结果表明利尿剂与 CCB 和 ACEI 等高血压药物有相似的降压作用;氯噻酮与氨氯地平在致死性冠心病和非致死性心肌梗死的发生上差异没有显著性,而氨氯地平组心力衰竭的危险比氯噻酮组高 38%。同样,氯噻酮组与赖诺普利组在致死性冠心病、非致死性心肌梗死、全因病死率、联合冠心病事件、外周动脉疾病、癌症或终末期肾脏疾病等方面的差异也无显著性。但是赖诺普利组中风危险高 15%,联合心血管疾病危险高 10%。HYVET 研究纳入 3 845 例 80 岁以上高龄高血压患者,研究结果显示与安慰剂相比,吲达帕胺缓释片和培哚普利降压治疗使高龄高血压患者血压降至 < 20.0/10.7 kPa (150/80 mmHg),总病死率降低 21%,脑卒中减少 30%,致死性脑卒中减少 39%,心力衰竭减少 64%。该研究首次证实,80 岁以上高龄高血压患者以小剂量利尿剂为基础的降压治疗能显著减少脑卒中的发生,降低总病死率。培哚普利预防脑卒中再发研究显示,吲达帕胺缓释片与培哚普利合用使脑卒中危险性降低 43%,而单用培哚普利仅降低 5%。此外,对脑血管病患者痴呆发生及认知功能障碍的危险性降低 34%。吲达帕胺缓释片与依那普利对伴有微量蛋白尿的 2 型糖尿病高血压患者研究显示,吲达帕胺缓释片可有效地降低 2 型糖尿病患者的尿微量清蛋白,其效果与依那普利相当。

在 2009 年 *N EngL J Med* 发表的有关利尿剂的综述中全面阐述了利尿剂争论的问题,提出:大剂量噻嗪类利尿剂在长期治疗中可以导致 3%～4% 新发糖尿病,5%～7% 的胆固醇水平的增高。但氢氯噻嗪与氯噻酮及吲达帕胺之间存在明显的不同,HYVET 研究应用吲达帕胺获得较好的临床预后。在结论中指出:利尿剂是一种复杂降压药物,在降压和减少心血管风险方面具有长期获益的结果,在治疗中假如能够恰当的注意、合理的选择、进行不良反应的监测的情况下,以利尿剂为基础的治疗方案可以极大地提高血压的达标率。基于大量的研究证据,除注意应用利尿剂降压治疗要选择合适患者、尽量小剂量使用外,部分学者强调不同种噻嗪类利尿剂的异质性,同为"噻嗪类"或是"噻嗪样"利尿剂的吲达帕胺可能更优。

### 二、联合治疗的一线方案选择

要达到高危人群的血压目标一般都要联合治疗,因此联合治疗是高血压治疗的基本方法。联合降压治疗应用不同作用机制的降压药物以合适的剂量进行合理组合,其优势在于降压疗效叠加使作用增强,而不良反应减少。优化的联合治疗方案则应当增加降压疗效、减少不良反应,并能更加全面地保护血管和靶器官、减少心脑血管事件。联合治疗的方案有多种,哪种联合治疗方案最好,既可以降压达标,又可以保护靶器官改善高血压患者的预后,一直是临床关注的话题。

β受体阻滞剂+利尿剂是传统的联合降压方案,该联合方案在降压机制上是合理的,利尿剂降低容量负荷,同时可以激活交感和肾素,而β受体阻滞剂会降低交感活性同时降低肾素的活性。然而不论是利尿剂还是β受体阻滞剂都会增加糖代谢、脂代谢的异常从而对心脑血管产生不利的影响。与β受体阻滞剂+利尿剂方案对比的方案有 ASCOT-BPLA 研究、INSIGHT 研究和 LIFE 研究。在这3个试验中均显示了β受体阻滞剂阿替洛尔联合利尿剂治疗的弱势,β受体阻滞剂联合利尿剂与 ACEI+CCB 比较,与 CCB+β受体阻滞剂及与 ARB+利尿剂比较,不仅新发糖尿病增加,而且脑卒中的发生也多于对照组。因此,ESC/ESH高血压指南以及英国 NICE 指南,不推荐β受体阻滞剂联合利尿剂在高血压中的治疗,特别是有糖尿病和代谢综合征的患者。

CCB 在我国应用广泛,利尿剂价格低廉,CCB 联合利尿剂目前在我国临床常见联用。在 VALUE 研究中,CCB 联合利尿剂组血压降低,不论是收缩压还是舒张压的降低均优于 ARB+利尿剂,收缩压平均降低 0.3 kPa(2.2 mmHg)。一级终点事件两组无显示差别,二级终点 CCB+利尿剂组降低所有心肌梗死发生的风险 19%,所有脑卒中的发生降低了 15%,提示这种联合方案有利于心脑血管的保护。但在新发糖尿病方面弱于 ARB+利尿剂,可能 CCB 本身改善代谢方面优势弱于 ARB,而利尿剂的长期大剂量治疗有糖代谢受损的风险,因此两者的叠加治疗未看到改善糖代谢的益处。FEVER 研究在中国高血压人群进行，该试验中 CCB 联合利尿剂在降低血压方面比对照组多降低 0.6 kPa（4.2 mmHg），致死及非致死性脑卒中降低 29%。我国的老年人及北方人群有高盐饮食的不良习惯，而采用 CCB 联合利尿剂可以直接降低容量负荷，这些高血压的个体采用这种治疗方案对血压降低及改善敏感有益，长期采用这种方案有利于提高患者的依从性和时效性。这对高卒中发生率的我国高血压病的防治是十分重要的。

ACEI 与 ARB 均为 RAS 系统阻断剂，均可以抑制肾素和血管紧张素Ⅱ，适合于高肾素性及高交感活性的患者。二者分别在合并心力衰竭和慢性肾脏疾病的高血压患者临床获益证据确凿。在一般人群的高血压患者中有不少患者属于低肾素性高血压，因此是不适合两者联合的。在高危的患者中两者联合可能获益。其中肾脏疾病有大量蛋白尿的高危高血压患者及心力衰竭的高危患者有部分证据证实。COOPERATE 研究将 336 例非糖尿病肾病同时具备符合 GFR 降低和每 24 小时尿蛋白>0.3 g 条件的高危高血压患者，随机分入氯沙坦 100 mg、群多普利 3 mg 与氯沙坦联合群多普利方案组。结果显示，ACEI 联合 ARB 治疗组在降低终点事件方面明显优于 ACEI 或 ARB 的任何一种药物。美国糖尿病学会提出，大量蛋白尿的患者 ACEI 联合 ARB 的治疗要优于单独使用 ACE 或 ARB。对于心力衰竭患者，尽管 CHARM 试验发现 ACEI 联合 ARB 治疗组心血管疾病死亡和心力衰竭再住院的风险降低了 15%，但在 Val-HeFT 研究和 VALIANT 研究均未看到联合治疗的益处。在 ONTARGET 研究中，ACEI 联合 ARB 治疗与 ACEI 单药相比较，在心血管复合终点两者没有差别，但联合治疗组低血压、晕厥及肾功能障碍的患者明显增多，提示 ACEI 联合 ARB 的方案不适用于以冠心病为主的心血管高危的高血压患者。

ACEI/ARB 联合二氢吡啶类长效 CCB 的方案，目前被认为是比较优化的方案，ASCOT 研究、ACCOMPLISH 研究及 NICE 研究中均证实了这种联合的益处。在 ASCOT-BPLA 研究中，与 β 受体阻滞剂+利尿剂相比，二氢吡啶类长效 CCB 氨氯地平加 ACEI 培哚普利联合治疗在主要终点和次要终点中的 18 个终点中的 15 个终点都有优势，提示二氢吡啶类长效 CCB 联合 ACEI 的方案具有降低血压及减少心脑血管事件的优势。ACCOMPLISH 研究针对高危的单纯收缩期高血压的患者，以 ACEI+CCB 的固定复方制剂与 ACEI 利尿剂的固定复方制剂进行比较，两组之间 ACEI+CCB 的固定复方制剂组血压仅比对照组多降低 0.1 kPa（0.7 mmHg），然而心脑血管的主要终点降低 20%。此研究同样证明

ACEI 联合 CCB 的固定复方制剂在 ISH 患者初始联合治疗会获得较好研究结果。NICE 研究是以高血压微量清蛋白尿的患者为主要研究对象,结果显示,CCB＋ARB 联合治疗组不论是血压达标还是微量白蛋白的减少均优于单药 ARB 增加剂量组,从而提示 CCB 联合 ARB 是一种优化联合。CCB 联合 ACEI 或 ARB 的方案在高血压治疗中的获益,是两种药物中的某种药物的优势还是两药联合后的优势? 从目前的数据及药物的机制研究中看出二氢吡啶类长效 CCB (特别是氨氯地平等新型长效 CCB)和 RAS 系统抑制剂(ACEI 或 ARB)均具有改善内皮功能、减少胶原基质的形成、稳定斑块、减少氧化应激、改善动脉顺应性的作用,两者的联合治疗可以强化降压及优化抗动脉硬化。

2010 年美国高血压学会关于联合治疗的立场声明指出,ACEI 或 ARB＋利尿剂、ACEI 或 ARB＋CCB 是优选的联合治疗方案;β 受体阻滞剂＋利尿剂、CCB＋β 受体阻滞剂、CCB＋利尿剂、肾素抑制剂＋利尿剂、肾素抑制剂＋ARB 及噻嗪类利尿剂＋保钾利尿剂是可以接受的联合治疗方案;而 ACEI＋ARB、ACEI 或 ARB＋β 受体阻滞剂、非二氢吡啶类 CCB＋β 受体阻滞剂及中枢降压药＋β 受体阻滞剂是不合理或缺少疗效的联合治疗方案。ACEI 与 ARB 联合的获益不确定,且严重不良反应有所增加,但在伴蛋白尿的肾病患者中具有降低蛋白尿的独特益处。我国 2010 年指南主要推荐应用优化联合治疗方案是:二氢吡啶类 CCB＋ARB;二氢吡啶类 CCB＋ACEI;ARB＋噻嗪类利尿剂;ACEI＋噻嗪类利尿剂;二氢吡啶类 CCB＋噻嗪类利尿剂;二氢吡啶类 CCB＋β 受体阻滞剂。次要推荐使用的联合治疗方案是:利尿剂＋β 受体阻滞剂;α 受体阻滞剂＋β 受体阻滞剂;二氢吡啶类 CCB＋保钾利尿剂;噻嗪类利尿剂＋保钾利尿剂。三药联合的方案:在上述各种两药联合方式中加上另一种降压药物便构成三药联合方案,其中二氢吡啶类 CCB＋ACEI(或 ARB)＋噻嗪类利尿剂组成的联合方案最为常用;4 种药联合的方案:主要适用于难治性高血压患者,可以在上述 3 药联合基础上加用第 4 种药物如 β 受体阻滞剂、螺内酯、可乐定或 α 受体阻滞剂等。

固定配比复方制剂是常用的一组高血压联合治疗药物。通常由不同作用机制的两种降压药组成,也称为单片固定复方制剂。与随机组方的降压联合治疗相比,其优点是使用方便,可改善治疗的依从性及疗效,是联合治疗的新趋势。对 2 或 3 级高血压或某些高危患者可作为初始治疗的选择药物之一。目前我国上市的新型的固定配比复方制剂主要包括:ACEI＋噻嗪类利尿剂,ARB＋噻嗪类利尿剂;二氢吡啶类 CCB＋ARB,二氢吡啶类 CCB＋β 受体阻滞剂,噻嗪类利尿剂＋保钾利尿剂等。

# 第四节 降压治疗展望

## 一、高血压药物治疗的新进展

### (一)醛固酮受体拮抗剂

醛固酮作为一种人体内最重要、作用最强的盐皮质激素,研究证实除了与盐皮质激素受体结合调控机体水盐代谢,还通过非基因途径促进了炎症和氧化应激等的发生,这种非基因效应在高血压的发病机制中起着重要作用。螺内酯作为醛固酮拮抗剂,可以减少钠、水潴留,降低血压,特别是和噻嗪类利尿药合用,可以增强降压效果,减少血钾紊乱,阻断醛固酮逃逸现象。顽固性高血压在联合使用一线降压药的基础上,加用醛固酮拮抗剂可取得较好的降压效果及保护靶器官的作用。

螺内酯价格低廉,但较高的性激素相关不良反应发生率,限制了该药的应用。新一代选择性皮质激素受体依普利酮对心力衰竭和高血压具有良好的疗效,对肾脏具重要的保护作用,且性激素相关不良反应少。对于≥50岁的高血压患者,依普利酮(50～200 mg/d)与钙通道阻滞剂氨氯地平(2.5～10 mg/d)降低收缩压的效果相似。对于1、2级高血压患者,依普利酮(50～200 mg/d)与ACEI类药物依那普利(10～40 mg/d)在收缩压与舒张压的长期控制上同样有效。在黑人高血压患者,依普利酮降低收缩压的效果优于ARB类药物氯沙坦,而在白人中未观察到这一现象。在高肾素性高血压患者中,依普利酮与氯沙坦的降压效果相似。在低肾素性高血压患者中,依普利酮的降压效果优于氯沙坦。

对于单用ARB控制不佳的高血压患者,加用依普利酮(50～100 mg/d)8周,降低收缩压和舒张压的作用均可进一步增强。对于ACEI或ARB控制不佳的老年高血压患者中,加用低剂量(25～50 mg/d,平均37.5 mg)的依普利酮可有效降低平均24小时的收缩压和舒张压。对于伴有高血压的左心室肥厚患者,单用依普利酮200 mg/d与单用依那普利40 mg/d对减轻左心室质量的效果相似。依普利酮200 mg/d与依那普利10 mg/d合用较单用依普利酮,能够更有效地减轻左心室质量。

### （二）内皮素受体拮抗剂

内皮素（ET）是一类具有强力血管收缩作用的肽类物质，具有强大的血管收缩功能，同时可刺激多种细胞有丝分裂，增强血管紧张素和醛固酮分泌，降低抗利尿激素分泌。此外，ET 也可加强中枢及外周交感神经活性，能刺激肾素、醛固酮等的分泌。因此，内皮素受体拮抗剂作为血管舒张药能降低高血压患者的血压，在临床上将有广泛的应用前景。临床研究显示，波生坦能降低高血压患者的血压，同时不引起反射性心动过速或影响神经内分泌系统的活性；其次，波生坦也可提高肺动脉高压患者的运动耐力，改善其血流动力学异常，明显降低肺血管阻力。

### （三）直接肾素抑制剂

RAS 是一种参与调节血压和体液电解质平衡的内分泌系统，ARB 类及 ACEI 类作为 RAS 系统的阶段阻滞剂已成功并广泛用于临床上高血压的治疗。但是，由于 Ang Ⅱ 的激活尚还有其他如糜蛋白酶、组织蛋白酶等途径，因此，长期使用 ACEI 类可致 Ang Ⅰ 堆积，该途径激活。此外，长期使用 ARB 类及 ACEI 类还反馈性使肾素分泌增加，继而发挥其不利作用。而直接肾素抑制剂从源头上阻断了 RAS，避免了 ARB 类及 ACEI 类的不良反应。20 世纪 80 年代以来，开发了一些包括依那吉伦等的肾素抑制剂，但其口服剂型生物利用度低，半衰期短，合成费用高，限制了临床的使用。而 2006 年美国食品药品监督管理局批准上市的新型肾素抑制剂阿利吉伦则克服了上述缺点，近年来多个临床试验已经结束。

阿利吉伦是一种新型的直接肾素抑制剂，它具有口服吸收好，选择性高，半衰期长等特点，其抗高血压方面疗效并不逊于 ARB 类及 ACEI 类，尤其是联用更能增加疗效，单用直接肾素抑制剂可显著抑制动脉粥样硬化的进展，且与其他药物相比有一定优越性，而联用则会使其抗动脉粥样硬化的作用进一步增强。不仅如此，新近研究还发现阿利吉伦在降低心功能不全、减轻蛋白尿、降低糖尿病患者的病死率及改善心室肥厚等方面发挥重要作用。

尽管有研究证实阿利吉伦联合 ACEI/ARB 在某些方面更有优势，但应注意 RAS 抑制剂的联合使用可能增加心血管疾病风险。ALTITUDE 是一项国际间合作的随机、双盲、平行研究，旨在评价 2 型糖尿病肾病伴心血管高危风险患者在接受最佳治疗的基础上，加用阿利吉伦是否可改善其心肾终点事件。该研究纳入 8 600 名患者，主要随访治疗组（包含 ARB/ACEI 的标准治疗方案＋阿利吉仑 300 mg)与对照组(包含 ARB/ACEI 的标准治疗方案＋安慰剂)的心血管、肾脏并发症的发病率、病死率有无差异。2011 年 12 月 19 日,ALTITUDE 研究提前结束,数据监测协会对平均随访 32 个月的数据初步分析显示,阿利吉仑组有 767 名患者达到复合终点,安慰剂组有 721 名患者达到复合终点,表明阿利吉仑组有更高的心血管、肾脏并发症。本研究继 2008 年 ONTARGET 后再次警示 RAS 抑制剂的联合使用须十分慎重。

### (四)多巴胺 1 型受体激动剂菲诺多泮

多巴胺受体作为一种 G 蛋白偶联受体,属视紫红质家族,分为 $D_1$ 和 $D_2$ 受体两个亚群。$D_1$ 类多巴胺受体由 $D_1$ 和 $D_5$ 组成,与 GaS 和 Golf 偶联可激活腺苷酸环化酶。$D_2$ 类多巴胺受体由 $D_2$、$D_3$ 和 $D_4$ 亚型组成,与抑制性 G 蛋白 Gai 和 Go 偶联,可抑制腺嘌呤环化酶的活性和钙离子通道活性,并对钾离子通道有调节作用。$D_1$ 类多巴胺受体在血管平滑肌细胞、近曲小管细胞上均有分布。刺激 $D_1$ 类多巴胺受体可舒张阻力血管、减少后负荷同时增加相应器官血流量。菲诺多泮作为新型 $D_1$ 受体激动剂,小剂量可扩张外周血管,增加肾脏血流;大剂量可显著降低血压。菲诺多泮与多巴胺相比有以下几个特点:半衰期较短(约 9.8 分钟);对光不敏感,不会引起氰化物中毒;停药后亦无血压反跳现象,耐受性和硝普钠类似,对肾脏有保护作用,现已被美国食品药品监督管理局批准用于高血压急症及恶性高血压治疗。

### (五)T-型钙离子通道阻滞剂米贝地尔

平滑肌细胞膜上的钙离子通道包括 L-型钙通道阻滞剂与 T-型钙离子通道阻滞剂两种亚型。通常临床使用的均为 L-型钙通道阻滞剂。T-型钙离子通道存在于心脏起搏细胞,与心脏及血管的生长与重塑密切相关。胚胎期,T-型钙离子通道有显著表达,成年后,T-型钙离子通道主要见于肥厚的心肌和血管壁。选择性 T-型钙通道阻滞剂米贝地尔,对 T 通道的作用是对 L 通道作用的 30～100 倍,可以扩张冠状动脉缓解心绞痛,无负性肌力作用,无反射性心动过速,并能减慢心率,不良反应小,尤其适用于高血压合并冠心病和心力衰竭患者。

### (六)基因治疗

高血压作为一种多基因遗传性疾病,是基因结构及表达异常的结果。因此高血压的基因治疗也逐渐成为目前高血压治疗研究的热点。基因疗法包括正义基因(基因转移)和反义基因(基因抑制)。正义基因是指以脂质体、腺病毒或逆转录病毒为载体,通过静脉注射或靶组织局部注射将目的基因转染到体内,使之表达相应蛋白以达到治疗高血压的目的。反义基因是用相应反义寡脱氧核苷酸或重组于表达载体上的反义核片段,对引起血管收缩和高血压的过分表达的基因采取反义抑制或封闭,抑制复制、转录、转录后 mRNA 加工运输和翻译过程,从而抑制引起高血压的活性蛋白质的产生,降低血压并逆转与高血压有关的病理生理和形态学改变(如血运重建、心肌重构)。实验证实基因治疗不但可以持续稳定降低血压,而且还能从根本上控制高血压发生,同时可能有效控制高血压的家族遗传倾向,这种理想效果暗示高血压基因治疗不再是空想。当然,高血压基因治疗也面临着一些亟待解决的问题,如怎样选择理想靶基因。高血压是一种多基因调控性疾病,而目前资料多以单基因作为靶点治疗研究,包括血管紧张素 Ⅱ 受体基因、酪氨酸羟基酶基因、血管紧张素原基因、$\beta_1$ 肾上腺素能受体基因、血管紧张素转化酶基因等。选择多靶点基因进行综合治疗将是高血压基因治疗研究的重要方向,但对人体的长期影响仍需要进一步明确。

总之,人们需要一直探索新的药物来治疗高血压,而这些新的药物的有效性和安全性将在临床试验进一步被探索,并指导临床实践。

### 二、高血压非药物治疗的新进展

目前对于顽固性高血压的非药物治疗,主要包括 2 种介入治疗方法,一种是刺激颈动脉窦压力感受器。大量研究证明这种方法对顽固性高血压总体来说是一种疗效好不良反应低的降压方案,能降低心血管事件的方法。另一种是肾脏交感神经射频消融术,其中对后者的研究甚多,故将重点论述关于肾脏交感神经射频消融术对顽固性高血压治疗作用的最新进展。

早在 20 世纪 40 年代,就有采用外科切除肾脏交感神经来降低严重高血压的报道,可是由于合并严重的围术期并发症而被更好的药物治疗取代。经导管射频消融术是从近 20 年才开始应用的,2009 年 Krum 等(后来被称为 SYMPLICITY HTN-1 研究)报道了经皮导管肾脏交感神经射频消融术治疗顽固性高血压的新技术。入选 50 例顽固性高血压的患者,45 例接受肾脏去交感神经治疗并随访 1 年,患者血压在术后 1、3、6、9、12 个月分别下降 14/10、21/10、22/11、24/11 和 3.6/2.3 kPa(27/17 mmHg)。而在 5 例未接受该手术的患者,平均血压在 1、3、6、9 个月分别上升+3/−2、+2/+3、+14/+9 和+26/+1 mmHg,总体结果显示收缩压和舒张压的平均下降幅度为 27/17 mmHg,其中出现 1 例肾动脉夹层,未见其他并发症,且肾功能未见明显恶化。Krum 在随后进行的长达 2 年的随访中,更进一步证实了这种新技术降低血压的有效性,同时也表明了术后不存在肾交感神经纤维的修复和再生。Krum 研究同时指出,肾交感神经切除术理论上不仅可用于难治性高血压人群,也可用于其他交感神经过度激活的疾病,如该技术可以应用到慢性肾病、左心室肥厚,包括收缩期和舒张期慢性心力衰竭等。SYMPLICITY HTN-2 研究完成于 2010 年,是第一个针对肾交感消融术的随机对照多中心研究。研究共纳入 106 例顽固性高血压患者,进一步证实了进行有选择地去肾脏交感神经支配术安全性较好,能显著降低顽固性高血压患者的血压。肾脏去交感神经技术是一个复杂的介入操作,有很多潜在的动脉并发症,且要求操作者经过一定的训练,在手术后仍然不能立即停止降压药物治疗,因为这项技术会有降压效应的延迟,且最高峰效应是在术后 3 个月,需要在术后 12 个月和 36 个月监测血压,肾功能及肾动脉解剖结构,同时也需要更多做过这项手术的患者进行观察研究和随访。

总之,肾脏去交感神经治疗为顽固性高血压的治疗提供了很好的思路,但对手术指征、远期预后等问题仍需大规模临床试验证实。综上所述,对于高血压患者,非药物治疗,特别是肾脏交感神经射频消融术的应用,可以更加安全有效的降低血压,降低心脑血管疾病的风险,改善患者的整体预后。

# 第 六 章

# 稳定型冠心病

## 第一节　稳定型冠心病的基本概念与立足点

众所周知,冠心病是指冠状动脉粥样硬化性心脏病,然而,何为稳定型心绞痛,何为稳定型冠心病,何为稳定的冠心病患者,中外学者站在不同的角度给予了阐述,由于侧重点的不同,对疾病范畴的界定也稍有不同。

### 一、指南界定的思考

#### (一)立足于心绞痛的中国指南

《中国慢性稳定型心绞痛诊断与治疗指南(2007 版)》指出,心绞痛是由于暂时性心肌缺血引起的以胸痛为主要特征的临床综合征,是冠状动脉粥样硬化性心脏病(冠心病)的最常见表现。通常见于冠状动脉至少一支主要分支管腔直径狭窄在 50％以上的患者,当体力或精神应激时,冠状动脉血流不能满足心肌代谢的需要,导致心肌缺血,而引起心绞痛发作,休息或含服硝酸甘油可缓解。

稳定型心绞痛是指心绞痛发作的程度、频度、性质及诱发因素在数周内无显著变化的患者。心绞痛也可发生在瓣膜病(尤其是主动脉瓣病变)、肥厚型心肌病和未控制的高血压及甲状腺功能亢进、严重贫血等患者。冠状动脉"正常"者也可由于冠状动脉痉挛或内皮功能障碍等原因发生心绞痛。某些非心脏性疾病如食道、胸壁或肺部疾病也可引起类似心绞痛的症状,临床上需注意鉴别。

稳定型冠心病主要表现为稳定劳力性心绞痛,通常在劳累或情绪激动时发生,且发作持续时间和严重程度相对固定,经休息或含服硝酸甘油后疼痛迅速缓解,且病情稳定在 1 个月以上。这类患者大多在冠状动脉狭窄的基础上,因心肌负荷的增加引起的心肌急剧、暂时的缺血与缺氧,使心肌供血和耗氧不平衡,导致心绞痛发生。

　　稳定的冠心病患者包括胸痛伴已知或可疑缺血性心脏病患者;有类似缺血症状,例如呼吸困难和劳力性上臂疼痛的患者;既往有行经皮冠状动脉介入治疗或外科冠状动脉搭桥后稳定的心绞痛患者;根据病史、心电图表现、冠状动脉造影或无创检查结果,已知或拟诊冠状动脉疾病的无症状患者;药物治疗满意控制的新近不稳定心绞痛患者,心肌梗死发病>30天的稳定型胸痛综合征患者。

　　由此可见,中国指南对于稳定型冠心病的评价主要立足于心绞痛的症状方面来评价及界定,主要包括了稳定的劳力性心绞痛患者。这一界定方法便于临床医师依据患者的心绞痛症状诊断稳定型冠心病,进而进一步指导具体的临床治疗。然而,这一方法也有不足之处,一些有心肌缺血客观存在,但无心绞痛症状的患者并未纳入稳定型冠心病诊断之列。

### (二)立足于缺血症状的国外指南

　　美国心脏病及医师协会(ACCF/AHA 稳定型缺血性心脏病的诊断治疗指南 2012 修订版)站在缺血性疾病的角度上,界定了稳定型缺血性心脏病患者群,包括稳定型胸痛综合征和已知或可疑有缺血性心脏病的成年患者。有类似缺血症状,例如呼吸困难和劳力性上臂疼痛的患者,也包括在内。有些缺血性心脏病的患者,通过适当治疗可能变得无症状。因此,也包括既往有症状的患者,及那些既往做过经皮冠状动脉介入治疗(percutaneous coronary intervention,PCI)或外科冠状动脉搭桥术(coronary artery bypass graft,CABG)的患者。非心绞痛性胸痛的患者通常患缺血性心脏病的危险度较低。其胸痛综合征通常有明确的非心脏原因。如果高度怀疑有心脏病并且需要进行心脏评估的患者,也包括在内。

　　欧洲心脏病协会(ESC)《稳定型心绞痛患者诊断治疗指南(2006 版)》界定稳定型心绞痛是一种表现为胸部、下颌、肩背部或手臂不适的临床综合征,通常由劳累或情绪紧张诱发,经休息或使用硝酸甘油可缓解。一些不典型的患者,不适可发生在上腹区域。现在通常认为心绞痛是心肌缺血的表现,尽管食管、肺部或胸壁的疾病也会引起类似的症状。

　　同样是对于稳定型冠心病的界定,为什么会有不同的界定呢? 综上所述,中国专家主要依据心绞痛发作的程度、频度、性质及诱发因素等来评价和界定稳定型冠心病的范畴,范围相对窄一些。而国外专家更侧重有无缺血性症状、胸痛综合征的情况来界定稳定型冠心病,因此一些既往有症状或做过相关方面治疗及非心绞痛但高度怀疑心脏原因的患者也包含在界定范围内。虽然对于定义的界定略有不同,但究其目的都是为指导临床诊断治疗之用。哪一种评价体系更优呢？这是个值得大家思考商榷的问题。应综合考虑本国患者群、流行病学资料并联系具体国情经临床工作中的进一步验证决定。

研究发现心肌缺血是由心肌供氧量和心肌耗氧量之间的不平衡造成的。心肌血供是由血氧饱和度和心肌氧吸收量决定,在心肌耗氧增加的情况下,如劳累时,心率加快、心肌收缩力增强、管壁压力增加,最终导致氧的供给和需求之间不平衡。缺血引起的交感神经激活可通过一系列机制包括耗氧量和冠状动脉血管收缩进一步加重缺血。该缺血级联反应包括一个系列的事件,使代谢异常,灌注不足,局部然后全身收缩和舒张功能障碍,最终导致心电图(ECG)的变化和心绞痛的发生。心肌缺血也可能是无症状的。无症状可能是由于缺血时间短和(或)局部缺血严重,损害心脏神经传入,或脊髓及脊髓以上水平抑制缺血性心脏疼痛。表现为无痛性心肌缺血,气促,心悸的患者同样可能是心绞痛。呼吸困难可能是由于缺血性左心室收缩或舒张功能障碍或短暂缺血性二尖瓣关闭不全所致。

**二、稳定型冠心病真的稳定吗**

稳定型冠心病并非绝对稳定的,稳定型冠心病在一些刺激因素(如紧张、寒冷、劳累)作用下可能马上会转变为不稳定型冠心病,也就是稳定型冠心病其实并不稳定。在起病的早期,动脉血管还无严重狭窄或堵塞,但由于不稳定斑块更容易破裂,就可能发生严重心肌梗死,甚至致命。不稳定型冠心病患者如果能积极、及时治疗,可以大大减少发生心绞痛、心肌梗死或猝死的危险,还能使斑块稳定,病变逆转为稳定型冠心病。可见,即使在同一个患者身上,不稳定和稳定不是一成不变的,而是可以互相转化的。下面介绍 2 种特殊类型的未定型冠心病。

**(一)无症状冠心病**

无症状冠心病的诊断是依据有心肌梗死的病史、血运重建病史和(或)心电图缺血的证据、冠状动脉造影异常或负荷试验异常而无相应症状者。在此,将无创检查异常作为无症状患者的诊断依据,并非支持将此类检查用于冠心病筛选目的,而是仅仅承认此类方法用于评估冠心病无症状患者有一定临床可靠性。中国慢性稳定型心绞痛诊断与治疗指南不支持将动态心电图监测、心电图运动试验、负荷超声心动图、负荷心肌灌注显像、多层 CT 作为无症状患者的常规筛选试验。对无症状冠心病患者使用无创方法进行诊断与危险分层的建议同慢性稳定型心绞痛。对无创检查提示心肌缺血达到高危标准者,如 Duke 活动平板评分达到高危、负荷试验显示大面积心肌灌注缺损、心率不高时超声心动图出现广泛室壁运动障碍等应考虑冠状动脉造影。对确定的无症状冠心病患者应使用药物治疗预防心肌梗死或死亡,并治疗相关危险因素,其治疗建议同慢性稳定型心绞痛。对慢性稳定型心绞痛患者血运重建改善预后的建议也可适用于无症状冠心病患者,但目前尚缺乏直接证据。

### (二)心脏 X 综合征

心脏 X 综合征是稳定型心绞痛的一个特殊类型,又称微血管性心绞痛,患者表现劳力诱发心绞痛,有客观缺血证据或运动试验阳性,但选择性冠状动脉造影正常,且可除外冠状动脉痉挛。心脏 X 综合征的治疗主要是缓解症状。硝酸酯类药物对半数左右患者有效,可使用长效硝酸酯类药物作为初始治疗。如果症状持续,可联合使用长效钙通道阻滞剂或 β 受体阻滞剂。ACEI 和他汀类药物有助于改善基础内皮功能障碍,应考虑使用。

# 第二节 稳定型冠心病机制的发展带给我们的思考

## 一、临床分型的困惑

### (一)临床分型方法

**1.WHO 分型的局限性分为 3 型**

(1)劳力性心绞痛:是由运动或其他心肌需氧量增加情况所诱发的心绞痛。包括 3 种类型:稳定型劳力性心绞痛,1～3 个月内心绞痛的发作频率、持续时间、诱发胸痛的劳力程度及含服硝酸酯类后症状缓解的时间保持稳定;初发型劳力性心绞痛,1～2 个月内初发;恶化型劳力性心绞痛,一段时间内心绞痛的发作频率增加,症状持续时间延长,含服硝酸甘油后症状缓解所需时间延长或需要更多的药物,或诱发症状的活动量降低。

(2)自发性心绞痛:与劳力性心绞痛相比,疼痛持续时间一般较长,程度较重,且不易为硝酸甘油所缓解,包括 4 种类型:卧位型心绞痛;变异型心绞痛;中间综合征;梗死后心绞痛。

(3)混合性心绞痛:劳力性和自发性心绞痛同时并存。

WHO 分型中除了劳力性心绞痛外,其余均为不稳定型心绞痛。传统的 WHO 分型是依据心绞痛的发作性质分类,可谓是最经典分型方法,这一分型多年未更新,我国即沿用这一方法。值得我们思考的问题是,最经典的分类方法是否是最优的分类方法呢?我们发现这一分类方法仅依据心绞痛发作时间、频率、性质等,未考虑一些心肌缺血客观存在但未表现出症状的患者,显然这一分型方法有缺陷,无法很好地指导临床上对于一些无症状心肌缺血和缺血性心肌病患者的治疗。基于这一理念,冠心病的新型分型应运而生。

**2.分型方法的新理念**

目前国际上通常将稳定型冠心病分为无症状心肌缺血、稳定型劳力性心绞痛和缺血性心肌病 3 型。

(1)无症状心肌缺血:无临床症状,但有心肌缺血客观证据(心电活动、心肌血流灌注及心肌代谢等异常)的冠心病,亦称隐匿性冠心病、无症状性冠心病。其心肌缺血的 ECG 表现可见于静息时,或在负荷下才出现,常为动态 ECG 记录所发现。这些患者经过冠状动脉造影或尸检,几乎均证实冠状动脉有明显狭窄病变。心肌缺血而无症状的发生机制是什么呢?目前尚无定论,这是个值得进一步研究及探讨的问题。

(2)稳定型劳力性心绞痛:对心脏予以机械性刺激并不引起疼痛,但心肌缺血、缺氧则引起疼痛,当冠状动脉的供血和供氧与心肌的需氧之间发生矛盾,冠状动脉血流量不能满足心肌代谢的需要,引起心肌急剧的、暂时的缺血、缺氧时,即产生心绞痛。

(3)缺血性心肌病:缺血性心肌病为冠状动脉粥样硬化病变使心肌缺血、缺氧而导致心肌细胞减少、坏死、心肌纤维化、心肌瘢痕形成的疾病。其临床特点是心脏变得僵硬、逐渐扩大,发生心律失常和心力衰竭。因此也被称为心律失常和心力衰竭型冠心病或心肌硬化型冠心病。

**(二)临床与病理分型**

临床分型不可一视同仁,上述可见,冠心病临床分型主要依据心绞痛、心肌缺血、胸痛综合征等临床症状进行评估划分。而冠状动脉粥样硬化性心脏病的病理类型主要依据冠脉粥样斑块硬化类型程度划分。

动脉粥样硬化是累及体循环系统从大型肌弹力型(如主动脉)到中型肌弹力型(如心外膜冠状动脉)动脉内膜的疾病。其特征是动脉内膜散在的斑块形成(尽管在严重情况下斑块可以融合)。每个斑块的组成成分不同。脂质是粥样硬化斑块的基本成分。内膜增厚严格地说不属于粥样硬化斑块而是血管内膜对机械损伤的一种适应性反应。正常动脉壁由内膜、中膜和外膜 3 层构成,动脉粥样硬化斑块大体解剖上有的呈扁平的黄斑或线(脂质条纹),有的呈高起内膜表面的白色或黄色椭圆形丘(纤维脂质性斑块)。前者(脂质条纹)见于 5～10 岁的儿童,后者(纤维脂质性斑块)始见于 20 岁以后,在脂质条纹基础上形成。

根据病理解剖可将粥样硬化斑块进程分为 6 期。

第 Ⅰ 期(初始病变):单核细胞黏附在内皮细胞表面并从血管腔面迁移到内膜。

第 Ⅱ 期(脂质条纹期):主要由含脂质的单核细胞(泡沫细胞)在内皮细胞下聚集而成。

第 Ⅲ 期(粥样斑块前期):二期病变基础上出现细胞外脂质池。

第 Ⅳ 期(粥样斑块期):四期病变的两个特征是病变处内皮细胞下出现平滑肌细胞及细胞外脂质池融合成脂核。

第 Ⅴ 期(纤维斑块期):在病变处脂核表面有明显结缔组织沉着形成斑块的纤维帽。有明显脂核和纤维帽的斑块为 Va 型病变;有明显钙盐沉着的斑块为 Vb 型病变;斑块成分主要由胶原和平滑肌细胞组成的病变为 Vc 型病变。

第 Ⅵ 期(复杂病变期):此期又分为 3 个亚型,Ⅵa 型病变-斑块破裂或溃疡,主要由Ⅳ期和 Va 型病变破溃而形成;Ⅵb 型病变-壁内血肿,是由于粥样硬化斑块中出血所致;Ⅵc 型病变-血栓形成,多由于在Ⅵa 型病变的基础上并发血栓形成导致管腔完全或不完全堵塞。

然而,对于稳定型冠心病来说,其临床症状与其病理类型并不一定相关。例如心绞痛症状的出现主要决定于冠状动脉供血、供氧与心肌需氧之间的矛盾,并不是完全与冠脉粥样硬化程度一致。

要明白冠状动脉供血、供氧与心肌需氧之间的矛盾是怎么产生的,我们首先要明白什么是心肌耗氧量,它是由什么决定的。

心肌耗氧量的多少由心肌张力、心肌收缩力和心率所决定,故常用"心率×收缩压"(即二重乘积)作为估计心肌耗氧的指标。心肌能量的产生要求大量的氧供,心肌细胞摄取血液氧含量的 65%～75%,而身体其他组织则摄取 10%～25%。因此心肌平时对血液中氧的摄取比例已接近于最大,需氧量再增大时,只能依靠增加冠状动脉的血流量来提供。在正常情况下,冠状动脉循环有很大的储备力量,其血流量可随身体的生理情况而有显著的变化:在剧烈体力活动时,冠状动脉适当地扩张,血流量可增加到休息时的 6～7 倍;缺氧时,冠状动脉也扩张,能使血流量增加 4～5 倍;动脉粥样硬化而致冠状动脉狭窄或部分分支闭塞时,其扩张性能减弱、血流量减少,且对心肌的供血量相对比较固定。心肌的血液供应减低但尚能应付心脏平时的需要,则休息时可无症状。一旦心脏负荷突然增加,如劳力、激动、左心衰竭等,使心肌张力增加(心腔容积增加、心室舒张末期压力增高)、心肌收缩力增加(收缩压增高、心室压力曲线的最大压力随时间变化率增加)和心率增快等致心肌耗氧量增加时,心肌对血液的需求增加;或当冠状动脉发生痉挛(吸烟过度或神经体液调节障碍,如肾上腺素能神经兴奋、TXA 或内皮素增多)或因暂时性血小板聚集、一过性血栓形成等,使冠状动脉血流量进一步减少;或突然发生循环血流量减少(如休克、极度心动过速等),冠状动脉血流灌注量突降,心肌血液供求之间矛盾加深,心肌血液供给不足,遂引起心绞痛。严重贫血的患者,在心肌供血量虽未减少的情况下,可因血液携氧量不足而引起心绞痛。

慢性稳定型心绞痛心肌缺血的主要发生机制是在心肌因冠状动脉狭窄而供血固定性减少的情况下发生耗氧量的增加。在多数情况下,劳力诱发的心绞痛常在同一“心率×收缩压”的水平上发生。这与病理类型即粥样硬化斑块的类型、程度没有绝对的一致性。

综上所述,冠心病的临床分型与病理分型并不完全相关,既要依据症状的程度、性质,又要注重冠心病的临床特点,还要简便明了。只有这样的分型才符合冠心病的发病规律,体现临床的指导意义,从而得到广大临床医师的认同。其次,临床的实践丰富了冠心病病理生理的认识,不断的临床创新为新的分类提供了鲜活的证据,理论-实践-理论的不断循环,使得冠心病的分类日臻成熟。

**二、隐藏在稳定型冠心病病理与生理中的问题**

一般来说,冠脉狭窄程度>70%时往往会有心肌缺血症状出现,但有时冠心病缺血症状和冠脉狭窄之间并不完全对应。人们通常认为,粥样硬化斑块导致冠状动脉堵塞狭窄的程度越严重越容易患心肌梗死。其实一些早期病变虽然造成的狭窄程度不重,但经常是心肌梗死的罪魁祸首。研究发现,约60%的心肌梗死患者其冠状动脉狭窄程度在50%以下,而狭窄程度>90%的只占心肌梗死患者的10%左右。

冠心病缺血症状和冠脉狭窄具有相关性,但冠脉狭窄程度并不是唯一决定冠心病缺血症状表现的因素。冠心病心肌缺血的症状可受到多种因素的影响,包括病变冠状动脉的支数、大小、供血范围和狭窄程度、侧支循环发展情况及患者对疼痛的感受性等。

此外,近年来的研究显示,病变冠状动脉局部斑块的稳定性很大程度上决定了冠心病患者临床缺血症状和预后。不稳定的斑块面积不一定很大,其本身所造成的冠脉狭窄程度也不一定很严重(很可能<50%),但斑块破裂后可继发血栓形成,致使管腔在短时间内急剧变窄,甚至完全闭塞,造成急性冠脉综合征,表现出包括不稳定型心绞痛、急性心肌梗死等在内的缺血症状。

早期斑块因为体积小,平时可无任何症状,但易损斑块质地软、易破裂,在情绪激动、过度劳累等因素作用下,冠状动脉血流加速,冠状动脉血管收缩痉挛可导致易损斑块破裂。这就像人的皮肤受伤出血时,人体会自动形成血块堵住伤口一样,在易损斑块破裂的地方也会形成血块,而这个血块的大小就决定了患者的临床表现。小血块会造成血管不完全堵塞,引起心绞痛,大血块就会完全堵塞血管,引起心肌梗死或猝死。

所以,某一时间冠脉造影检查显示的管腔不能表明引发心肌缺血的冠状动脉病变在将来一段时间的发展、转归和变化速度。冠心病患者有临床缺血症状但冠脉造影显示轻中度冠脉狭窄的,应每隔一定时间复查冠脉造影,有助于及时了解冠脉病变情况。

# 第三节　稳定型冠心病临床评价的发展和趋势

稳定型冠心病临床评价包括对疾病的诊断和风险评估两个方面,二者相辅相成,互为因果。临床评价经历由主观到逐渐客观、由笼统到逐步量化的发展过程。

## 一、既往评估方式的不足

既往稳定型冠心病的评估强调病史和危险因素对可疑冠心病的诊断作用:根据胸痛发作的部位、性质、诱因、与运动的关系和持续时间等特点和发作时的体征,结合冠心病危险因素,除外非心源性胸痛原因,即可诊断稳定型冠心病。当然,结合必要的体格检查和实验室检查以肯定诊断、确定病因、识别严重程度、了解预后并选择最恰当的治疗方案。临床上胸痛的内容可分为:①性质和持续时间均典型的胸骨后不适感;②劳力或情绪激动可以诱发;③休息或含服硝酸甘油后可以缓解。典型心绞痛(明确的)应包括上述3点;非典型心绞痛(可疑的)

具备其中的两项;非心源性胸痛仅具备上述特征的一项或者没有。但在有典型症心绞痛症状的患者,例如无严重冠状动脉解剖阻塞性所致的心肌缺血,我们多考虑为"功能性"胸痛的合并临床疾病,因为既往认为通常引起心肌缺血的病理机制无外乎心肌耗氧量增加或者心肌供氧量减少,而把微血管功能障碍、局灶性或弥漫性心外膜冠状动脉痉挛,或者上述机制重叠发生于同一患者的情况排除在外,造成稳定型冠心病诊断不足和 ACS 过度诊断。既往的评价方式不足之处是主观性太强。

## 二、目前评价体系的优势

目前稳定型冠心病临床评价的流程如下。首先应根据性别、年龄评估患者冠心病的可能性(验前概率),同时确定有无相关的危险因素:吸烟、高血压、高脂血症、糖耐量异常或糖尿病、肥胖、低体力劳动、早发冠心病家族史、既往的脑血管病或外周血管疾病史。然后再进一步评估病史和体格检查,了解缺血性胸痛病史和胸痛特征是确定稳定型冠心病诊断的重要方法。

《ESC2013 稳定型冠心病管理指南》首次引入了根据验前概率评估稳定型冠心病可能性、选择检查方法、用于危险分层。强调验前概率的重要性,并根据现有证据更新验前概率的估算方法,验前概率将影响诊断检查方法选择。总体而言,新指南强调稳定型冠心病诊断应分为 3 步,即基于验前概率决定是否接受检查、进行无创性检查及进行风险评估。验前概率的评估基于最新的大型数据集,根据患者性别、年龄和症状决定验前概率大小。基于验前概率的评估方式在精确性和科学性方面大大改善。

## 三、未来临床评价展望

多年来,传统观念对稳定型冠心病的认识主要局限于心外膜上的动脉粥样硬化病变及斑块狭窄导致的心绞痛。但临床上我们发现,很多患者心绞痛症状很典型,存在心肌缺血的明显 S-T 段改变,甚至肌钙蛋白升高,但事实上很多患者并没有严重问题,其病变狭窄<50%甚至没有冠脉异常;另一方面,通过介入方式缩小斑块理论上可以改善预后,而实际上介入与药物控制稳定型冠心病的预后没有明显差异。这是因为过去的基本概念均是以"斑块狭窄"为中心,而现在我们认识到,稳定型冠心病的发病机制是以"心肌缺血"为中心,包括传统的斑块狭窄,以及炎症、痉挛、微血管病变、内皮功能异常及血小板高凝状态等。因此在临床评价稳定型冠心病时,固定性狭窄、微血管功能障碍、局灶性或弥漫性冠脉痉挛等因素要综合考量。我们的视野要从心外膜的局限的斑块狭窄向整体的

冠脉病变移动,更要全面地看待问题,并客观、定量地进行评价,是未来稳定型冠心病诊断和评估预后的趋势。

## 第四节 稳定型冠心病冠脉病变的评估与策略

冠脉病变的评估包括无创功能评价、血管壁和管腔评价、斑块组织学评价及病变功能学评价等方面。下面拟就目前指南推荐的常见检查项目展开讨论。

### 一、冠状动脉 CT 血管成像——无创检查的"双刃剑"

临床上静息心电图不能肯定是否有冠状动脉病变,运动负荷心电图虽然简便易行,但对完全性左束支传导阻滞、静息 ST 段压低≥1 mm、心室起搏心律、预激综合征患者的冠脉供血评价无意义,常用的其他评价心肌缺血方法对筛查冠状动脉病变十分有益,但在准确判断罪犯血管及血流特点、心肌缺血的程度方面表现出局限性。各种负荷检查都或多或少地存在缺陷,其评价心肌缺血的敏感性、特异性见表 6-1。

表 6-1 评价心肌缺血的负荷试验

| 负荷试验名称 | 敏感性(%) | 特异性(%) |
| --- | --- | --- |
| 运动负荷心电图 | 68 | 77 |
| 运动超声心动图 | 80～85 | 84～85 |
| 运动心肌灌注显像 | 85～90 | 70～75 |
| 多巴酚丁胺负荷超声心动图 | 40～100 | 62～100 |
| 血管扩张剂负荷超声心动图 | 56～92 | 87～100 |
| 血管扩张剂负荷心肌灌注显像 | 83～94 | 64～90 |

冠状动脉 CT 血管成像(CCTA)是近年来逐渐被广泛应用的无创冠状动脉成像技术。与传统的冠心病无创检查相比,CCTA 更为直观可靠,相对快速简便,患者易于接受,成为冠心病筛查的重要手段。对65项研究结果的荟萃分析表明,CCTA 诊断冠心病的敏感性为 90%～94%,特异性为 95%～97%,但目前其准确性并未能达到完全替代 CAG 的程度,故保守的认为 CCTA 仅适用于高危冠心病而且其他无创检查不能提供明确结论的患者筛查。另外一个方面,CCTA 这一检查的窗口很狭窄:如果验前概率很低,如年轻女性,因为放射线的缘故应避免行 CCTA 检查;如果验前概率非常高,意味着钙化非常严重,而这会

导致 CCTA 图像出现类似严重狭窄的变化,进一步实施血管造影后可能会发现并不真的存在狭窄;而且 CCTA 检查需要大量造影剂,从而可能导致的造影剂肾病也是临床需要考量和正视的问题;同时如果 CCTA 发现异常,患者当然将进一步行血管造影检查,这样患者会受到两次放射线照射。对于这种两难状态,CCTA 主要起排除高危患者的诊断作用。适合 CCTA 检查的最佳患者类型是40~45 岁的男性、症状不典型的高危患者,如果先进行高质量 CCTA 检查且结果正常,可使其免于侵入性检查。

### 二、冠状动脉造影——有创检查的伪"金标准"

冠状动脉造影(coronary angiography,CAG)检查一直是临床上解剖学水平评价冠状动脉疾病的主要方法和"金标准"。然而 CAG 仅显示被造影剂充填的管腔轮廓,通过管腔形态的改变间接反映位于管壁上的粥样硬化病变,因而存在不可避免的缺陷。在动脉粥样硬化初期,血管壁可以通过重塑来避免斑块对管腔产生影响,因此 CAG 并不能发现病变。在稳定型冠心病左主干病变、分叉病变、临界病变等复杂病变,或不能耐受 CAG 检查及存在禁忌证的情况下,其评价冠状动脉病变的手段及效果上稍显局限。

### 三、血管内超声与冠状动脉血流储备分数——评价冠脉病变各有千秋

血管内超声(intravascular unltrasound,IVUS)是最早开始应用的有创断层成像技术,它克服了传统造影只管腔显影的局限性。IVUS 可判断动脉粥样硬化的狭窄程度和分布范围,分清楚内膜与中膜增厚,评价动脉粥样斑块负荷,评估粥样硬化临界病变,并评价药物对粥样硬化的作用,指导介入治疗对血管的影响。IVUS 是目前应用最为广泛的血管成像技术,被认为是诊断冠心病的新"金标准"。但 IVUS 成像中的伪像是至今无法得到解决的问题,在判断急性血栓方面明显的不尽人意,以及超声导管的大小也限制了其在严重狭窄病变中的使用。

冠状动脉血流储备分数(fractional flow reserve,FFR)通过测量冠状动脉内压力反映血管狭窄对心肌血流量的影响,业已证实在不同临床和解剖亚组患者中根据 FFR 结果制定临床决策安全有效。FFR 对于稳定型冠心病患者有症状的临界病变、左主干病变、多支串联病变和弥漫性冠状动脉狭窄的再评价均有着特殊而十分重要的意义;FFR 还可以评价稳定型冠心病患者 PCI 术后结果,并评价侧支循环情况,可以改善医疗质量和降低医疗费用,具有良好的效价比。FFR 对冠脉生理功能的评价有着重要的意义,但也存在不足:微血管病变的情况下,会高估 FFR;如果存在冠脉痉挛也会影响 FFR 的测量结果;左心室肥厚时

即使较高的 FFR 值也不能排除心肌缺血。

IVUS 显示血管,而 FFR 检测血流,IVUS 和 FFR 分别是从冠脉病变形态学和生理功能上两种互补的技术,两种检测各有千秋。IVUS 和 FFR 分别从不同的角度来评价冠脉病变情况,不同的研究方案、不同的人群有不同的结果,究竟孰轻孰重都是相对的。对于冠脉病变及治疗效果的评价,我们需要全面、总体的信息来进行合理化评估和个体化治疗,只能是相互弥补其不足而不能相互替代。可能理想的方式是应用 FFR 来评价冠脉病变是否需要 PCI 治疗,再应用 IVUS 指导支架的植入及效果评价。

### 四、冠脉病变评价新策略

#### (一)验前概率决定检查方式

由于各种检查手段并非 100% 有效,且影像学检查或多或少对患者造成伤害。因此,《ESC2013 稳定型冠脉疾病指南》建议用验前概率(pretest probability,PTP)决定检查手段的价值。即在对存在临床症状者进行某项检查以评估其是否患有稳定型冠心病前,首先评估其罹患稳定型冠心病的可能性大小,根据该可能性与即将进行的检查手段的敏感性和特异性,决定是否进行该项检查。提出 PTP 体现了"以患者为中心"的理念,给稳定型冠心病患者最适宜的检查,不同类型稳定型冠心病及处于其不同阶段时进行哪种检查最合适最能解决问题,实现最大程度的节约资源并减轻患者的负担。该指南指出,负荷影像学检查应作为稳定型冠心病患者的初始检查手段,静息心电图检查结果异常者也推荐行负荷影像学检查。该指南还建议,在排除稳定性冠脉疾病患者时,CCTA 可作为负荷影像学检查的替代检查。

#### (二)影像检查整合成为创新方向

而在稳定型冠心病评估心肌缺血上,"影像检查整合成为创新方向"。冠状动脉病变不仅需要对狭窄病变进行描述,更需要对狭窄病变的血流动力学意义作出评价,从而使稳定型冠心病患者获益。未来通过 PTP 决定合适的检查手段,通过 CAG 及其他诊断手段对狭窄病变的机械性和血流动力学变化会有更深刻的认识,从而更加全面地评估稳定型冠心病患者的冠状动脉病变,并有望在单根导管上整合多种成像技术,特别是 SPECT/PET 和 CTA 无创成像融合技术,以及在一次导管回撤中实现 IVUS 影像和 FFR 数值的同步检测,将冠状动脉的解剖学特点和功能意义结合起来,给临床治疗提供更加准确的信息,更有利于个体化治疗策略。

## 第五节　稳定型冠心病综合干预的问题和措施

冠心病是一个多病因疾病,健康教育与随访、生活方式干预、药物控制危险因素、血运重建治疗都很重要。对于稳定型冠心病患者,无论是否进行血运重建治疗,健康教育、建立良好的生活方式、控制危险因素及适当的药物治疗都会对改善预后起到积极的作用。同时,必须是"以病患为本",而不是"以病变为本",强调整体考虑,全面治疗。

### 一、规范化治疗中的问题和措施

#### (一)预防和健康教育

众所周知,冠心病是生活方式疾病,坚持健康生活方式是预防冠心病的根本和治疗稳定型冠心病的保障。临床实践证明,很多稳定型冠心病没有得到很好的治疗,甚至疾病进展为急性冠脉综合征,不一定是本身病情有多复杂,病情已经有多严重;即使患者诊断已经明确,用药亦十分合理,但不注意戒烟,不控制饮食,不坚持运动,其效果将大打折扣,甚至危及生命。当前的医疗模式"轻预防和宣教",医务人员倾向于将重点放在诊断及治疗方面,而忽视了对患者的教育和预防。有效的教育可以使患者全身心参与治疗和预防,并减轻对病情的担心与焦虑,健康教育能协助患者理解其治疗方案,更好地依从治疗方案和控制危险因素,从而改善和提高患者的生活质量,降低病死率。因此,我们建议应该像糖尿病处理一样,把健康教育列为稳定型冠心病患者治疗的"五大法宝"之一,看成和药物及血运重建同等重要。健康教育是医师和患者共同的职责,需要强调的是,这是心血管医师工作的重要而且不可或缺的部分。

"上医治未病",预防比治疗还要重要,心血管健康是我们的终极目标。稳定型冠心病最好的预防就是预防危险因素,从源头预防才是根本的预防。一个人从无危险因素到出现危险因素,从亚临床病变直至临床事件,需要经历数年至数十年,需要在各个阶段进行预防。树立健康的生活方式是零级和一级预防的基石。正如 AHA 主席 Palph L Sacco 在 2011 年 AHA 年会上提出的"生命简单7 件事(Life's Simple 7)",就可以达到理想的心血管健康状态,即理想的胆固醇(非治疗状态下总胆固醇＜11.1 mmol/L)、理想的血压[＜16.0/10.7 kPa(120/80 mmHg)]、理想的血糖(空腹血糖水平＜5.6 mmol/L)、不吸烟或戒烟

（>12个月）、正常体重（体质指数<25 kg/m²）、适当体力活动（每周至少75分钟强烈运动）、合理饮食（健康膳食达到4~5项），7种要素就可以大大减少稳定型冠心病的发生。

**（二）随访是必须的**

现行的医疗模式使稳定型冠心病的管理还存在"重治疗，轻随访"的问题。随访存在问题的原因包括部分医务人员对电话随访不够重视、患者对电话随访不够理解、通讯不畅、随访环境不佳等，只有齐抓共管、落实责任、改善环境、加强与患者及家属联系沟通，才能解决存在的问题。我们应该加强稳定型冠心病患者的随访，做到巩固效果，查漏补缺。

慢性稳定型冠心病患者初期需要1~3个月随访1次，成功治疗的患者可以3~6个月随访1次，无特殊情况也应该每年随访1次。对随访的内容包括患者和医师两个方面。

患者应该加强重视（症状、药物依从性）：①提供翔实的病史，如一般情况、心绞痛症状及新的担心；②危险因素消除的自我评估；③药物依从性的自我评估。

医师应该加强监测（方法、随访的重点）：①必需的生化检查，评估血常规、肝、肾功能状态，以及血糖、血脂达标情况；②常规行静息心电图检查；③必要时行超声心动图、平板运动试验、负荷影像检查和CAG检查。

**（三）药物规范的重要性**

COURAGE和BARI-2D等研究提示，稳定型冠心病患者给予优化、强化内科治疗情况下，联合早期血运重建并不能减少死亡、心肌梗死和其他严重心血管不良事件，规范药物治疗是治疗的基础。充分地药物治疗是临床医师的基础选择，应该首先使用预防心肌梗死和死亡的药物，然后才是抗心绞痛和抗心肌缺血治疗，以减轻症状、减少缺血、改善生活质量。

需要重点说明的是，临床实践中仍然有大量的问题存在，冠心病二级预防药物治疗的循证理想状况仍然难以实现。PURE研究显示，我国明确诊断稳定型冠心病患者出院回家后坚持服用他汀类药物者不到3%，坚持服用抗血小板药物制剂者为18.6%，坚持服用ACEI/ARB和β受体阻滞剂者不到10%，且无帮助患者个体化调整剂量和控制危险因素达标的系统服务，β受体阻滞剂剂量过低是普遍问题，"只治不管"是现有医疗体制的严重问题。

**二、治疗目标的探讨和思考**

稳定型冠心病根本的预防措施是要控制引发冠心病的危险因素，如血压、血脂、血糖、吸烟等,这就要对患者进行长期的综合教育和管理,使患者明白心脏康复的重要性,以达到心脏康复的目的。冠心病是可以预防的,有效控制心血管病危险因素,不仅可以减少冠心病的发病率和病死率,还可以提高患者的生活质量;同时需要强调的是,良好的血压、血糖、血脂控制水平,同样可以改善慢性稳定型冠心病患者的预后。但关于危险因素控制,尤其是有关血压、血糖、血脂目标值的争论仍然没有停止,我们认为这类问题均应如此:适可而止,过犹不及。

### (一)目标血压的探讨

控制高血压对防治冠心病的重要性是众所周知的。目前关于降压目标是否存在"J"型曲线的讨论很多,多项研究未能证实强化降压治疗获益,试图确定目标血压的研究没有得到一致的结果。

流行病学资料显示:从 14.7/9.3 kPa(110/70 mmHg)开始,随着血压升高对人类的危害就出现了,但没有到 18.7/12.0 kPa(140/90 mmHg)或以上明显,因此确定高血压标准为 18.7/12.0 kPa(140/90 mmHg);另外一个方面可以看出,血压在 18.7/12.0 kPa(140/90 mmHg)以下也是有害的,因此单纯高血压患者血压水平应尽量接近正常水平。而对于已存在严重冠脉病变的稳定型冠心病患者,血压过高过低均有害:高血压会增加心脑血管事件的概率,舒张压过低可能会加重心肌缺血,因而越来越多的证据提示我们应采取积极但又适度温和的血压管理策略。

对于稳定型冠心病降压目标的问题,尽管欧洲指南近期标准目标血压有所放松,但有学者认为降压的目标不应纠结于具体的数值,从人群干预角度看,仍应强调对可耐受的高血压合并糖尿病患者,较低的血压控制目标利于减少整体心血管风险,稳定型冠心病患者应将血压控制于 18.7/12.0 kPa(140/90 mmHg)以下,对于合并糖尿病及慢性肾病患者,应控制在 17.3/10.7 kPa(130/80 mmHg)以下;同时我们更应强调降压治疗的个体化,老年和冠心病患者的血压不宜降得过快、过低,尤其是舒张压水平。我们认为血压管理更重要的是通过生活方式改变,全面干预危险因素,正确使用降压药物,优先考虑 β 受体阻滞剂和(或)ACEI/ARB 治疗。

### (二)强化降糖的问题

糖代谢异常与心血管疾病之间存在着密切的内在联系,二者互为高危人群。高血糖是最重要的心血管系统危险因素之一,对患者预后具有显著的不良影响。在同等条件下,糖尿病患者的冠心病患病率比血糖正常者要高出 2~5 倍。糖尿病患者的降糖治疗目标值是目前争论的热点问题之一。

对于一般糖尿病患者,多数学术机构推荐将 HbA1C 控制在 7.0% 以下。然而由于低血糖事件对心血管病高危患者预后可产生显著的不利影响,因此对于此类患者应采取较宽松的降糖治疗策略,并根据其整体危险水平确定个体化的血糖目标值。追求过低的血糖水平可能会显著增加低血糖事件的发生率,而对患者预后产生不良影响。另外,长期糖尿病自主神经病变患者感知低血糖的能力丧失,也应放宽血糖控制目标。对于高龄、糖尿病病史较长、心血管整体危险水平较高、具有严重低血糖事件史、预期寿命较短及并存多种疾病的患者,建议稳定型冠心病患者的血糖目标值为 FBG<7.8 mmol/L,负荷后 2 小时血糖 <11.1 mmol/L。但对于此类患者,应慎重对待低于 7.0% 的 HbA1C 目标值。

### (三)降脂治疗的争议

血脂异常是稳定型冠心病患者最常伴随的代谢紊乱,可显著增加心血管终点事件危险。流行病学资料提示,低密度脂蛋白胆固醇每增加 1%,冠状动脉事件的危险性增加 2%~3%。冠心病患者合并低 HDL-C,复发冠状动脉事件的危险度较高,应当积极进行非药物治疗,但 HDL-C 的升高并没有明确的靶目标值。TG 水平在临界范围 1.7~2.3 mmol/L 或升高>2.3 mmol/L 是冠心病的一个独立的预测因素。TG 与冠心病危险的相关性多与其他因素(包括糖尿病,肥胖,高血压,高低密度脂蛋白血症和低高密度脂蛋白血症)有关,但目前尚不清楚针对高 TG 的治疗是否能够降低初发或复发冠心病事件的风险。

他汀类在减少动脉粥样硬化性疾病的主要事件(如死亡、心肌梗死和卒中)处于基石地位,大多数患者通过他汀的单药治疗即可达标,其他干预方法如贝特、烟酸、依折麦布等虽可降低低密度脂蛋白胆固醇,但尚无临床终点获益的证据。目前 ASCVD 对一级和二级预防人群的他汀治疗进行了"前所未有"的推荐:启动他汀不再依据基线低密度脂蛋白胆固醇水平,不再设定低密度脂蛋白胆固醇治疗目标值。对于降脂达标的争论,目前多个指南不再推荐具体的血脂治疗目标值,并建议同时评估 10 年和终生心血管疾病风险,以及在估算心血管疾病风险时将卒中纳入考虑范围。评估的目的仅用于了解患者的依从性,及了解是否达到了所需要的治疗强度(高强度:低密度脂蛋白胆固醇降低≥50%;中等强度:低密度脂蛋白胆固醇降低 30%~50%)。

# 第七章

## 非ST段抬高急性冠脉综合征

### 第一节 心脏生物标志物在NSTEACS 诊断和危险分层中的价值

急性冠脉综合征(acute coronary syndrome，ACS)是一组由急性心肌缺血引起的临床综合征，包括不稳定型心绞痛(unstable angina pectoris，UAP)、非ST段抬高心肌梗死(non-STsegment elevation myocardial infarction，NSTEMI)和ST段抬高心肌梗死(STsegment elevation myocardial infarction，STEMI)。临床将UA和NSTEMI统称为非ST段抬高急性冠脉综合征(non-STsegment elevation acute coronary syndrome，NSTE-ACS)。近年来，随着人口老龄化及糖尿病和慢性肾脏病发病率的升高，NSTE-ACS发病率有逐年升高的趋势。据估计，美国每年诊断ACS患者约140万例，其中NSTE-ACS占所有ACS患者的2/3以上。尽管NSTE-ACS的院内并发症(如心源性休克、心力衰竭和心律失常)发生率低于STEMI患者，但前者再发心脏事件风险较高，导致其远期预后不佳。

大量研究认为，UAP和NSTEMI有共同的病理生理基础，其主要机制是冠状动脉易损斑块破裂，血管内皮下胶原组织暴露，随之发生血小板聚集和血栓形成，导致病变血管不同程度的阻塞。近年来，心肌肌钙蛋白(cardiac troponin，cTn)检测的广泛应用和影像学的发展有助于NSTE-ACS的早期诊断和危险分层，而大规模临床实验的结果也为药物和介入治疗策略的选择提供了有力证据。本章将根据国内外指南和大型临床研究结果，集中讨论NSTE-ACS的诊断、危险分层及药物和介入治疗进展。

在过去的几十年中,心脏生物标志物被广泛用于评价心肌损伤。与传统生物标志物相比,cTn具有更高的敏感性和特异性,目前已经成为ACS患者诊断、危险分层和治疗选择的重要依据。新型生物标志物(如炎症标志物等)的出现为ACS病理生理提供了新的视角,尽管存在特异性低等缺点,但多标志物检测策略有望成为ACS患者危险分层的有效手段。

## 一、心脏生物标志物的历史沿革

心脏生物标志物的起源可追溯到20世纪50年代中期。研究者发现,谷草转氨酶可用于检测急性心肌梗死(AMI)。随着实验室条件的改善和检测工艺的提高,用于AMI诊断的新型标志物逐渐涌现,其中肌酸激酶(CK)和其同工酶(CK-MB)逐渐取代谷草转氨酶,并且一直沿用至今,但cTn因其高敏感性和特异性已成为现今ACS诊断的主要工具。1994年,美国食品药品监督管理局通过了全球第一个cTn检测样品,但真正的"cTn时代"应自2000年心肌梗死再定义开始,自此cTn成为ACS诊断首选生物标志物。近十几年,cTn检测敏感性、可复制性、抗干扰性逐渐改善,用于区别UAP和NSTEMI的最佳界值浓度也逐渐降低,这些调整在2007和2012版心肌梗死全球定义中也得以体现。最近,其他新型生物标志物(如炎性因子等)展现出良好的前景,未来有望与cTn联合用于ACS危险分层。此外,分子与表观遗传领域也有了突破性的进展,有望实现ACS早期预警和干预。

## 二、肌钙蛋白的研究进展与困惑

### (一)肌钙蛋白诊断精度越高越好吗?

cTn具有心肌组织特异性和高敏感性,可以反映显微镜下才能观察到的小灶性心肌坏死。cTn包括3种蛋白(TnC、TnI和TnT),TnC存在于骨骼肌和心肌细胞中,而TnI和TnT具有心肌特异性。心肌梗死的诊断需有cTn升高和(或)降低的动态变化。在心肌梗死后的2~4小时,cTn即开始升高,TnI于10~24小时达峰值,5~14天降至正常。TnT于10~24小时达到峰值,5~10天降至正常。cTn升高是指其测定值超过正常参考值上限的第99百分位数,同时变异系数≤10%。

传统检测方法由于灵敏度相对不高,难以检测血液循环中低水平的cTn,在缺血症状或心电图改变不典型时,有可能导致延迟诊断甚至误诊,不利于早期诊断和风险评估,并且传统检测方法的精密度也无法达到理想的精度标准。近年来,高敏或超敏cTn(hs-cTn)检测技术逐渐进入临床,其优势在于较传统检测方法的检测下限低 10～100 倍，能满足分析精密度的要求。2011 年欧洲心脏病学会（ESC）《NSTE-ACS 治疗指南》推荐使用 hs-cTn 作为 ACS 诊断和危险分层的主要依据。由于其灵敏度较高，越来越多的 NSTE-ACS 患者出现 cTn 的升高，因而 NSTEMI 患者的比例也逐年升高，从而使更多的患者接受更积极的治疗，降低发病率和病死率。

hs-cTn 的应用大大提高了心肌梗死的检出率，但其假阳性率也随之升高，甚至许多稳定型心绞痛和正常患者也出现低水平的升高。因而，cTn 诊断精度的提高使我们产生了困惑：cTn 升高就能诊断 ACS 吗？虽然 cTn 具有很高的敏感性和特异性，但 cTn 只能准确识别有无心肌坏死，不能解释造成心肌坏死的原因。其他引起 cTn 升高的原因包括非冠状动脉原因，如快速性心律失常、心脏机械性创伤、消融、起搏和心脏复律后、心力衰竭、左心室肥厚、心肌炎、心包炎及严重非心脏原因（如肺栓塞和肺动脉高压）；主动脉夹层；急性神经系统疾病；药物毒性；肾功能衰竭。其中，TnI 和 TnT 在终末期肾病且没有急性心肌坏死临床证据的患者中有不同变化趋势，15%～53% 的患者 TnT 升高，但是<10% 的患者 TnI 升高；透析一般升高 TnT，但降低 TnI 水平。因此，诊断 NSTEMI 时，应当将 cTn 水平与缺血症状、心电图特征结合起来。

**（二）肌钙蛋白连续检测有何诊断价值？**

由于检测方法的敏感性增加，循环中的 cTn 少量增加即能够被检测到，这种改进带来的首要问题就是导致 cTn 在 ACS 诊断中的特异性下降，即其他原因引起的心肌损伤也会引起 cTn 阳性。为了提高心肌梗死诊断的特异性，需要鉴别急性或慢性 cTn 升高。此时，就需要考虑就诊时 hs-cTn 的基线值及变化幅度（包括绝对值和相对值）。一般认为，就诊时 hs-cTn 基线值越高，变化幅度越大，ACS 的可能性就越大。多项研究显示，连续检测心脏标志物（绝对值）的变化有望提高心肌梗死诊断准确性，而相对变化的价值仍存在争议。Keller 等在1 818 例疑诊 ACS 患者中检测了 hs-cTn 从 0～3 小时的变化，结果其阴性预测值达 99.4%，阳性预测值为 96%。Irfan 等的研究发现，hs-cTn 1 小时和 2 小时较基线变化的绝对值的诊断准确性明显高于其相对值。此外，在心肌梗死症状发生 6 小时内连续检测多种标志物的水平（如肌红蛋白、cTn 和（或）CK-MB）能迅速做出排除诊断。研究显示，在基线和 90 分钟检测上述标志物水平阴性预测值较高，能有效识别短期不良心脏事件风险较低的患者，从而有利于其早期出院和随访，减少过度诊疗。

### (三)肌钙蛋白能否用于 NSTE-ACS 的预后评价？

cTn 升高评价预后的价值优于患者的临床特征、入院心电图表现及出院前运动试验，能预测近期和远期死亡及心肌梗死风险，目前是 NSTEACS 危险分层的主要指标之一。有分析比较了 hs-cTnI 与传统 TnT 检测方法，发现hs-cTnI检测值高于正常高限能预示 30 天时的不良事件风险。研究显示，应用 hs-cTnI 能更好地预测 ACS 患者 1 年时心肌梗死再发和死亡风险。因此，在非 ST 段抬高和 CK-MB 正常的患者中，cTn 升高可以发现那些死亡危险增高的患者，且 cTn 与 ACS 患者死亡风险呈定量相关关系。然而，不能将 cTn 作为评估危险性的唯一指标，应结合患者整体的临床情况进行综合判断。

此外，cTn 升高的患者发生 STEMI 和死亡的风险更高，是 NSTE-ACS 的高危患者，需要更为积极的介入和药物干预，包括强化抗栓治疗和常规早期侵入治疗，而对于 cTn 不升高者，这些积极的干预措施获益不大。因此，cTn 也是治疗决策的重要依据。

### 三、传统生物标志物的价值

#### (一)肌酸激酶同工酶

CK 是催化肌酸磷酸化变为磷酸化肌酸的细胞溶质运载蛋白，可分为 3 种同工酶，其中 CK-MB 主要存在于心肌中。长期以来，CK-MB 被认为是诊断心肌梗死的主要标志物，当患者血浆 CK-MB 水平大于正常上限 2 倍时，即可诊断为 NSTEMI。CK-MB 一般在梗死后的 6 小时内升高，18～24 小时达峰值，3～4 天恢复正常，其升高的程度能较准确地反映梗死范围。然而，与 cTn 相比，CK-MB 诊断心肌梗死的敏感性和特异性均较差。健康人血液中可以发现低浓度的 CK-MB，且骨骼肌损伤时也可以出现 CK-MB 的升高。目前，CK-MB 仍作为二线指标，在以下 2 种情况下仍有一定价值：一是诊断早期梗死扩张（再梗死），因为与 TnI 比较，CK-MB 的半衰期更短，在首次高峰后可以出现再次升高；二是诊断围术期心肌梗死。

#### (二)肌红蛋白

肌红蛋白既存在于心肌中，同时也存在于骨骼肌中。由于它的分子量较小，因而它从梗死心肌中释放的速度快于 CK-MB 和 cTn。通常在胸痛症状发生 2 小时内，血清肌红蛋白就开始升高，4～8 小时达峰值，12～24 小时恢复正常。但是，连续测定肌红蛋白对诊断心肌梗死的临床价值受到其升高持续时间短

（＜24 小时）和缺乏特异性的限制。因此，胸痛发作 4～8 小时内只有肌红蛋白浓度升高而心电图无诊断意义时，不能诊断为心肌梗死，需有心肌特异的标志物作为补充。

### 四、心脏标志物即时检测的前景

迅速确立 NSTE-ACS 诊断有助于尽快进行针对性的治疗。心脏标志物即时检测（point of care testing，POCT）能降低标本转运和处理的时间，并且易于操作和判读。目前应用的便携式仪器能同时测量肌红蛋白、CK-MB 和 cTn 水平。有研究显示，采用 2 小时排除方案（POCT、危险评分和心电图）能迅速识别低危患者。

目前很多医院使用 POCT 检测 cTn，但 POCT 检测的敏感性低于医院检验部门的 hs-cTn 检测方法，且多为定性或半定量检测，因此，不能完全以 POCT 检测的阴性结果来排除 AMI。如果高度怀疑 NSTEMI 而床旁检测阴性，应进行复查或通过中心实验室证实。随着检测敏感性和精度的提高，POCT 在 ACS 早期诊断中的地位必将不断提升，有望成为常规和首选检测方法。

### 五、其他标志物和多标志物检测在危险分层中的价值

#### （一）炎症标志物在 NSTE-ACS 危险分层中有何价值

炎症反应在 NSTE-ACS 病理生理过程中发挥重要作用。C 反应蛋白（C-re-active protein，CRP）被认为是急性心血管事件最强的炎症标志物。UAP 患者 CRP 水平明显高于稳定型心绞痛患者，提示 CRP 与冠脉病变的严重程度无明显关系，而与病变的稳定程度有关。在 UAP 患者中，高敏 C 反应蛋白（high-sensitive CRP，hs-CRP）＞3.0 mg/L 者住院期间再发缺血、死亡、心肌梗死或血运重建的发生率高于＜3.0 mg/L 者。CAPTURE 实验也提示 hs-CRP 水平＞10 mg/L 与死亡和心肌梗死独立相关。其他有潜在价值的标志物还包括白细胞介素-6、细胞间黏附分子-1、血管细胞黏附分子-1 和内皮细胞选择素、妊娠相关血浆蛋白 A、髓过氧化物酶等。然而，上述炎症标志物能否应用于 NSTE-ACS 患者尚未进行系统研究与论证。

#### （二）B 型钠尿肽和 N 端 BNP 前体能否用于危险分层

B 型钠尿肽（BNP）和 N 端 BNP 前体（NT-proBNP）是由心室心肌细胞分泌产生，由 BNP 前体（pro-BNP）等摩尔分泌，其分泌的量与左心室压力有关。多种刺激可诱导其释放，包括低氧血症、心肌缺血、室壁张力增加、心室或心房扩

张。两者早期用于诊断和评价心力衰竭。近年来,多项研究表明,BNP 是 STEMI 和 NSTE-ACS 患者长期和短期病死率的强预测因素,且其预测价值独立于心力衰竭病史和入院时或住院期间左心室功能不全。

### (三)多标志物检测策略有何价值

目前,新型生物标志物仍难以取代 cTn 在 NSTE-ACS 诊断中的核心地位。然而,最近研究证实,采用多标志物检测手段(即同时测定多种生物标志物水平如 TnI、CRP 和 BNP)用于 NSTE-ACS 危险分层优于单一标志物评价。MERLIN-TIMI36 研究中 4 352 例 NSTE-ACS 患者随访发现,同时测定 TnI 和 NT-proBNP 水平明显提高现有指标的风险预测价值。在 448 例疑诊 NSTE-ACS 患者中检测了 10 种生物标志物水平,发现 TnI、BNP 和胎盘生长因子水平均正常能识别低危人群,其 30 天和 1 年无事件生存率分别为 97% 和 96%。因此,多标志物检测策略有望更好地进行风险预测并指导治疗,但仍需进一步研究探讨用于危险分层的最佳组合方式。

# 第二节　影像学检查的应用与争议

随着对 NSTE-ACS 病理生理机制认识的不断加深,心脏影像学检查已不仅局限于评价心脏结构、功能和心肌灌注,而且能提供斑块形态等高分辨率图像信息,在指导危险分层的同时,能更直观地显示治疗靶点,指导高危患者治疗策略的选择。目前,心脏影像学检查应用越来越普遍,诊断水平也日渐提高,但许多临床医师并未正确把握其指征,其过度应用和安全性问题仍不容忽视。

### 一、如何正确选择心脏负荷试验的适应证

疑诊 ACS 患者若心电图和心脏标志物阴性,可以进行心脏负荷试验,包括心电图运动负荷试验、药物负荷试验核素心肌灌注显像($^{201}$TI-心肌显像、$^{99m}$TC-MIBI心肌显像)和药物负荷超声心动图。主要用于 ACS 诊断、药物治疗后评估残余缺血和左心室功能、危险分层和指导治疗。多项研究显示,心脏负荷试验诊断 ACS 的敏感性和阴性预测值较高,负荷显像正常提示预后良好。

检查手段的选择应根据静息心电图、患者运动能力及技术水平。心电图运动负荷试验因简便、低廉、易于评判应作为首选,对不能耐受运动试验及静息心

电图已有 ST-T 改变的患者,首选药物负荷试验核素心肌灌注显像或药物负荷超声心动图。2007 年美国心脏病学会基金会(ACCF)/美国心脏协会(AHA)指南指出,心脏负荷试验的适应证为:①未明确诊断 ACS,TIMI 和 GRACE 评分低危,胸痛后 8~12 小时;②未明确诊断 ACS,TIMI 和 GRACE 评分中危,胸痛后 2~3 天。禁忌证包括明确的 ACS;不明原因胸痛伴血流动力学障碍;有血流动力学障碍的心律失常;严重主动脉瓣狭窄和肥厚梗阻型心肌病;未控制症状的心力衰竭;急性肺栓塞;急性心肌炎、心包炎;主动脉夹层。

## 二、冠状动脉 CT 血管造影在 ACS 诊断和鉴别诊断中有何价值

20 世纪以来,具有心脏成像功能的多排 CT 逐渐发展起来,2004 年 64 排 CT 的应用是 CT 检测的里程碑,近年来更先进的如 Philips 公司 256 排 CT,西门子公司双源 128 排 CT(相当于 256 排),目前最先进的日本东芝公司的 320 排 CT 相继推出,使得心脏扫描图像越来越简便且清晰,其应用也越来越普遍。对比剂增强的多排 CT 可用于显像冠状动脉管腔,称为冠状动脉 CT 血管造影(CTA)。采用冠状动脉 CTA 能直观地显示冠状动脉狭窄部位,其发现严重冠状动脉阻塞的敏感性和特异性均在 90%~98%,在 ACS 诊断和鉴别诊断方面具有独特的应用价值。

### (一)冠状动脉 CTA 在可疑 ACS 患者早期诊断中有何优势

以急性胸痛为主要表现的可疑 ACS 患者,在急诊的早期识别中存在诊断过度与诊断不足两种现象。CHEPER 研究显示,因胸痛到急诊室就诊的患者中 30%~50% 被疑诊为 ACS 住院,但确诊为 ACS 者仅占 15%~25%;在被"排除" ACS 而回家的患者中,约有 2% 的患者发生 ACS。因此,快速而准确的诊断和风险评估对预后判断和治疗策略的选择至关重要。

对于出现胸痛症状,心电图改变不明显,也未有心脏标志物的升高,但伴有冠心病危险因素的患者,早期诊断存在一定的难度。近年来,冠状动脉 CTA 因其良好的敏感性和特异性,除了用于可疑冠心病的筛查以外,还被逐渐引入到对可疑 ACS 患者的早期诊断中。ROMICAT 研究显示,急诊胸痛患者若初始心电图和 cTn 阴性,冠状动脉 CTA 未发现显著斑块的阴性预测值达 100%,但其阳性预测值仅为 35%。Litt 等研究发现,接受冠状动脉 CTA 检查的低到中危 ACS 患者出院率更高、住院时间更短、冠心病检出率更高;CTA 阴性(主要冠状动脉狭窄<50%)患者 30 天无 1 例发生心性死亡或心肌梗死。ROMICAT Ⅱ 研究显示,疑诊 ACS 患者(初始心电图和 cTn 阴性)早期接受冠状动脉 CTA 减少

急诊住院时间 7.6 小时,出院率达 47％,且并不增加费用。因此,对于急诊胸痛患者,冠状动脉 CTA 有利于早期除外 ACS,减少留院时间,增加出院率。

2010 年冠状动脉 CTA 适宜性标准推荐,对未确诊冠心病的低到中度危险分层的可疑 ACS 胸痛患者可使用冠状动脉 CTA 检查。CTA 的推荐检查人群(无明确冠心病史,肾功能正常,伴有以下任一项)包括典型胸痛但心电图正常或不确定 ST-T 改变或运动试验(-);不典型胸痛伴 Framingham 危险评分中危或中国人群缺血性心血管病 10 年发病危险中危;不典型胸痛伴心脏负荷试验阳性且低危;TIMI 和 GRACE 评分提示发生 ACS 中危人群;既往行冠状动脉旁路移植术(CABG)或经皮冠状动脉介入治疗(PCI)患者(评价其畅通性)。

另外,冠状动脉 CTA 不仅能显示冠状动脉狭窄,还可以提供有关斑块形态和血管重塑等信息。易损斑块主要表现为血管正性(外向)重塑、斑块密度减低和斑点状钙化。如果无上述表现,可基本除外 ACS。冠状动脉 CTA 对易损斑块的识别有望实现早期预警,采用侵入性或非侵入性手段对 ACS 进行早期干预。

**(二)冠状动脉 CTA 在急性胸痛鉴别诊断中有何价值?**

随着社会经济的发展、工作生活压力加大及人口老龄化日趋加重,因急性胸痛就诊的患者数量逐渐增加。急性胸痛的临床表现各异,病情千变万化,可见于多种急危重症,如 ACS、急性主动脉夹层、肺栓塞。这 3 种疾病临床表现无明显特异性,合称"胸痛三联征",如不能及时诊断和治疗,致死率均很高。明辨胸痛性质、找出胸痛原因、分析胸痛程度,并进行合理危险评估,对正确处理胸痛、判断预后非常重要。快速、准确的鉴别诊断是急诊胸痛处理的难点和重点。

如前所述,冠状动脉 CTA 对于中-低危患者冠心病的排除诊断具有重要价值。目前一般认为,多层螺旋 CT 肺血管造影是诊断肺栓塞首选的无创检查方法,并可显示亚段级肺动脉。高度怀疑主动脉综合征的患者也应首选 CTA 检查。Triple-Rule-Out CT 是指一次 CTA 检查同时完成对冠状动脉、主动脉及肺动脉的检测,一次注射造影剂和一次扫描就可以明确诊断,可用于筛查 ACS、主动脉夹层及肺栓塞无法明确诊断的患者,避免了多次检查延误最佳治疗时机,节约了医疗资源。

**(三)冠状动脉 CTA 是否能成为常规诊断方法**

早期 CTA 检查能迅速除外 ACS、降低住院率,而冠脉造影是 ACS 诊断的

"金标准",并能指导进一步的介入治疗。目前,在许多胸痛中心,冠状动脉CTA已成为主要的无创检查手段,然而,其过度应用问题仍不能忽视。对所有低危患者(症状不典型、心电图和cTn阴性),常规行CTA检查浪费了大量医疗资源,并且存在放射线暴露等诸多问题。我们需要清醒地认识到,CTA阴性预测值较高,仅易于识别低危患者,且其假阳性率较高,尤其对于65岁老年人,冠状动脉钙化往往高估了狭窄程度。有学者认为,鉴于冠状动脉造影越来越安全可靠,对于ACS高危患者,可直接行冠脉造影和必要的支架治疗;对于中低危患者,通过心脏负荷试验也能确诊或除外大部分ACS,部分患者也可行CTA检查以早期除外ACS。

### 三、心血管磁共振显像是否能用于ACS早期筛查

心血管磁共振显像(CMR)能同时评价整体和局部左心室功能、室壁厚度、心肌灌注和心肌存活性,但是否能用于ACS早期诊断尚不明确。目前CMR的研究资料基于具有高危因素、拟行冠状动脉造影检查的人群,尚无CMR用于胸痛筛查的数据。一项多中心、3D容积靶向CMR研究结果显示,CMR诊断左主干和多支冠状动脉病变(导管造影冠状动脉直径狭窄≥50%)的敏感性为100%,特异性为85%,阴性预测值为100%。研究显示,心肌延迟增强显像能识别NSTE-ACS患者风险心肌,从而指导多支病变的介入治疗。CMR的优势是无放射性,对严重钙化病变判断管腔狭窄程度优于CTA,但CMR检查时间较长,费用较高,而且许多急诊科也未配备相关扫描设备,急诊科医师在CMR方面的专业知识还比较缺乏。因此,2010年美国心血管CMR专家共识并无应用于ACS早期筛查的建议,其临床应用也并未普及。

## 第三节　NSTE-ACS早期危险分层与评价

根据典型胸痛症状、心电图表现和心脏生物标志物测定(如TnI、TnT)可以做出NSTE-ACS诊断,并区分UAP和NSTEMI。对于所有ACS患者,明确的诊断和危险分层是密不可分的,在确定诊断ACS并排除其他诊断时,就应不断对ACS患者进行危险分层和评价。危险分层目的在于:①选择治疗场所(冠心病监护病房、有监测能力的过渡病房或门诊);②制定治疗策

略,包括早期侵入治疗和强化药物治疗;③合理分配临床资源。由于个体风险与预后密切相关,因而危险分层有利于制定针对性的治疗方案,改善患者预后。

另外,由于 ACS 患者的病情是动态变化的,应根据患者病史、基础疾病、就诊时的临床特征及辅助检查尽早进行危险分层,制定合理的治疗方案。但入院后,应根据患者临床表现(如心功能恶化、反复发作心绞痛等)、实验室检查(生物标志物的动态变化)、心电图变化等进行连续、动态的危险评估,为进一步治疗提供更多证据。

### 一、Braunwald 心绞痛分级用于预后评价

心绞痛的发作时状态(静息或运动)、持续时间和频率与早期预后直接相关。Braunwald 分型根据心绞痛症状将 UAP 分为以下 3 种类型。①静息型心绞痛:心绞痛在休息时发作,近 1 周内反复发作,且持续时间通常在 20 分钟以上;②初发型心绞痛:1 个月内新发的心绞痛,并因较轻的负荷所诱发。疼痛分级为加拿大心血管病学会心绞痛分级(CCS)(表 7-1)Ⅲ级以上。③恶化型心绞痛:既往为稳定型心绞痛,近 1 个月内疼痛发作的频率增加、程度加重、时限延长、或痛阈降低(CCS 心绞痛分级至少增加 1 级,或至少达到Ⅲ级)。NSTEMI 的临床症状与UAP 相似,但是比 UAP 程度更严重,持续时间更长。

表 7-1  加拿大心血管病学会(CCS)的心绞痛分级

| 级别 | 心绞痛临床表现 |
| --- | --- |
| Ⅰ级 | 一般体力活动不引起心绞痛,例如行走和上楼,但紧张、快速或持续用力可引起心绞痛 |
| Ⅱ级 | 日常体力活动稍受限,快步行走或上楼、登高、饭后行走或上楼、寒冷或风中行走、情绪激动可发作心绞痛,或仅在睡醒后数小时内发作。在正常情况下一般速度平地步行 200 m 以上或登 1 层以上楼梯受限 |
| Ⅲ级 | 日常体力活动明显受限,在正常情况下以一般速度平地步行 100~200 m 或登 1 层楼梯时可发作心绞痛 |
| Ⅳ级 | 轻微活动或休息时即可出现心绞痛症状 |

Braunwald 将心绞痛根据严重程度分为 3 型。Ⅰ型:初发或恶化型心绞痛而无休息时疼痛;Ⅱ型:休息时心绞痛,但无 48 小时内发作;Ⅲ型:48 小时内的休息时心绞痛。根据患者的临床状态可分为 3 型。A 型:继发于心脏外的因素(发热、心动过速、贫血);B 型:无心脏外因素(原发 UAP);C 型:梗死后心绞痛。此分类方法可以被应用于评估预后的指标,通常级别越高,风险越大(表 7-2)。

表 7-2 Braunwald 心绞痛分级与住院期间临床事件的相关性

| 级别 | 总数 | 急性心肌梗死/死亡 | PTCA/CABG |
|---|---|---|---|
| 严重性分类 | | | |
| Ⅰ型 | 55 | 2(4%) | 19(35%) |
| Ⅱ型 | 100 | 4(4%) | 10(10%) |
| Ⅲ型 | 127 | 14(11%) | 71(56%) |
| 临床状态分类 | | | |
| B型 | 236 | 13(6%) | 77(33%) |
| C型 | 46 | 7(46%) | 23(50%) |

注:PTCA,经皮腔内冠状动脉成形术;CABG,冠状动脉旁路移植术

## 二、早期综合危险分层

拟诊 ACS 者应迅速进行临床评估,从而为诊断后预后评价提供有价值的信息。患者首次与医疗机构接触后,医师应回答 2 个关键问题:患者的症状和体征是否提示 ACS? 不良预后的可能性有多大? 回答这 2 个问题之后,就可做出一系列的决定:在何处治疗患者? 使用何种药物? 是否需要做冠状动脉造影评估? 根据病史、疼痛特点、临床表现、心电图及心脏标志物,可以对 NSTE-ACS 进行危险分层。

### (一)病史中其他危险因素在 NSTE-ACS 危险分层中的作用

病史询问中除密切关注患者胸痛症状外,尚需评估患者人口学资料和危险因素,其中对心肌缺血预测价值最大的是冠心病病史,性别、年龄、传统危险因素对于 ACS 诊断和预后评价也有一定影响。多项研究显示,既往心肌梗死病史不仅与冠心病风险相关,而且增加多支血管病变风险。性别对心肌缺血症状的影响较大,女性常表现为心绞痛等同症状,如呼吸困难、恶心、呕吐或疲劳等;对于同样的临床症状,女性最终诊断为冠心病的可能性低于男性,而对于女性冠心病患者,其临床表现相对较轻;与男性患者相比,女性 STEMI 患者预后较差,而女性 UAP 患者预后好于男性,男性和女性 NSTEMI 患者预后相当。与女性患者相似,老年 ACS 患者症状常不典型,85 岁以上患者最常见的症状是呼吸困难。随年龄增加,其冠心病风险也逐渐升高,75 岁以上患者急性缺血事件风险明显升高,主要由于潜在严重冠心病、心功能不全和并发症。

冠心病传统危险因素(如高血压、高脂血症、糖尿病和吸烟等)对疾病发生有一定预测作用,但对于疑诊 ACS 的患者,上述危险因素对急性缺血事件的预测价值较低,且远低于症状、心电图和心脏标志物。然而,对于已确诊的 ACS 患

者,传统危险因素与患者预后密切相关。因此,传统危险因素通常不作为诊断ACS 的工具,但可用于 ACS 的危险分层和预后评价。

另外,可卡因或甲基苯丙胺(冰毒)应用史提示 ACS 风险升高,尤其是 40 岁以下的年轻患者和无明显冠心病危险因素的患者,其主要机制为引起冠状动脉痉挛、血栓形成,升高心率和血压,以及对心肌和血管的直接毒性作用。研究显示,交通尾气暴露、重体力活动、酒精、咖啡和空气污染均是心肌梗死的诱发因素。其中,空气中颗粒物质(PM)短期暴露(几小时到几周)增加缺血性心脏病及心血管相关死亡和住院风险,而长期暴露降低预期寿命。最近研究发现,许多新危险因素与 ACS 发病相关,如心肺适能降低、人类免疫缺陷病毒感染者接受蛋白酶抑制剂治疗、人体较低的 25-羟维生素 $D_3$ 水平及人乳头瘤病毒感染者等。然而,上述危险因素是否真正增加 ACS 风险,还需进一步研究证实。

**(二)体格检查的意义**

体格检查的主要目的是识别心肌缺血的潜在病因和评估由其引起的血流动力学改变,以及鉴别非心源性和非缺血性胸痛。NSTE-ACS 患者的体格检查差异较大,有的患者无任何阳性体征,有的患者可发现心肌缺血的证据。是否出现阳性体征取决于心肌缺血的程度、部位和患者的个体差异。部分体征对评价预后有重要意义。

疑诊 ACS 患者需密切监测生命体征,进行全面的心肺查体和外周血管检查。存在广泛心肌缺血的患者可出现血流动力学不稳定,表现为心力衰竭(湿啰音、奔马律甚至颈静脉曲张)或急性二尖瓣反流(心尖部全收缩期杂音),常提示病变严重、预后不佳。外周血管杂音或脉搏短绌提示存在其他血管疾病,则该患者患冠心病的可能性明显增加。

NSTEMI 患者合并心源性休克并不少见。SHOCK 研究发现,大约 20% 心肌梗死合并心源性休克患者是 NSTEMI。研究显示,NSTEMI 患者心源性休克发生率近 5%,病死率超过 60%。因此,应密切关注 NSTEMI 患者低血压和器官低灌注表现,并紧急处理。

**(三)心电图的动态监测的预后价值**

静息 12 导联心电图是疑诊 NSTE-ACS 患者的首要诊断工具,并直接与预后相关,应在接诊患者(无论是抢救车还是急诊室)10 分钟内完成并初步分析。ST-T 动态变化是 NSTE-ACS 最可靠的心电图表现;50% 的 NSTE-ACS 患者表现为 ST 段压低(或短暂性 ST 段抬高)和 T 波改变。NSTEMI 的心电图 ST 段压低和 T 波倒置比 UAP 更加明显和持久,并可有一系列演变过程(例如 T 波倒置逐渐加深,再逐渐变浅,部分还出现异常 Q 波),但两者鉴别主要是 NSTEMI 伴有血清生物标志物升高,而 UAP 血清生物标志物阴性。约 25％NSTEMI 可演变为 Q 波心肌梗死,其余 75％则为非 Q 波心肌梗死。

症状发作时心电图出现 2 个或更多相邻导联 ST 段压低≥0.1 mV 和 T 波倒置,症状缓解后恢复正常,或者发作时倒置 T 波呈伪性改善(假性正常化),发作后恢复原倒置状态,强烈提示急性心肌缺血并可能存在严重冠状动脉疾病。短暂性 ST 段抬高(<20 分钟)的患者,约占 NSTE-ACS 患者的 10％,其未来心脏缺血事件发生风险较高。发作时心电图显示胸前导联对称的 T 波深倒置并呈动态改变,多提示左前降支严重狭窄。

1.心电图正常不能排除 ACS

心电图正常或临界改变不能排除 NSTE-ACS 的可能性。如左回旋支或右心室缺血,12 导联心电图常漏诊,此时需进一步完善 $V_7 \sim V_9$ 和 $V_{3R} \sim V_{5R}$ 导联。如果初始心电图正常,应至少在 3 小时后或再发胸痛等不适症状时复查,并与无症状时心电图进行比较。与既往心电图比较能提供有价值的信息,尤其对于合并左心室肥厚或既往心肌梗死患者。胸痛明显发作时心电图完全正常,还需考虑非心源性胸痛。另外,类似 NSTE-ACS 的 ST-T 波异常还可由其他原因引起。ST 段持续抬高的患者,应当考虑到左心室室壁瘤、心包炎、肥厚型心肌病、早期复极综合征、预激综合征和中枢神经系统事件等。三环类抗抑郁药和吩噻嗪类药物也可以引起 T 波明显倒置。

2.连续心电图监测

标准静息心电图并不能充分反映心肌缺血的动态变化,约 2/3 的缺血发作并不能被静息心电图检测到。对于 NSTE-ACS 进行连续心电图监测有两个目的:识别心律失常和 ST 段变化,以发现症状性或无症状性心肌缺血。研究显示,ST 段连续监测较患者症状更敏感,入院 24 小时之内可发现 25％的患者有心肌缺血的征象。因此,连续心电图监测可作为静息心电图的辅助诊断工具。

**(四)心脏生物标志物指导危险分层**

心脏生物标志物反映 NSTE-ACS 不同的病理生理改变,如心肌细胞损伤、炎症、血小板活化及神经体液激活等。其中,cTn 是目前优先选用的心肌损伤指标,特异性和时间窗较 CK-MB 或肌红蛋白均佳,对近期(30 天)及远期(1 年)预后均有预测价值。此外,BNP、NT-proBNP 和 hs-CRP 也可预测远期死亡,具有较重要的预后意义。

### 三、缺血风险预测模型及评价

入院时 ACS 患者的病史、体格检查、心电图和心脏生物标志物检测均可用于评估死亡和非致死性心脏缺血事件的风险。对风险水平的评估涉及多个因素，不可能使用单一的表格来精确定量。最佳风险分层需要采用多元方法，对多种预后因素进行精确定量，共同决定 ACS 的危险程度。

如前所述，除症状、心电图和心脏标志物以外，既往冠心病病史、性别、年龄、传统危险因素（如吸烟、糖尿病）及合并症（如心功能不全和肾功能不全）均与死亡和缺血事件风险有关。新近证实许多新的标志物（如 hs-CRP、BNP 和 NT-proBNP）对不良预后也有一定的预测价值。近年来，在大型临床研究的基础上，开发出多个风险预测模型，用于评估 ACS 患者死亡和缺血事件风险，指导临床治疗决策。目前适用于 NSTEACS 的主要有 TIMI、GRACE 和 PURSUIT 风险评分。

### （一）TIMI 风险评分

Antman 等开发的 TIMI 风险评分是一种简单的评分工具，将患者就诊时的 7 项风险指标进行叠加。这 7 项指标是：①年龄≥65 岁；②至少 3 个冠心病危险因素（高血压、糖尿病、家族史、高脂血症、吸烟）；③既往冠状动脉狭窄≥50%；④心电图 ST 段变化；⑤24 小时内至少有 2 次心绞痛发作；⑥发病前 7 天内曾使用过阿司匹林；⑦心脏标志物水平升高，每项计 1 分。0～2 分为低危；3～4 分为中危；5～7 分为高危。TIMI 11B 实验和 ESSENCE 实验的 2 组独立患者验证了 TIMI 风险评分的有效性。随着 TIMI 风险评分的增加，复合终点事件（14 天全因病死率、新发或复发心肌梗死或复发心肌缺血需行急诊血运重建治疗）风险增加（表 7-3）。该模型的优点是信息易于获取，患者就诊数小时内即可床旁获取所有评分参数，算法简便，便于早期指导治疗。不足之处在于 TIMI 评分模型出自临床试验的特定人群，不适合临床试验入选标准以外的患者。另外，由于强调早期、简便，使其预测的精确性欠佳，对患者远期预后的预测较差。TIMI 风险评分计算器可从 www.timi.org 网址获得。改良的 TIMI 风险评分即 TIMI 风险指数加入了年龄、收缩压和心率变量，能够预测所有 ACS（包括 STEMI 和 NSTE-ACS）患者的 30 天和 1 年病死率。

表 7-3　TIMI 风险评分与 14 天心血管事件发生率的相关性

| TIMI 风险评分 | 14 天全因病死率、新发或复发心肌梗死或复发心肌缺血需行急诊血运重建等缺血事件的发生率(%) |
| :---: | :---: |
| 0～1 | 4.7 |
| 2 | 8.3 |
| 3 | 13.2 |
| 4 | 19.9 |
| 5 | 26.2 |
| 6～7 | 40.9 |

### (二)GRACE 风险评分

GRACE 风险评分模型的建立源于 GRACE 研究结果,主要用于预测 ACS 患者住院期间及 6 个月的死亡和(或)心肌梗死风险,有助于临床医师选择合理的治疗强度和方案。应用于 GRACE 模型的 8 个变量包括:①老年;②Killip 分级;③收缩压;④ST 段改变;⑤就诊时心脏骤停;⑥血清肌酐水平;⑦初始心脏标志物阳性;⑧心率。跨度从 0 分到 372 分。积分≤108 分为低危;积分在 109～140 分为中危;积分≥140 分为高危。GRACE 是目前最大样本量的全球性 ACS 注册研究,涵盖所有类型的 ACS 患者,因此依据此研究结果建立的评分模型具有更广泛的代表性;由于评分更为细化,GRACE 评分能更准确地在入院和出院时进行危险分层。但与其他模型比较,GRACE 评分较为复杂,需要通过计算机软件完成,可从 www.gracescore.org 上下载。目前 GRACE 评分已成为 NSTE-ACS 患者是否应行早期介入治疗的风险评估工具。

### (三)PURSUIT 风险评分

PURSUIT 评分是另一个应用于患者入院时指导临床决策过程的有用工具。PURSUIT 评分中与 30 天死亡和再发心肌梗死复合终点事件相关的因素包括年龄、心率、收缩压、ST 段压低、心力衰竭和心脏生物标志物。该模型的优势是易于早期获得、算法简便,年龄在该评分模型中占有很大权重。

分析比较 3 种风险评分(TIMI、GRACE 和 PURSUIT)得出结论:所有 3 种方法均能较准确的预测 1 年死亡和心肌梗死风险,因此可识别有可能从早期强化抗栓和侵入治疗中获益的高危患者。

### 四、NSTE-ACS 的出血风险评估

强化抗栓治疗和早期侵入治疗能降低缺血事件风险,但其出血风险也随之

升高。严重出血并发症不仅可直接导致死亡,而且影响抗栓药物的应用,进一步使缺血事件风险增加。因此,出血事件与 NSTE-ACS 患者的不良预后密切相关。平衡患者的缺血与出血风险,对于制定治疗策略至关重要。

### (一)NSTE-ACS 患者出血风险的高危因素

NSTE-ACS 患者的治疗常联合使用多种抗栓药物,在带来临床收益的同时也增加了出血风险。据估计,其严重出血发生率为 3.2%～10.3%,诊治关键是在抗血栓和防出血之间寻找平衡,这就要求临床医师首先知晓出血的高危因素,主要包括患者因素及抗血小板药物选择、剂量和疗程。

### (二)出血评分系统及评价

最早用于出血风险评价的是 TIMI 和 GUSTO 分级,两者分类均较为简单、易于操作,但在 PCI 相关出血的预测价值有限。2011 ESC 的 NSTEACS 指南推荐采用 CRUSADE 评分对患者出血风险和远期预后进行评估。CRUSADE 出血风险评分从包含 71 277 例患者的 CRUSADE 注册研究中得出,并进一步在 17 857 例患者中进行验证。对性别、心率、收缩压、糖尿病、肌酐清除率、血细胞比容、充血性心力衰竭、既往血管性疾病病史 8 个变量进行积分,以积分高低分为:极低危组(≤20 分)、低危组(21～30 分)、中危组(31～40 分)、高危组(41～50 分)、极高危组(>50 分),相对应的出血事件发生率分别为 3.1%、5.5%、8.6%、11.8%和 19.5%。与 TIMI 和 GUSTO 相比,CRUSADE 评分兼有两者的准确性与易操控性,能对不同指标进行精确定量,结合入院和治疗变量后其出血风险评估的准确性更高。CRUSADE 评分可以在 www.crusadebleedingscore. org 上进行评估。需要注意的是,此评分系统是以股动脉为主要穿刺途径的人群中推导出的,对于桡动脉途径的患者其预测价值可能会较低。最近,为统一出血定义,北美出血学术联合会提出了 BARC 评分,将出血分为 0(无出血)到 5(致命性出血)级,其能否应用于临床还需进一步研究论证。

总之,心血管医师应该对患者缺血与出血的风险进行个体化评估,制定合理的抗栓方案,力求以最小的出血风险获得最大的抗栓效果。

## 五、风险预测模型的多样化与思考

风险预测模型有助于临床医师制订治疗策略,权衡不同干预措施的利弊,从而实现最佳的风险/获益比和费用/效益比。因而,近年开发出的风险预测模型越来越多,预测精度和辨识度也逐渐提高。然而,面对如此多的评分系统,临床医师应如何选择呢?由于许多临床指标均与缺血或出血风险相关,所以将不同指标纳入预测模型显得过于简单。另外,新模型应在不同人群、支架及抗血小板药物等条件下进行验证。因此,临床医师在进行风险评估时,应明确不同预测模型的优势和不足,并结合患者具体的临床状况和医疗资源,制定最佳的干预策略。

# 第四节　NSTE-ACS 抗血小板治疗的进展与争议

在动脉粥样硬化斑块破裂的基础上继发血栓形成是 NSTE-ACS 的病理生理基础。在血栓形成过程中,血小板激活、黏附、聚集起到了至关重要的作用,因此抗血小板治疗已经成为 NSTE-ACS 药物治疗的基石,早期启用能有效减少血栓事件,改善预后。近年来,NSTE-ACS 抗血小板治疗发展迅速,许多新药不断涌现,但总原则始终为有效降低缺血风险,并使出血风险降到最低。与此同时,对于药物种类及给药剂量、时机和疗程的选择仍有诸多争议性话题,有待进一步研究论证。

## 一、阿司匹林应用中存在的问题

### (一)如何预防和处理消化道损伤

阿司匹林(乙酰水杨酸)是经典的解热镇痛药物,早在 50 年前其抗血小板作用就已被认识,目前是有效、安全而又价格便宜的抗血小板药物。阿司匹林通过不可逆地抑制血小板内环氧化酶 1(COX-1)活性中心的丝氨酸乙酰化,防止血栓烷 A2 形成,从而阻断血小板聚集。现有指南均建议,除非无法耐受或明确对阿司匹林过敏,NSTE-ACS 入院后应立即给药并长期服用。

阿司匹林在降低缺血事件的同时,也会增加出血事件风险。据估计,服用小剂量阿司匹林患者的消化道出血发生率约 2.30%。严重出血可引起低血压、容量耗竭,进一步诱发缺血;输血可引起全身血管收缩、炎症和凋亡;出血时停用抗栓药物增加支架内血栓风险,3 方面均可增加患者病死率。

研究显示,阿司匹林的不同剂量之间抗血小板作用无显著差异,但消化道出血的发生率随着剂量的增加而升高。无论接受血运重建或药物治疗,与单用阿司匹林相比,加用氯吡格雷的双联抗血小板治疗(DAPT)能使心性死亡、心肌梗死与卒中的风险由 11.4% 降至 9.3%,但大出血风险由 2.7% 增高至 3.7%。此外,既往消化道出血或溃疡病史、年龄、幽门螺杆菌(Hp)感染、非甾体抗炎药(NSAIDs)应用均与阿司匹林引起的消化道出血密切相关。

为了最大限度地减少抗血小板治疗引起的消化道损伤,建议临床医师采取综合措施进行预防和处理。首先,应严格掌握长期联合应用抗血小板药物的适应证,并调整至最低有效剂量;尽早对 NSTEACS 患者进行出血风险评估,对高危因素(如糖尿病、肾功能不全)进行早期干预,根据危险分层制定个体化的抗栓治疗方案。其次,建议长期服用抗血小板药物的高危患者筛查并根除 Hp,可联合应用质子泵抑制剂(PPI)、$H_2$受体拮抗剂或黏膜保护剂进行防治。目前欧美指南建议,有消化道出血病史患者建议使用接受 DAPT 时加用 PPI;消化道出血高危患者(如高龄,合用华法林、类固醇、NSAIDs,Hp 感染)需要 DAPT 时可以加用 PPI。最后,PPI 发生消化道损伤后是否停用抗血小板药物需平衡患者的血栓和出血风险;研究显示,阿司匹林所致消化性溃疡患者在溃疡愈合后,联合给予阿司匹林和 PPI,溃疡复发和出血的发生率均较单用氯吡格雷替代治疗明显降低,因此对于阿司匹林所致的溃疡、出血患者,不建议氯吡格雷替代阿司匹林治疗,建议给予阿司匹林联合 PPI 治疗。

**(二)阿司匹林最佳维持剂量是多少?**

在一定范围内阿司匹林的抗血栓作用并不随剂量增加而增加,但消化道出血风险却随剂量加大而明显增加。一项纳入 287 项研究的荟萃分析结果显示,阿司匹林显著降低缺血事件风险,其中阿司匹林 75~100 mg/d 能减少 6% 的血管事件,增加剂量并无额外获益,而评价<75 mg 的研究较少。阿司匹林剂量在 325 mg/d 以内,不同剂量的出血风险相似。因此,指南建议,阿司匹林长期使用的最佳维持剂量是 75~100 mg/d。

2012 年 ACCF/AHA 指南建议,行早期侵入治疗的中高危 NSTE-ACS 患者,应立即 DAPT,其中阿司匹林联合替格瑞洛可作为选择之一。PLATO 试验证实替格瑞洛较氯吡格雷能进一步降低缺血事件,但亚组分析结果显示,不同剂量的阿司匹林联合替格瑞洛终点事件发生率并不相同。PLATO 地域研究结果显示,北美地区替格瑞洛和氯吡格雷心血管疾病死亡、心肌梗死或卒中的联合终点事件以及全因病死率均无明显差异,而欧洲等地结果差异显著。深入研究发现,替格瑞洛地域结果差异可能与合用阿司匹林剂量不同有关,合用小剂量(<300 mg/d)阿司匹林可能减少不良事件,而大剂量阿司匹林似乎抵消了替格瑞洛的疗效。因此,美国食品药品监督管理局发出黑框警告:当阿司匹林维持剂量>100 mg 时,会降低替格瑞洛的疗效。为避免这种情况的发生,在给予任何初始剂量后,阿司匹林维持用量应为 75～100 mg/d。

## 二、氯吡格雷的研究进展与争议

自 1998 年被食品药品监督管理局批准以来,氯吡格雷已成为 ACS 最常用的药物之一。氯吡格雷为噻吩并吡啶类药物,为前体药物,在口服后转化为活性成分,作用于二磷酸腺苷(ADP)P2Y$_{12}$受体,对 ADP 诱导的血小板聚集有较强的抑制作用,还能抑制胶原和凝血酶诱导的血小板聚集。CURE 和 PCI-CURE 研究均证实,在阿司匹林的基础上,联合应用氯吡格雷明显降低缺血事件风险,但并不增加致命性出血事件。指南建议,NSTE-ACS 入院后在阿司匹林基础上尽快加用负荷量+维持量的氯吡格雷并维持使用 12 个月。然而,随着对其机制研究的不断深入,氯吡格雷给药剂量、疗程、药物相互作用和个体化治疗等方面仍存在诸多争议。

### (一)氯吡格雷应给予的负荷量

氯吡格雷是一种剂量依赖性抗血小板聚集药物,负荷量 300 mg 口服,4～6 小时后可达到有效的血小板抑制;负荷量 600 mg 口服则 2 小时即可达到。口服氯吡格雷 75 mg/d,3～5 天后达到相似的血小板抑制水平。

多项研究显示,ACS 患者给予 300 mg 负荷剂量的氯吡格雷显著减少不良事件。对于需行 PCI 的 ACS 高危患者,术前高负荷剂量氯吡格雷是否较标准剂量实现进一步临床获益。ARMYDA-2 研究显示,与 300 mg 负荷剂量相比,PCI前 4～8 小时给予 600 mg 负荷剂量的氯吡格雷显著降低 30 天死亡、心肌梗死和靶血管血运重建的联合终点事件的发生率。ISAR-CHOICE 研究显示,900 mg氯吡格雷负荷剂量较 600 mg 负荷剂量并不能进一步增强对血小板聚集的抑制程度。CURRENT-OASIS 7 研究将 17 263 例拟行侵入治疗的 ACS 患者随机分配至氯吡格雷双倍剂量组(600 mg 负荷量+150 mg/d×7 d+75 mg/d 长期维持)和标准剂量组(300 mg 负荷量+75 mg/d 长期维持),主要终点是 30 天心血管疾病死亡、心肌梗死和卒中的联合事件。结果显示,氯吡格雷加倍剂量显著降低主要终点事件及支架血栓发生率,而不升高 TIMI 大出血、颅内出血和致命性出血风险。

基于以上研究结果,目前指南建议,对开始采用保守策略的 NSTE-ACS 患者,应在阿司匹林基础上尽早加用氯吡格雷(负荷量 300 mg,随后 75 mg 每天1 次)。选择早期侵入策略的中-高危患者可予氯吡格雷 600 mg 负荷量(已使用300 mg 负荷量者于 PCI 时再追加 300 mg)以尽快达到抗血小板作用。

### (二)最佳 DAPT 时长之争仍在继续

NSTE-ACS 患者 PCI 后 DAPT 应维持 12 个月,过早停用 DAPT 明显增加死亡、心肌梗死和支架内血栓风险。一项血管镜研究显示,药物洗脱支架(DES)术后 2 年时,新生内膜完全未覆盖率仍有 20%,相比 6 个月的未覆盖率并无显著降低。血栓残留率 10%,另有 20%的新血栓形成。然而,DAPT>12 个月能否进一步改善预后仍不明确。REAL-LATE 和 ZEST-LATE 试验评价了延长DAPT 至 2 年的临床结果,发现与标准 12 月 DAPT 相比,延长 DAPT 并未降低主要终点(死亡和心性死亡)事件风险。更大规模的 DAPT 研究(约 20 000 例)有望为延长治疗提供更充分的证据。

随着新型 DES 的不断涌现,支架术后 DAPT 的持续时间再次引起学术界的争论,DES 技术革新是否能改善内皮修复以减少支架内血栓隐忧?EXCELLENT 试验采用 2×2 析因设计,随机入选 1 443 例接受 DES 置入的患者,随机接受 6 个月(Xience V/Promus 依维莫司洗脱支架)和 12 个月 DAPT(Cypher Select 西罗莫司洗脱支架)。结果显示,两组 12 个月靶血管失败率无明显差异。PRODIGY 研究入选 2 013 例支架术后患者(74%ACS),随机分为 6 个月和 24 个月 DAPT 组。结果显示,两组全因病死率、非致死性心肌梗死或卒中发生率无明显差异。

近期,韩国学者 Kim 等的 RESET 研究进一步缩短了 DAPT 时长,结果发现置入 Endeavor 佐他莫司洗脱支架(E-ZES)后,接受 3 个月 DAPT 并未增加主要不良心脏事件风险。该研究入选韩国 26 家中心共 2117 例接受择期 PCI 的冠状动脉狭窄患者,根据 DAPT 持续时间和支架类型随机分为两组:E-ZES 置入后接受 3 个月 DAPT 组(E-ZES+3 个月 DAPT 组)和其他 DES(包括 Resolute佐他莫司洗脱支架、Cypher Select 西罗莫司洗脱支架和 Xience V 依维莫司洗脱支架)置入后接受 12 个月 DAPT 组(标准治疗组)。结果显示,E-ZES+3 个月DAPT 组与标准治疗组主要终点事件(1 年心性死亡、心肌梗死、支架血栓形成、靶血管再次血运重建或出血事件的联合终点)发生率无明显差异。E-ZES+3 个月 DAPT 组并未增加支架血栓的发生。另外,在 ACS、糖尿病、短病变(支架长度≤24 mm)和长病变(支架长度≥28 mm)亚组,两组主要终点事件发生率差异亦无统计学意义。

以上研究结果表明,第二代 DES 置入后可以接受<12 个月 DAPT。与标准治疗相比,短期 DAPT 并未增加主要不良心脏事件。目前欧洲 CE 已证实其安全性。由于上述试验预期结果与实际结果差异较大,并且存在非劣效性界值过

宽和入选偏倚等问题，因此在质量更高、规模更大的随机临床试验结果出现前，现有证据和指南仍然支持 ACS 患者应给予长期规范 DAPT 治疗，12 个月最佳。

### （三）氯吡格雷个体化治疗时代

不同人群氯吡格雷反应性存在差异，可能与多种因素有关，包括基因多态性等。氯吡格雷需要通过肝脏细胞色素酶（CYP）450 代谢成活性产物，CYP2C19 同工酶在其中起关键作用。*CYP2C19 * 2 和 * 3* 是 *CYP2C19* 功能丧失等位基因中的主要类型。多项研究显示，*CYP2C19* 等位基因功能丧失可导致氯吡格雷低反应或抵抗，高达 1/3 的患者因不完全的血小板抑制，而升高支架血栓等心血管不良事件风险。普拉格雷反应性受 CYP 抑制剂的影响似乎并不显著，至少 1 个 *CYP2C19* 等位基因功能丧失并不影响其血浆浓度和血小板抑制活性；而替格瑞洛直接与 $P2Y_{12}$ 受体结合，并不转化成活性代谢产物。

由于氯吡格雷低反应增加缺血事件风险，是否需要常规检测 *CYP2C19* 等位基因变异和（或）血小板抑制效应指导抗血小板治疗？部分学者认为，对于高危 PCI 患者，应考虑常规检测血小板功能，并采用个体化抗血小板治疗策略，保证疗效和安全性。但 TRILOGY ACS 血小板功能子研究发现，接受保守治疗的 ACS 患者的血小板活性与缺血事件之间无相关性。GRAVITAS 研究是第一项评价血小板功能检测指导抗血小板药物治疗的随机对照临床试验，将 PCI 后血小板高反应性患者随机分为高剂量氯吡格雷组（600 mg 初始剂量，150 mg/d 维持 6 个月）和标准剂量氯吡格雷组（无额外负荷量，75 mg/d 维持 6 个月）。结果显示，高剂量氯吡格雷使血小板反应性下降 22%，但并未降低心血管疾病死亡、非致死性心肌梗死或支架血栓事件风险。RAPID GENE 研究采用快速床旁 *CYP2C19 * 2* 基因型测定，以血小板治疗高反应性[HPR，定义为 $P2Y_{12}$ 反应单位（PRU）＞234]为指标，指导 PCI 患者（包括 ACS 和稳定型心绞痛）的个体化抗血小板治疗，发现快速床旁基因检测组 23 例 *CYP2C19 * 2* 携带者（以下简称携带者）给予普拉格雷治疗 1 周，无 1 例出现 HPR，而标准治疗组 23 例携带者给予氯吡格雷治疗 7 例（30%）出现 HPR（$P = 0.009\ 2$）。突出的亮点是使基因型-指导抗血小板个体化治疗成为可能。但该研究并未评价死亡、心肌梗死等硬终点，使其证据强度受到限制。

2012 年发表在《新英格兰医学杂志》上的 ARCTIC 研究，又给了我们当头一棒，该研究是 GRAVITAS 研究的后续研究，在 2 440 例接受 DES 治疗的患者（70% 为择期手术患者，30% 为 ACS 患者）中，通过 Verify Now 试验进行血小板功能监测，分别于冠状动脉造影前及置入支架后 2～4 周进行。对抗血小板治疗低反应的受试者允许进行更大范围的选择,包括增加氯吡格雷的剂量、换为普拉格雷及增加血小板糖蛋白Ⅱb/Ⅲa拮抗剂(GPI),试验主要终点为支架置入术后1年内死亡、心肌梗死、术后支架血栓形成、卒中或急性血运重建的复合终点。结果显示,与标准的未监测抗血小板治疗相比,对冠状动脉支架置入术进行血小板功能监测和治疗校正,并未显著改善患者的临床转归。

综上,从目前证据来看,常规血小板功能检测指导抗血小板治疗价值有限。目前血小板功能检测的问题在于,血小板受体的多样性,不同的检测方法其检测内容和意义不尽相同,缺乏一致性和代表性,对个体患者的预测价值较差。基因型测定技术条件高、费时、昂贵等缺陷也限制了其临床应用。目前欧美指南对血小板功能检测和*CYP2C19*基因型测定的推荐仍维持Ⅱb/B,建议用于测定结果可以改变处理策略的患者。由此可见,血小板功能或基因型检测指导抗血小板个体化治疗仍有很长的路要走。

**(四)氯吡格雷与质子泵抑制剂的联合应用**

长期接受抗血小板治疗尤其是DAPT的患者有潜在出血风险,其中一半以上是消化道出血。据此,美国ACC/AHA和美国胃肠病学会(ACG)建议,既往有胃肠道溃疡或出血病史者,在DAPT治疗同时可考虑联合应用PPI。然而,体外研究显示,PPI和氯吡格雷均通过肝脏CYP2C19代谢,PPI(尤为奥美拉唑)可通过竞争性抑制氯吡格雷转化为活性物质而降低其抗血小板效应。目前,氯吡格雷联合应用PPI是否增加缺血事件风险尚无定论。既往观察性研究显示,联合应用氯吡格雷和PPI增加不良心血管事件风险。部分研究显示,不良事件仅与氯吡格雷与特定PPI组合有关,包括奥美拉唑、雷贝拉唑和兰索拉唑,而服用泮托拉唑则不会增加再次心肌梗死风险。尽管PPI对氯吡格雷的药代动力学效应的抑制作用强于普拉格雷,但并不影响两者的临床结果。目前唯一的随机对照试验COGENT评价了接受DAPT的PCI或ACS患者常规应用奥美拉唑的临床风险和获益,发现奥美拉唑并不增加心血管事件,但降低上消化道出血发生率。

综上所述,尽管PPI与氯吡格雷在药代动力学上存在相互作用,并且体外血小板功能研究证实PPI减弱氯吡格雷的抗血小板作用。但是,目前并没有大规模临床研究证实PPI增加服用氯吡格雷患者的心血管病事件和病死率。2009年至今,美国食品药品监督管理局与欧盟相继警示氯吡格雷不要与奥美拉唑及埃索美拉唑联合应用,但是不包括其他PPI。因此,对于消化道出血高危患者仍需联合PPI,但应充分考虑不同PPI对氯吡格雷抗血小板作用的影响,建议避免使用对 CYP2C19 抑制作用强的 PPI。最新欧美 NSTE-ACS 指南均建议，对于既往有胃肠道出血或消化性溃疡的患者，在 DAPT 同时给予 PPI(最好除外奥美拉唑)，也推荐应用于其他多重危险因素患者(如幽门螺旋杆菌阳性，年龄≥65 岁，或同时接受抗凝或类固醇药物治疗)。

### 三、新型抗血小板药物与氯吡格雷的比较

#### (一)循证医学证据

1.普拉格雷

普拉格雷是第 3 代噻吩吡啶类抗血小板药物，可以直接阻断 $P2Y_{12}$ 受体，具有较强的抗血小板活性，是氯吡格雷的 10 倍。已有临床研究显示，60 mg 负荷剂量可以产生快速、有效、不可逆的抗血小板作用，即使在对常规 75 mg 氯吡格雷反应不佳的患者中也有明确的疗效，在 Ⅱ 期临床试验中其安全性已得到验证，已于 2009 年相继被美国食品药品监督管理局和欧洲 CE 批准用于血管成形术患者。

TRITON-TIMI 38 研究对比了普拉格雷和氯吡格雷在 ACS 患者中的有效性和安全性。所有患者随机分为普拉格雷组(60 mg 负荷量，10 mg/d 维持剂量)和氯吡格雷组(300 mg 负荷量，75 mg/d 的维持剂量)，随访 6～15 个月。NSTE-ACS 亚组结果显示，普拉格雷组主要终点事件(心血管疾病死亡、非致死性心肌梗死或卒中)发生率显著低于氯吡格雷组(9.3% vs.11.2%，HR 0.82，95% CI 0.73～0.93，$P=0.002$)，心肌梗死和支架内血栓发生率也显著低于氯吡格雷组，但其非 CABG 相关大出血的发生率较高(2.4% vs.1.8%，HR1.32，95% CI 1.03～1.68，$P=0.03$)，且增加致命性出血风险。对于老年(>75 岁)、低体重(<60 kg)和既往卒中和(或)短暂性脑缺血发作(TIA)的患者，普拉格雷无净获益甚至有害。

2.替格瑞洛

替格瑞洛属于一种新型的口服 $P2Y_{12}$ 受体阻断药，可逆性结合于 $P2Y_{12}$ 受体，血浆半衰期为 12 小时，受其活性代谢产物的影响较小。与氯吡格雷比较，其起效更迅速而且持久，但失效也快，因而其血小板功能恢复较快。替格瑞洛比氯吡格雷抑制血小板能力高近 1 倍。在健康人群和稳定型心绞痛患者中的研究显示了其强效、快速的抗血小板作用，在停药 24 小时后迅速下降，且耐受性较好。该药也于 2011 年 7 月获美国食品药品监督管理局批准使用。

PLATO 试验是一个多中心、随机、双盲的研究，共入选 18 624 例 STEMI

（计划急诊 PCI）和 NSTE-ACS（计划侵入或保守治疗）患者。随机分为替格瑞洛组（180 mg 负荷量，90 mg，每天 2 次维持剂量）和氯吡格雷组（300 或 600 mg 负荷量，75 mg/d 维持剂量）。主要疗效终点是首次出现血管性死亡、心肌梗死或卒中的联合终点，主要安全终点是首次出现的任何大出血。随访 12 个月结果显示，在 NSTE-ACS 亚组，与氯吡格雷相比，替格瑞洛明显降低 NSTEMI 患者主要疗效终点事件的发生率（11.4% vs.13.9%，HR 0.83，95%CI 0.73～0.94），但在 UAP 患者中未发现以上获益。替格瑞洛组全因病死率和支架血栓发生率也显著低于氯吡格雷组，两组大出血和致命性出血发生率无明显差异。以上结果可以看出，无论计划侵入还是保守治疗，应用替格瑞洛均有明显获益，且不增加大出血风险。但需注意，阿司匹林维持剂量＞100 mg 可能降低替格瑞洛的效果。

### （二）指南更新内容

基于以上研究结果，《2011 年 ESC NSTE-ACS 指南》中替格瑞洛和普拉格雷的地位已经超越氯吡格雷。无论采取何种治疗策略，所有发生缺血事件的中-高危（如 cTn 升高）患者，推荐使用替格瑞洛（负荷剂量 180 mg，每天 2 次 90 mg），包括之前使用氯吡格雷预治疗的患者（当开始使用替格瑞洛时，应停用氯吡格雷）；除非存在危及生命的出血或其他禁忌证，普拉格雷（60 mg 负荷剂量，每天 10 mg 维持剂量）推荐用于冠状动脉解剖情况已明确并准备进行 PCI，且之前未接受过 $P2Y_{12}$ 受体拮抗剂预治疗的患者（尤其是糖尿病患者）；推荐不能接受替格瑞洛或普拉格雷治疗的患者可使用氯吡格雷（负荷剂量 300 mg，每天 75 mg）。

而在《2012 年 ACCF/AHA UA/NSTEMI 指南》中，替格瑞洛与氯吡格雷的地位相当。建议选择早期侵入策略的中高危患者立即 DAPT，除立即阿司匹林外，可选择以下一种：PCI 前选择氯吡格雷/替格瑞洛/静脉 GPI；PCI 术中选择氯吡格雷/普拉格雷/替格瑞洛/静脉 GPI。而选择早期保守策略的患者建议在阿司匹林基础上，入院后尽快加用负荷量＋维持量的氯吡格雷或替格瑞洛并使用 12 个月。既往有卒中和（或）TIA 病史的患者，若拟行 PCI，DAPT 若选择普拉格雷可能有害。

### （三）替格瑞洛成为最佳选择的可能性

当前，由于氯吡格雷存在个体差异性和药物相互作用，而新药普拉格雷又增加出血风险，替格瑞洛被寄希望是最理想的替代药物。替格瑞洛为新型的环戊烷三唑嘧啶（CPTP）衍生物，可直接起效，无需代谢激活，较氯吡格雷更快速抑制 $P2Y_{12}$ 受体效应，而且血小板抑制作用更为强效、一致和持久。尤为可贵的是，替格瑞洛能降低 ACS 患者全因病死率,可能与其升高内源性腺苷浓度,从而改善心肌灌注、减少梗死面积等因素有关。而腺苷浓度升高可能与其呼吸困难的不良反应有关,可见于 12.9% 的患者,其中 0.5% 的患者因呼吸困难而停药,而氯吡格雷组呼吸困难发生率为 8.3%。尽管如此,最新 NSTE-ACS 指南建议,无论接受早期侵入或保守治疗,替格瑞洛均可作为首选。然而,指南中应用的循证证据主要来自北美及欧洲进行的研究,在亚洲患者中代表性不强。在 DAPT 方面,需进一步研究普拉格雷和替格瑞洛在亚洲患者中是否优于氯吡格雷。对于亚洲 ACS 或 PCI 患者来说,仍然建议阿司匹林基础上加用氯吡格雷作为优选。

### 四、长期口服抗凝药物的患者 PCI 后的抗栓方案

临床研究显示,在需要使用口服抗凝药物的患者中,有 5%~10% 的患者需行 PCI 治疗。现有指南一般建议,在口服抗凝药的基础上,加用 DAPT(阿司匹林和氯吡格雷),即三联抗栓治疗。然而,临床上对三联抗栓治疗的安全性与有效性总是心存顾虑。在有抗凝指征的 PCI 患者中,如何兼顾抗凝和抗血小板治疗,如何平衡缺血和出血风险,如何实现获益最大化并将风险降至最低,是临床医师经常面临的两难境地。

对于使用口服抗凝剂需要行 PCI 的患者,尽管现有指南建议给予三联抗栓治疗,然而,迄今并无大规模前瞻性的研究显示三联治疗最为合理。事实上,临床医师对双联治疗是否有效、三联治疗是否安全等问题的顾虑也并非杞人忧天。荟萃分析发现,与应用 DAPT 方案相比较,有口服抗凝指征的患者 PCI 术后使用三联抗栓(华法林+阿司匹林+氯吡格雷)的血管事件发生率及全因病死率明显降低;与仅应用华法林+阿司匹林的双联抗栓治疗相比,接受三联抗栓治疗的患者 PCI 术后支架血栓的发生率更低。这说明常规 DAPT 或华法林+阿司匹林的双联抗栓均远远不够。另一方面,三联抗栓的出血发生率也远高于 DAPT 和单用华法林抗凝治疗。

随着新型 P2Y$_{12}$ 抑制剂的问世与应用,普拉格雷等能否代替氯吡格雷用于三联抗栓治疗也亟待明确。Sarafoff 等于 2013 年 5 月在 *JACC* 发表的一项研究连续入选 377 例行支架术的患者,首次观察普拉格雷用于三联抗栓的安全性与效果。所有患者均给予三联抗栓,其中 21 人(5.6%)采用了普拉格雷替代氯吡格雷,替代原因多为血小板高反应性(HRP)(约占 86%)。氯吡格雷组应用口服抗凝药的主要原因为房颤(80%);普拉格雷组应用口服抗凝药的主要原因为左心室血栓(33%),而房颤患者仅占 29%,深静脉血栓和肺动脉栓塞共 19%。结

果显示,采用普拉格雷替代氯吡格雷用于三联抗栓未见明显优势,且出血发生率更高,即便在 HPR 的患者也是如此,结果令人失望。然而,该研究仅为一小规模非随机研究,两组的基线资料也不匹配,普拉格雷组患者构成也较复杂,其中大部分为 HPR 患者,其基线资料相对高危。此外,应用普拉格雷的患者仅有21 例,因而,该研究的结果尚不宜推广到普通人群。

如何平衡缺血与出血风险? WOEST 研究展露了一丝曙光。WOEST 研究将573 例行 PCI 的房颤患者随机分为双联抗栓治疗组(华法林+氯吡格雷)和三联抗栓治疗组(华法林+氯吡格雷+阿司匹林)。结果显示,双联抗栓组所有 TIMI 出血、轻微出血等显著减少,大出血也有降低的趋势。两组心肌梗死、卒中、靶血管血运重建或支架血栓形成率无显著差异。然而,该研究样本量依然较小,另外,由于例数较少,也无法证实未使用阿司匹林的患者支架内血栓的发生率不会增高。因此,WOEST 研究仅能作为"抛砖引玉",大量问题仍有待进一步研究验证。

有学者认为,在证据尚不充足的情况下,在使用华法林并接受 PCI 的患者,应采取如下策略:①认真评估瓣膜置换、房颤、静脉血栓栓塞患者的血栓栓塞风险,判断华法林的推荐等级。②评估 PCI 患者的缺血与出血风险(GRACE 评分、CRUSADE 评分)。③结合病变情况与 PCI 结果等,评估支架血栓风险与合理抗栓疗程。④权衡上述各类风险,制定合理的抗栓策略,尤其是是否需要联合及如何联合等。例如,对于 CHADS2 评分低危(0~2)的房颤患者,或置入二叶主动脉瓣但无房颤或其他卒中风险的血栓栓塞低危患者,可考虑停用华法林,直接使用双联抗血小板药物。又如,二尖瓣置换患者属于血栓栓塞高风险,必须使用华法林。若患者支架血栓风险较低,而出血风险较高(CRUSADE 评分高危),可考虑使用华法林+氯吡格雷的双联抗栓治疗;若患者支架血栓风险较高,但出血风险并不高,选择三联治疗也许更为合理。

总之,选择联合抗栓治疗既需要兼顾疗效与安全性,又要结合危险分层制定个体化治疗方案。另外,还需要考虑血管径路、支架选择及出血的预防等问题。在这方面尚存在大量亟需回答的问题。例如,双联治疗与三联治疗哪个更好? 双联治疗选择哪两种联合? 三联治疗选择哪一种 $P2Y_{12}$ 抑制剂更好? 联合治疗时阿司匹林的剂量是否需要调整? 联合治疗的理想抗凝强度是多少? 新型抗凝药物(如利伐沙班等)与双联抗血小板药物如何联合使用? 使用桡动脉途径 PCI及预防性使用质子泵抑制剂对联合抗栓治疗有何影响? 此外,未来尚需要开展大量临床研究,完善血小板功能检测、抗凝检测技术,并评价新型抗凝药物在复杂抗栓适应证患者中的应用价值。

### 五、血小板糖蛋白Ⅱb/Ⅲa受体拮抗剂

#### （一）作用机制

血小板表面有大量的糖蛋白（GP）Ⅱb/Ⅲa受体，当血小板激活时，GPⅡb/Ⅲa受体与纤维蛋白原及vW因子亲和力增加，使相邻的血小板之间形成联结，从而引起血小板聚集。GPⅡb/Ⅲa受体与纤维蛋白原的结合是血小板聚集的最后通路。GPⅡb/Ⅲa受体拮抗剂通过阻断纤维蛋白原与受体结合，最快速、最完全的抑制血小板聚集。目前应用于临床的血小板GPⅡb/Ⅲa受体拮抗剂（GPI）主要有3种，即阿昔单抗、依替巴肽和替罗非班。其中，欣维宁（替罗非班）是国内唯一的GPI制剂。

阿昔单抗是人类重组鼠科动物抗体的Fab片段，其血浆半衰期短，但对该受体有很强的亲和力，因而可占据受体达数周。停药后24～48小时，血小板聚集逐渐恢复到正常水平。依替巴肽是一种环状七肽，含有KGD（赖氨酸-甘氨酸-天冬氨酸）序列。替罗非班是纤维蛋白原RGD（精氨酸-甘氨酸-天冬氨酸）序列的非肽类类似物。这两种人工合成拮抗剂的受体结合率，大体上与血浆的浓度相当。其半衰期为2～3小时，对GPⅡb/Ⅲa受体具有高度特异性。停药后4～8小时，血小板聚集恢复正常，这与该药物的半衰期短相一致。

#### （二）如何把握GPI的适应证和给药时机

早期大量研究表明，GPI联合阿司匹林、低分子肝素治疗高危ACS的患者可明显降低住院和随访期间心血管事件发生率。荟萃分析显示，初始采用药物治疗并计划行择期PCI的患者，GPI可使死亡或非致死性心肌梗死的风险降低9%；仅接受药物治疗的患者，GPI并不降低死亡或心肌梗死的风险，且只有在PCI围术期维持使用GPI才显著获益。然而，在现今氯吡格雷和新型抗血小板治疗时代，常规上游应用GPI及与DAPT联合能否进一步获益还存在争论。

1.常规上游应用还是选择性应用GPI

ACUITY研究纳入了9 207例NSTE-ACS患者，随机分为延迟选择性（仅在PCI时）应用和常规上游应用任意种类的GPI。结果显示，延迟选择性应用组显著降低30天非CABG相关的严重出血发生率，两组缺血事件发生率无明显差别。两组净临床事件发生率相似。EARLY-ACS研究将9 492例接受有创策略的NSTE-ACS患者，随机分为早期应用或冠脉造影后需行PCI时临时应用依替巴肽。与延迟临时应用组相比，早期应用组主要终点事件发生率没有显著性降低，即使是在cTn升高或糖尿病等高危患者中。各种定义的严重出血发生率，早

期组比延迟临时组更高。本研究表明,在目前强化抗栓治疗时代,常规上游应用依替巴肽并无优势。

因此,指南建议,对于行 PCI 治疗的患者,需要综合考虑造影结果(如血栓表现和病变范围)、cTn 升高、预先氯吡格雷使用、患者年龄及其他导致严重出血的危险因素。当高危患者存在持续性缺血或 DAPT 不可行时,若出血风险较低,可以考虑上游应用 GPI。造影前应用依替巴肽或替罗非班治疗的患者,PCI 术中和术后应当继续应用同种药物。

2.GPI 是否应与 DAPT 联合应用

对于 NSTEACS 患者,在应用 DAPT 的基础上,加用 GPI 是否有额外获益的研究较少。ISAR-REACT-2 研究中,2 022 例高危 NSTE-ACS 患者在接受 DAPT 后,PCI 治疗时随机接受阿昔单抗和安慰剂。结果显示,阿昔单抗组30 天病死率和非致死性心肌梗死发生率显著低于安慰剂组。在 cTn 阳性的患者,阿昔单抗的获益更显著。

因此,指南建议,对于行 PCI 的 NSTE-ACS 患者,如果围术期心肌梗死的风险高而出血风险低,可以考虑在 DAPT 的基础上联合应用 GPI。

# 第五节 NSTE-ACS 抗凝治疗的研究进展

NSTE-ACS 患者使用抗凝药物可以抑制凝血酶的生成和(或)活性,减少血栓性事件发生。抗凝药物与抗血小板药物联用比单用任何一种药物更有效。拟诊 NSTE-ACS 患者,应尽早应用抗凝药物。目前应用于临床的 ACS 抗凝药物包括普通肝素(UFH)和低分子量肝素(LMWH)、磺达肝葵钠和比伐卢定等,分别作用于凝血瀑布的不同部位,通过抑制一个或多个凝血因子发挥抗凝作用。随着对凝血机制研究的深入,许多针对凝血过程中特定凝血因子的新型抗凝药物相继出现,使 ACS 的抗凝治疗展现出更为广阔的前景。

## 一、不同 LMWH 的特点和比较

UFH 和 LMWH 是常用非口服抗凝药物,LMWH 因为作用时间持久、生物利用度高、应用过程中不需严密监测凝血指标,在很多领域已逐渐取代 UFH。不同 LMWH 和 UFH 的特点见表 7-4。

表 7-4　不同 LMWH 和 UFH 的特点

| 通用名 | 平均分子量 | 抗 Xa 因子(IU/mg) | 抗 Ⅱa 因子(IU/mg) | 抗 Xa/抗 Ⅱa |
| --- | --- | --- | --- | --- |
| 依诺肝素 | 3 500~5 000 | 103 | 25 | 4.1 |
| 那曲肝素钙 | 3 600~5 000 | 104 | 30 | 3.5 |
| 达肝素 | 5 600~6 400 | 167 | 64 | 2.6 |
| 亭扎肝素 | 5 500~7 500 | 100 | 54 | 1.9 |
| 普通肝素 | 3 000~30 000 (平均 15 000) | 193 | 193 | 1.0 |

多项研究显示,与单用阿司匹林比较,阿司匹林联合 LMWH 可明显降低总的缺血事件的发生率。FRISC-Ⅱ研究显示,接受早期保守策略的 NSTE-ACS 患者,应用达肝素显著降低死亡或心肌梗死的发生率。更多的研究比较了依诺肝素与 UFH 的疗效和安全性,ESSENCE 研究结果表明,ACS 急性期应用依诺肝素在减少死亡、心肌梗死和心绞痛复发等方面优于 UFH。INTERACT 研究入选 746 例高危 ACS 患者,所有患者均接受阿司匹林和静脉埃替非巴肽治疗,随机分为 UFH 和依诺肝素治疗组。结果显示,依诺肝素组不仅减少 2~4 天心肌缺血,还能减少 2~3 天非 CABG 大出血,30 天无事件生存率更高。

所有 LMWH 临床效果都一样吗? 荟萃分析显示,急性期使用依诺肝素可能优于 UFH,但那曲肝素或达肝素可能与 UFH 相当。EVET 研究入选了 438 例 NSTE-ACS 患者,随机接受皮下依诺肝素 100 U/kg 每天 2 次或亭扎肝素175 U/kg 每天 1 次,各 7 天。结果发现,依诺肝素组 7 天和 30 天再发心绞痛、心肌梗死和死亡的联合终点事件发生率明显降低,而两组出血发生率无显著差异。现有证据并不能说明依诺肝素优于其他 LMWH,但依诺肝素在 NSTE-ACS 应用中的循证医学证据最为充分。因此,2012 年 ACCF/AHA 指南建议,对于 NSTE-ACS 患者,无论选择早期侵入还是保守治疗,均可选用 LMWH(依诺肝素)进行抗凝治疗,且保守治疗的患者选用依诺肝素优于 UFH。需要注意的是,不同种类的 LMWH 有着不同的药代动力学特性和抗凝效果,因此临床上不宜交叉使用。

**二、比伐卢定是否优于肝素＋GPI**

与间接凝血酶抑制剂(如 UFH 和 LMWH)相比,直接凝血酶抑制剂不需要抗凝血酶的参与而直接抑制凝血酶活性。既往对多种直接凝血酶抑制剂进行了临床研究,但是只有比伐卢定获准用于 PCI 和 ACS 患者。无论凝血酶处于血循环中还是与血栓结合,比伐卢定均可与其催化位点和底物识别位点发生特异性结合,从而直接抑制凝血酶的活性。由于不与血浆蛋白结合,因而更容易预测其抗凝效果。比伐卢定对凝血酶的抑制作用是短暂而可逆的,在人体经蛋白酶水解后由肾脏排出。抗凝监测(APTT 和 ACT)和血浆药物浓度具有良好的相关性,因此可以作为比伐卢定抗凝活性的监测手段。

ACUITY 研究是唯一一个在 NSTE-ACS 患者中评价比伐卢定的临床研究。这项随机非盲研究入选了 13 819 例计划侵入策略的高危 NSTE-ACS 患者。随机分为3组:标准剂量 UFH 或 LMWH 联合 GPI 组(对照组)、比伐卢定联合临时使用 GPI 组和单用比伐卢定组。造影前比伐卢定 1.0 mg/kg 静脉推注后 0.25 mg/(kg·h)持续静脉输注,PCI 前追加 0.5 mg/kg 静脉推注,然后 1.75 mg/(kg·h)持续静脉输注,PCI 结束后停用比伐卢定。比伐卢定联合 GPI 组 30 天联合缺血终点与对照组相比,没有显著差异(7.3% $vs.$ 7.7%,RR 1.07,95%CI 0.92~1.23,$P=0.39$);严重出血发生率相当(5.7% $vs.$ 5.3%,RR 0.93,95%CI 0.78~1.10,$P=0.38$)。单用比伐卢定组与对照组联合缺血终点事件发生率也无显著性差异(7.8% $vs.$ 7.3%,RR 1.08,95%CI 0.93~1.24,$P=0.32$),但是显著降低了严重出血发生率(3.0% $vs.$ 5.7%,RR 0.53,95%CI 0.43~0.65,$P<0.001$)。单用比伐卢定组 30 天净临床结果优于对照组(10.1% $vs.$ 11.7%,RR 0.86,95%CI 0.77~0.94,$P=0.02$)。大多数亚组分析的结果也支持单用比伐卢定可以有更好的净临床结果,但是 PCI 术前未使用氯吡格雷的患者,与 UFH/LMWH 联合 GPI 相比,比伐卢定组的联合缺血事件显著增加(9.1% $vs.$ 7.1%,RR 1.29,95%CI 1.03~1.63)。

鉴于比伐卢定在安全性方面的优势,《2011 年 ESC NSTE-ACS 指南》建议,对于准备行紧急或者早期侵入治疗,尤其是出血风险高的患者,比伐卢定+临时应用 GPI 可以作为普通肝素+GPI 的替代治疗。

**三、磺达肝癸钠——疗效与安全性兼顾**

磺达肝癸钠是第一个人工合成的 Xa 因子选择性抑制剂。磺达肝癸钠以 1∶1 的比例与抗凝血酶上的戊糖结构结合而抑制 Xa 因子,但这种结合是可逆的。磺达肝癸钠与抗凝血酶结合后,使抗凝血酶抑制 Xa 因子的速度增加约 300 倍,从而影响了凝血级联反应的进程,并抑制了凝血酶的形成和血栓的增大。但是,磺达肝癸钠并不影响抗凝血酶对凝血酶的抑制。此外,磺达肝癸钠与血小板没有相互作用,也不影响出血时间。磺达肝癸钠可静脉或者皮下给药,不通过肝脏 P450 代谢,主要以原型由肾脏缓慢清除(65%~77%),因此当肌酐清除率<20 mL/min 时禁忌使用。磺达肝癸钠皮下注射后生物利用度接近

100％,且半衰期长达 17 小时,故可每天 1 次给药。

大量临床研究表明,磺达肝癸钠可显著降低 ACS 心脏事件和病死率,减少出血。在 ACS 患者中,建议 2.5 mg/d 的固定剂量。这一剂量是基于 PENTUA 研究的结果,并在 OASIS-5 中得到验证。PENTUA 研究显示,2.5 mg 的剂量至少与更高剂量一样有效和安全。OASIS-5 研究将 20 078 例 NSTE-ACS 患者随机分为磺达肝癸钠 2.5 mg/d 皮下注射,或依诺肝素 1 mg/kg 皮下注射,每天 2 次,最长使用 8 天(平均天数分别为 5.2 天和 5.4 天)。结果显示,磺达肝癸钠 9 天的死亡、心肌梗死或顽固性缺血事件发生率不劣于依诺肝素。磺达肝癸钠显著降低了 30 天病死率($2.9\%$ vs. $3.5\%$,HR 0.83,95％ CI $0.80 \sim 1.00$,$P = 0.05$),主要由于降低了严重出血发生率($2.2\%$ vs. $4.1\%$,HR 0.52,95％ CI $0.44 \sim 0.61$,$P < 0.001$)。其中,接受 PCI 的患者中,磺达肝癸钠严重出血(包括穿刺部位并发症)发生率也显著低于依诺肝素($2.4\%$ vs. $5.1\%$,HR 0.46,95％ CI $0.35 \sim 0.61$,$P < 0.001$)。磺达肝癸钠导管血栓发生率($0.9\%$)高于依诺肝素($0.4\%$),但是 PCI 时根据经验推注 UFH 可以消除这种差异。OASIS-5 研究奠定了磺达肝癸钠在 NSTE-ACS 患者抗凝治疗中的地位。最近,OASIS-8 研究探讨了应用磺达肝癸钠的患者 PCI 术中最佳肝素剂量,共纳入 2 026 例 NSTEACS 患者,入院后即给予磺达肝癸钠 2.5 mg 每天 1 次,随机接受低剂量肝素(50 U/kg)和标准剂量肝素(85 U/kg 或 60 U/kg 联合 GPI),结果显示,两组严重出血、轻微出血或大出血并发症发生率无显著差异,而低剂量肝素组死亡、心肌梗死或靶血管血运重建发生率有升高的趋势。该研究结果表明,标准剂量的肝素也许是辅助磺达肝癸钠获得最大益处的最佳剂量。

有研究从机制上解释磺达肝癸钠与依诺肝素的差异。与标准剂量的依诺肝素相比,2.5 mg/d 的磺达肝癸钠抗 Xa 因子活性只有前者的 $50\%$。因此,根据凝血酶生成效力评价,抑制凝血酶活性的能力磺达肝癸钠比依诺肝素低 2 倍。这也提示低水平抗凝对于已经接受强化抗血小板治疗(包括阿司匹林、氯吡格雷和 GPI)的 NSTE-ACS 急性期患者来说,已足以预防进一步缺血事件的发生,这也是 OASIS-5 研究中磺达肝癸钠与依诺肝素主要终点事件没有差异的原因。然而,低水平抗凝治疗不足以预防 PCI 时高致血栓倾向下导管血栓的形成。因此,对于使用磺达肝癸钠抗凝的患者,PCI 术中需要额外推注 UFH。

因此,无论是保守治疗还是侵入治疗策略,2012 年 ACCF/AHA 指南均推荐磺达肝癸钠为 NSTE-ACS 的 Ⅰ 类适应证(B 级证据),且出血风险高的保守治疗患者可首选磺达肝癸钠;而 ESC 更推荐磺达肝癸钠在抗凝方面具有最佳的疗效-安全性,将其作为抗凝治疗的首选用药(A 级证据),只有当没有磺达肝癸钠时才选用依诺肝素或 UFH。2009 年中国《选择性 Xa 因子抑制剂——磺达肝癸钠急性冠脉综合征临床应用中国专家共识》指出,对于 NSTE-ACS 患者,经过危险分层后:①如患者选择保守治疗,建议优选磺达肝癸钠;②如患者拟行早期介入治疗,也可以选择磺达肝癸钠;③对于出血风险高的患者,应该首选磺达肝癸钠,优于 UFH 和 LMWH。

### 四、利伐沙班——ACS 抗栓治疗的新时代

利伐沙班是全球第一个口服的直接 Xa 因子抑制剂,与 Xa 因子的活性部位结合从而竞争性抑制呈游离状态的 Xa 因子,具有高度选择性,此外还能抑制结合状态的 Xa 因子及凝血酶原,对血小板聚集没有直接作用。利伐沙班抑制凝血具有剂量依赖性,主要通过肾脏排泄,不易受其他药物或食物的影响,不需要定期检测抗凝活性。

ATLAS ACS-TIMI51 研究采用随机、双盲、安慰剂对照方法,共入选15 526 例新近发生 ACS 患者,随机分为 3 组:利伐沙班 2.5 mg 每天 2 次、利伐沙班 5 mg 每天 2 次和安慰剂组,平均随访 13 个月,主要疗效终点为心血管疾病死亡、心肌梗死和脑卒中的联合终点。结果显示,利伐沙班显著降低了主要疗效终点的发生率,与安慰剂相比,2.5 mg 每天 2 次剂量组($9.1\%$ $vs.10.7\%$,$P = 0.02$)和 5 mg 每天 2 次剂量组($8.8\%$ $vs.10.7\%$,$P = 0.03$)均有显著改善。利伐沙班2.5 mg 每天 2 次剂量降低了心血管病死率($2.7\%$ $vs.4.1\%$,$P = 0.002$)和全因病死率($2.9\%$ $vs.4.5\%$,$P = 0.002$),但 5 mg 每天 2 次剂量没有观察到生存益处。安全性方面,利伐沙班非 CABG 相关严重出血($2.1\%$ $vs.0.6\%$,$P<0.001$)和颅内出血($0.6\%$ $vs.0.2\%$,$P = 0.009$)发生率增高,致死性出血($0.3\%$ $vs.0.2\%$,$P = 0.66$)或其他不良事件没有显著增加。2.5 mg 每天 2 次剂量导致了比 5 mg每天 2 次剂量更少的致死性出血事件($0.1\%$ $vs.0.4\%$,$P = 0.04$)。由此可见,利伐沙班 2.5 mg 每天 2 次有望成为平衡获益与风险的优化选择。

该研究显示,每 56 例 ACS 患者在标准治疗基础上服用利伐沙班 2 年内即可避免 1 例死亡。纵观近年来新型口服抗凝药物在 ACS 抗栓领域的探索,利伐沙班是目前唯一完成 ACS Ⅲ期临床研究的新型口服抗凝药物。该研究对于ACS 抗栓治疗的影响具有跨时代的意义。然而,我们需要清醒地认识到,利伐沙班仍有一定的严重出血风险,在选择抗凝和抗血小板药物时仍需权衡利弊,在抗栓和出血间求得平衡。

# 第 八 章

# ST段抬高心肌梗死

## 第一节　心肌梗死的新定义

### 一、传统的心肌梗死定义

20世纪70年代世界卫生组织(WHO)首次制定了心肌梗死的定义,一直沿用制订的标准,主要的诊断标准包括患者症状、心电图异常和心肌酶学变化。随着心肌组织特异的心脏生物标志物和影像学技术的发展,目前临床中可以检测出非常少量的心肌损伤或坏死。随着介入治疗和药物治疗手段的提高,大大减轻了过去类似临床情况下心肌损伤或坏死的程度。另外,对于引起心肌坏死的不同临床情况,比如是"自发性心肌梗死"还是"手术操作相关性心肌梗死"也应区别开。2000年第一版"心肌梗死新定义"发布,强调了心肌缺血情况下任何的心肌坏死均应定义为心肌梗死。2007年第二版"心肌梗死通用定义"进一步明确了这一基本概念,并强调很多临床情况可导致心肌梗死,而并不局限于心肌缺血。此定义得到多个国际学会 ESC/ACC/AHA/WHF 的认可,并被 WHO 正式采纳。此后,随着更加敏感的心肌坏死标志物检测方法的问世,重点更新了心肌梗死诊断的细节,为未来的临床研究提供了更为准确的诊断标准和手段。

### 二、心肌梗死定义的更新

欧洲心脏病学会(ESC)、美国心脏病学会(ACC)、美国心脏学会(AHA)和世界心脏联盟(WHF)全球心肌梗死的统一定义,将急性心肌梗死定义为由于心肌缺血导致心肌细胞死亡。心肌梗死标准为血清心肌标志物(主要是肌钙蛋白)升高(至少超过99%参考值上限),并至少伴有以下一项临床指标。

（1）心肌缺血症状。

（2）心电图表现新发生的缺血性改变［新的 ST-T 改变或左束支传导阻滞（LBBB）］。

（3）心电图表现病理性 Q 波形成。

（4）影像学证据显示有新的心肌活性丧失或新发的局部室壁运动异常。

（5）冠脉造影或尸检证实冠状动脉内有血栓。

该定义重点强调血清肌钙蛋白水平是诊断心肌梗死首要条件。血清肌钙蛋白水平升高可见于Ⅰ型和Ⅱ型心肌梗死，但仅仅是心肌缺血而没有坏死时，血清肌钙蛋白水平没有变化。因为血清肌钙蛋白水平升高标志着缺血的心肌开始死亡，因此，如果患者有典型的急性心肌缺血临床症状，并伴有血清肌钙蛋白水平升高，就可以确诊为心肌梗死。尤其对于急性冠脉综合征患者，血清心肌标志物（主要是肌钙蛋白）升高是高危因素，应该给予积极的血运重建治疗。新定义中的第 5 条是新增加的内容，一旦发现心肌梗死，应积极行冠状动脉造影来确定心肌梗死的原因，并尽早开始冠状动脉血运重建治疗。

### 三、心肌肌钙蛋白在心肌梗死诊断中的重要地位

#### （一）心肌肌钙蛋白概述

肌钙蛋白（Tn）是横纹肌收缩的一种调节蛋白，是骨骼肌和心肌的结构蛋白，由 TnI、TnT 和 TnC 3 个亚基组成复合体，90% 位于横纹肌肌丝上。TnI 和 TnT 的心肌亚型（cTnI 和 cTnT）与骨骼肌中对应的蛋白来自不同的基因，具有独特的抗原表位，心肌特异性较高。

当心肌缺血导致心肌损伤时，胞浆中游离的少量 cTnI 和 cTnT 首先迅速释放进入血液循环，外周血中浓度迅速升高，在发病后 4 小时内即可测得。随着心肌肌丝缓慢而持续的降解，cTnI 和 cTnT 不断释放进入血液，升高持续时间可长达 2 周，有很长的诊断窗口期。

cTn 对心肌坏死损伤具有很高的敏感度和特异性，已取代 CK-MB 成为急性冠脉综合征诊断的首选心脏标志物。

#### （二）高敏感心肌肌钙蛋白

传统的 cTn 检测方法，由于检测方法灵敏度相对不高，难以测到血液循环中低水平的 cTn，在缺血症状不典型或 ECG 不典型时，有可能导致延迟诊断甚至误诊，不利于对患者的早期及时诊断、风险评估和预后的判断。

近年来，新的高敏感方法检测 cTn 的技术在临床使用越来越多。当前国内

外尚无十分明确的高敏心肌肌钙蛋白(hs-cTn)定义,主要根据最低检出限和测定的不精密度两方面在低 cTn 浓度范围的分析性能进行判定。用高敏感方法能够把目前传统方法不能检测到的 cTn(如低至 10 ng/L 水平)检出者为 hs-cTn;或是把符合指南要求检测的系统或试剂检测不精密度 CV≤10% 的最小检测值接近第 99 百分位值的 cTn 称为 hs-cTn;又或把能在部分或全部表面健康人群中检测到 cTn、同时第 99 百分位值 CV≤10% 称为 hs-cTn。

由于高敏心肌肌钙蛋白较传统检测方法的检测低限低 10~100 倍,同时满足在参考范围上限第 99 百分位值时变异系数≤10% 的分析精密度要求,一次检测值对心肌梗死的阴性预测值达到 95% 以上,发病后 3 小时以内两次检测对诊断心肌梗死的敏感性可达到 100%。国内外指南已将 hs-cTn 作为 ACS 诊断的主要依据。

心肌梗死的新定义特别强调了 cTn 因其高度临床敏感性和心肌组织特异性而成为首选的生物标志物。作为心肌的结构蛋白,cTn 可在多种病理情况下从心肌中释放,包括细胞凋亡、cTn 降解产物的释放、细胞通透性增加、细胞膜小泡的形成/释放和心肌细胞坏死。无论何种病理情况,只要因心肌缺血导致的心肌坏死即称为心肌梗死。然而,随着 hs-cTn 检测方法的应用,在一些非缺血性心肌损伤如心力衰竭、肾衰竭、心肌炎、心律失常、肺栓塞等情况下,亦可检出 cTn,这些情况不能定义为心肌梗死,而应称作心肌损伤。鉴别的要点在于,心肌梗死时 cTn 有动态演变过程,即 cTn 水平的上升和(或)下降以反映其存在急性升高的特点,且至少有一个检测值超过 URL 第 99 百分位;而非缺血性心肌损伤则表现为 cTn 水平的慢性升高,即不存在急性的变化。为此,应在初诊 3~6 小时后重复检测以发现有无动态演变。

### 四、心肌梗死的临床分型

明确不同类型的心肌梗死对于选择恰当的治疗策略非常重要。例如:1 型患者的冠状动脉斑块是不稳定的,血栓形成是心肌梗死的主要原因,需要进行血运重建(溶栓或 PCI)、抗凝和抗血小板等积极治疗;2 型患者则没有血栓形成,治疗以扩张冠状动脉和改善心肌供氧为主。

#### (一)1 型

由冠状动脉斑块破裂、裂隙或夹层引起冠脉内血栓形成,从而导致自发性心肌梗死。

### (二)2型

2型是继发于心肌氧供需失衡(如冠脉痉挛、心律失常、贫血、呼吸衰竭、高血压或低血压)导致缺血的心肌梗死。

### (三)3型

3型疑似为心肌缺血的突发心源性死亡,或怀疑为新发生的ECG缺血变化或新的LBBB的心源性死亡。由于死亡已经发生,患者来不及采集血样测定心肌标志物。

### (四)4型(4a和4b)

4型心肌梗死与PCI操作相关,4型心肌梗死又分为4a型和4b型。4a型定义为PCI所致的心肌梗死,包括球囊扩张和支架植入。诊断标准是PCI术后患者血清肌钙蛋白水平升高超过99%参考值上限的5倍,并伴有下列情况之一:心肌缺血症状、新的ECG缺血变化、造影所见血管病变,以及影像学检查发现新的心肌活性丧失或新的室壁运动异常。4b型定义为支架内血栓形成导致的心肌梗死,标准是冠脉造影或尸检所见有缺血相关血管有血栓形成,血清心肌标志物升高至少超过99%参考值上限。

### (五)5型

5型心肌梗死与CABG有关,患者的肌钙蛋白要超过99%参考值上限10倍,并伴有下列情况之一:ECG新出现的病理性Q波或LBBB、造影证实新的桥血管(静脉桥或动脉桥)内堵塞、新的心肌活性丧失或新发的局部室壁运动异常。新版心肌梗死诊断的技术指标和标准与2007年定义大致相同。心电图标准和超声心动图标准都没有变化。

### (六)其他类型的心肌梗死

**1.再梗死**

心肌梗死后28天内再次发生的急性心肌梗死。

**2.心肌梗死复发**

急性心肌梗死28天后再次发生的心肌梗死。

**3.无症状心肌梗死**

患者心电图出现了符合心肌梗死诊断的病理性Q波或影像学证实为心肌梗死,但无临床症状。

**4.与手术操作相关的心肌梗死**

近年来随着介入技术的蓬勃发展,心脏瓣膜病变也可以经导管置换或修补,如经皮主动脉瓣置换术和二尖瓣修复术。这些技术在实施的过程中也可导致坏死性心肌损伤，主要是来自直接的心肌损伤和冠状动脉闭塞所致，这与 CABG 相似，也会导致心肌生物标志物升高和预后恶化。但由于临床资料较少，尚难以确定诊断标准。可以参照 CABG 相关性心肌梗死的诊断标准，如 TAVI(经导管主动脉瓣置换手术)手术所致的心肌梗死、二尖瓣修复术所致的心肌梗死、心律失常射频治疗所致的心肌梗死。

5.非心脏手术所致的心肌梗死

临床并不少见，并且影响患者的预后，外科围术期发生心肌梗死的患者常常没有症状，术后发生无症状性心肌梗死的患者 30 天病死率较高。对于心肌梗死高危患者，推荐术前和术后 48～72 小时监测心肌生物标志物的变化。这类患者发生心肌梗死的类型以 2 型多见，多数由于心肌血液供需不平衡所致。

6.ICU 内发生的心肌梗死

临床较为常见，这些患者心肌生物标志物的升高一部分是由于原发动脉粥样硬化所致的自发性心肌梗死；一部分是由于血供不平衡导致的 2 型心肌梗死；还有一部分是由于儿茶酚胺及毒素所致的直接心肌损害，因而需要进行心肌梗死鉴别诊断。

7.心力衰竭相关的心肌缺血或心肌梗死

多数心力衰竭患者可检测到 cTn 升高，主要原因是心力衰竭患者体内存在高浓度的儿茶酚胺和其他神经体液激素。这些物质可以直接损害心肌，造成心肌细胞的损失，导致 cTn 升高，常常为持续性，很少在短时间内下降。但心力衰竭患者由于存在严重的代谢异常，也可发生 2 型心肌梗死，另外由于跨室壁压力增加、冠状动脉内皮功能不良、小冠状动脉闭塞、贫血和低血压状态，也可发生 1 型心肌梗死。此时心肌生物标志物的升高具有明显的动态变化，但是升高多少作为心肌梗死的诊断标准尚无统一规定。明确心肌梗死的病因非常重要，这样才能有针对性地采取治疗。

**五、高敏肌钙蛋白在 ACS 诊断中的应用**

对临床症状不典型或心电图等辅助检查异常，需除外 ACS 的所有患者均应立即进行 cTn 的检测，如有条件，应使用高敏的检测方法。hs-cTn 检测值必须与患者的临床表现和心电图特征结合起来，用于建立或排除 ACS 的诊断。

对临床症状和(或)心电图特征高度符合 ACS 的患者，就诊时首次 hs-cTn 检测值明显高于参考范围上限，可以确诊为急性心肌梗死，应立即按照指南相关规定进行处理。

对患者就诊时首次 hs-cTn 检测值虽有升高,但临床表现不典型,不能立刻诊断急性心肌梗死的患者,应在 3 小时之内重复检测一次 hs-cTn(除非有充分的排除诊断证据),如果两次检测值间的差异≥20％,则可考虑急性心肌梗死的诊断。如果检测值无变化,则需考虑其他疾病。

对胸痛发作后超过 6 小时就诊的患者,如果首次 hs-cTn 检测值低于参考范围上限,此时无胸痛症状,排除引起胸痛的其他疾病可能,并且患者总体心血管危险评价较低,可以出院门诊随访。

患者在胸痛发作 6 小时之内就诊,首次 hs-cTn 检测值低于参考范围上限,则需要在 3 小时之内重复检测一次 hs-cTn,如果检测值无变化,在排除引起胸痛的其他疾病可能后,可出院门诊随访或做负荷试验进一步检查。如果两次检测值间的差异≥20％(或 30％),则可考虑建立急性心肌梗死的诊断。

但对那些经过上述步骤,不能完全排除急性心肌梗死,仍高度怀疑有临床指征,或缺血症状再次发作的患者,可于 12～24 小时重复检测。

### 六、hs-cTn 升高的鉴别诊断

由于 hs-cTn 在稳定型心绞痛也可以检出,hs-cTn 动态变化(两个时间点之间的检测值差异≥20％)有助于区别急性升高和慢性升高,尤其对检测值略高于参考范围上限的患者,能提高诊断准确率。

除了 ACS 和稳定型心绞痛,很多疾病都会出现 cTn 升高,而随着检测敏感性的提高,hs-cTn 低水平的升高比较常见。以胸痛症状就诊、危及生命的主动脉夹层和肺动脉栓塞,都会出现 cTn 升高,临床医师应尤需注意鉴别。急性和慢性心力衰竭时,cTn 都有升高,而 ACS 可能是急性心力衰竭或慢性心力衰竭加重的原因,应区别 cTn 的升高是单纯来自心力衰竭时的心肌损伤还是合并 ACS。

导致 cTn 升高的非 ACS 心源性病因有急性和慢性重度充血性心力衰竭;高血压危象;快速/缓慢性心律失常;心脏挫伤、射频消融、起搏、心脏转复、心内膜活检;心肌炎等炎症性疾病;主动脉夹层、主动脉瓣疾病、肥厚型心肌病;心尖球形综合征。

导致 cTn 升高的非心源性病因有肺动脉栓塞、重度肺动脉高压;急性或慢性肾功能衰竭;急性神经系统病变,包括卒中或蛛网膜下腔出血;甲状腺功能减退;浸润性疾病,如淀粉样变性、血色病、结节病、硬皮病;药物毒性,如多柔比星(阿

霉素）、5-氟尿嘧啶、赫赛汀、蛇毒；烧伤＞30％体表面积；横纹肌溶解；严重疾病
患者，尤其是呼吸衰竭、脓毒症等疾病。

# 第二节 院前急救与急诊溶栓及溶栓后 PCI 的使用

急性 ST 段抬高型心肌梗死（ST segment elevation myocardial infarction，
STEMI）是冠状动脉闭塞、血流中断，使部分心肌因严重的持久性缺血而发生局
部坏死。临床上有剧烈而持久的胸骨后疼痛、发热、白细胞计数增多、红细胞沉
降率加快、血清心肌酶活力增高及进行性心电图变化，可发生心律失常、休克或
心力衰竭，甚至猝死。缩短起病至到医院的时间，并在这段时间进行积极的治
疗，如稳定症状、改善血流动力学，以及积极的溶栓使闭塞的血管再通等治疗，对
挽救患者的生命，有重要意义。对病情严重的患者，发病后宜就地进行抢救，积
极联系医师，待病情稳定容许转送时，才转送医院进行再灌注等治疗。

## 一、院前急救

### （一）明确诊断，较早发现高危人群

院前急救的第一个重要目标是确定诊断。明确了急性心肌梗死的诊断后，
才能对症施治。有很多患者，都是因为没有第一时间明确诊断，才耽误了治疗，
因此早期诊断对于急性心肌梗死的救治至关重要。那么如何发现急性心肌梗
死呢？

心肌梗死的易发人群最多见为有高血压病史或发病前有高血压，近半数患
者有心绞痛，其次吸烟、肥胖、糖尿病和缺少体力活动的人较易患病；发病多在
春、冬季节，与气候寒冷、气温变化大有关；发病时大多无明显诱因，常在安静与
睡眠时发病，部分患者则发病于剧烈体力劳动、精神紧张或饱餐之后，甚至用力
大便之时。此外，休克、出血及心动过速均可诱发本病；20％～60％的急性心肌
梗死患者有先兆症状；其最为突出的症状为疼痛，其性质、发作时间、伴随感觉及
对硝酸甘油的敏感性与既往心绞痛均有较大的差别。其他症状有全身症状如发
热、乏力、出汗等，胃肠道症状如恶心、呕吐和上腹部胀痛等，还有心律失常、低血
压、休克和心力衰竭等。

凡上述易发患者群出现症状，或年老患者突然发生休克、严重心律失常、心

力衰竭、上腹胀痛或呕吐等表现而原因未明者,或原有高血压而血压突然降低且无原因可寻者,手术后发生休克但排除出血等原因者,都应考虑到心肌梗死的可能。此外,老年患者有较重而持续较久的胸闷或胸痛者,即使心电图无特征性改变,也应考虑本病的可能。都应先按急性心肌梗死处理,在有条件的情况下应在短期内反复进行心电图观察和血清酶测定,以确定诊断。

**(二)院前抢救措施**

对于院外发生急性心肌梗死的患者,使其血流动力学稳定、安全到达医院,才是最重要的。在这个基础上,可以考虑在院外进行再灌注治疗,比如溶栓治疗,使梗死的血管再通,挽救心肌、挽救生命。

(1)当考虑患者为急性心肌梗死时应立即卧床休息,绝对禁止各类活动,避免一切干扰,尽量减少噪音,保持安静环境。

(2)对典型患者应立即予以止痛、减轻紧张过激情绪,如有携带急救药盒,即以口服安定片、硝酸甘油片或吸入亚硝酸异戊酯雾剂。如果有条件时,立即给予肌注吗啡或哌替啶则更好。

(3)对非典型患者,也应按以上措施处理,注意并发症的出现。

(4)可以考虑提前进行院外再灌注治疗,如溶栓治疗等。

**二、急诊溶栓及溶栓后 PCI 的使用**

许多研究已证实对 STEMI 患者实施早期再灌注治疗的重要性。及时开通梗死相关冠状动脉是降低急性心肌梗死患者病死率、改善预后的关键。再灌注治疗的措施包括溶栓药物治疗、急诊直接经皮冠状动脉介入治疗(primary percutaneous coronary intervention,PPCI)及冠状动脉旁路移植术。在临床实践中,STEMI 的再灌注措施以前两者为主,急诊冠状动脉旁路移植术所占比例不足 5%。但是,溶栓和 PPCI 作为 STEMI 再灌注治疗的主要方法,具有各自的优势与不足。PPCI 可使梗死相关冠状动脉 TIMI 3 级血流重建率达到 85%～95%,急诊支架植入术较好地防止再发性心肌缺血和梗死相关冠状动脉再闭塞,显著降低了致死率与致残率,但由于其对设备和操作人员要求较高,限制了其广泛应用;并且由于 PPCI 前手术组人员需赶往导管室集结,以及患者、医务人员及设备都要进行一系列的术前准备,与溶栓相比再灌注时间明显延迟,这也在一定程度上削弱了 PPCI 的实际效果。近年来在 PPCI 技术的快速发展的情况下,溶栓在心肌梗死急性期治疗中的应用有所减少;但是,溶栓治疗具有快速、简便、经济、易操作的特点,在再灌注治疗中依然占有重要的地位。怎样能够将溶栓和

PPCI这2种最重要的再灌注方法合理地联合应用于STEMI,使其各自扬长、彼此补短,形成比单独应用更好的治疗方案,成为近年研究的热点问题。

### (一)溶栓药物及分类

血栓的主要成分之一是纤维蛋白原,溶栓药物能够直接或间接激活纤溶酶原使其变成纤维蛋白溶解酶。纤溶酶能够降解不同类型的纤维蛋白(原),包括纤维蛋白原、单链纤维蛋白,但对交链纤维蛋白多聚体作用弱。同时,纤溶酶原激活剂抑制物也参与调节该过程,活化的纤溶酶受 α-抗纤溶酶的抑制以防止纤溶过度激活。溶栓药物多为纤溶酶原激活物或类似物,其发展经历从非特异性纤溶酶原激活剂到特异性纤溶酶原激活剂,从静脉持续滴注药物到静脉注射药物。

1.非特异性纤溶酶原激活剂

常用的有链激酶和尿激酶(UK)。链激酶进入机体后与纤溶酶原按1:1的比率结合成链激酶-纤溶酶原复合物而发挥纤溶活性,链激酶-纤溶酶原复合物对纤维蛋白的降解无选择性,常导致全身性纤溶活性增高。链激酶为异种蛋白,可引起过敏反应和毒性反应,应避免再次应用链激酶。UK 是从人尿或肾细胞组织培养液中提取的一种双链丝氨酸蛋白酶,它可以直接将循环血液中的纤溶酶原转变为有活性的纤溶酶,无抗原性和过敏反应,与链激酶一样对纤维蛋白无选择性,价格便宜。

2.特异性纤溶酶原激活剂

临床最常用的为人重组 t-PA(rt-PA,阿替普酶),系通过基因工程技术制备,具有快速、简便、易操作、安全性高、无抗原性的特点(半衰期4～5分钟)。可选择性地激活血栓中与纤维蛋白结合的纤溶酶原,对全身性纤溶活性影响较小,因此出血风险降低。目前,其他特异性纤溶酶原激活剂还包括基因工程改良的天然溶栓药物及 t-PA 的衍生物,主要特点是纤维蛋白的选择性更强、血浆半衰期延长,适合弹丸式静脉推注,药物剂量和不良反应均减少,使用方便。已用于临床的 t-PA 的衍生物有瑞替普酶(r-PA)、兰替普酶(n-PA)和替奈普酶(TNK-tPA)等。

3.尿激酶原(pro-UK)

尿激酶原是新一代特异性溶栓药,它是 UK 的前体,由 411 个氨基酸组成,它本身的催化活性很低,只有当它被运送至血栓局部,经纤维蛋白溶解酶等酶的激活,使它的肽链在 Lys158～Ile159 位点之间被打开形成 UK 后,才能发挥其溶栓作用。同时,当局部出现纤维蛋白的 E 片段时,可使它原先的催化活性增大

500 倍,因此它的溶栓作用表现出很强的特异性,对血栓局部的溶解作用很强,而对全身的纤溶系统影响较小。临床研究显示,pro-UK 与 t-PA 在给药后 45 分钟的冠状动脉开通率分别为 74.6% 和 68.9%,在给药后 90 分钟的开通率分别为 79.9% 和 81.4%,两组接近;再梗死率分别为 1.2% 与 2.4%。2008 年沈阳军区总医院带头进行了重组人 pro-UK 治疗急性 ST 段抬高心肌梗死有效性和安全性的多中心、随机、PPCI 为对照的临床试验。其中 pro-UK 联合 PCI 治疗组 100 例,PPCI 组 97 例。入选标准包括缺血性胸痛持续≥30 分钟,含服硝酸甘油无效;持续性缺血性胸痛发作 6 小时以内;心电图 2 个或 2 个以上肢体导联 ST 段抬高≥0.1 mV,或在相邻 2 个或 2 个以上胸导联 ST 段抬高≥0.2 mV;新发生的左束支传导阻滞;年龄≤75 岁。重组人 pro-UK 先以总剂量的 20%(120 万单位)进行静脉推注,静脉推注时间为 2 分钟,继之以总剂量的 80%(480 万单位)静脉匀速泵入,静脉泵注时间为 60 分钟。结果显示 pro-UK 联合 PPCI 治疗与单纯 PPCI 治疗相比,可使靶血管早期 TIMI 3 级血流开通率由 21% 提高至 48%,并可使患者术后不良心脑血管事件由 12.6% 降低至 7%。这一研究结果提示,pro-UK 可能是一种较好的与 PPCI 溶栓药物,与 PPCI 联合应用后可取得长期的良好的临床结果。

**(二)溶栓后介入治疗的演变**

1.第一阶段——单纯介入治疗与单纯溶栓治疗的比较

20 世纪 90 年代早期的研究显示,溶栓治疗能够显著减少 ST 段抬高心肌梗死患者短期的病死率。此后,PCI 技术得到快速发展。PCI 治疗的血管再通率高而且稳定,溶栓禁忌者也可以实施。2003 年的一项荟萃分析显示,介入治疗在降低心肌梗死后心血管疾病、非致命性再梗及总病死率方面均显著优于溶栓治疗。此外,无论介入还是溶栓的方法,治疗延时对预后都有显著影响。一项来自美国的注册研究显示,Door-to-balloon time 超过 2 小时病死率显著升高;另一个研究还发现,在症状发作 3 小时内溶栓和介入治疗效果没有显著差别,在症状发作 3 小时后介入治疗效果优于溶栓治疗;Nallamothu BK 等报道,在起病 3 小时内,介入治疗每延迟 10 分钟,与溶栓间的病死率差异将减少 1%。2004 年,ACC/AHA 急性心肌梗死指南推荐,在起病 3 小时内,如无介入治疗条件,或介入时间延迟(Door-to-balloon time-Door-to-needle time>1 小时或 Medical contact-balloon time>1.5 小时),建议溶栓;对起病 3 小时内有介入治疗条件且有外科保障的患者,高危患者(心源性休克或 Killip≥3 级),溶栓禁忌或出血风险高患者,以及症状发作 3 小时以上患者,建议介入治疗。

2.第二阶段——药物与介入治疗相结合及不同概念的提出

从成功率角度看,单纯介入治疗无疑比单纯溶栓治疗具有显著优势。但它的缺点也显而易见,那就是术前准备的时间明显增加,也就是 Door-to-balloon time 肯定比 Door-to-needle time 长。因此,有人提出:如果先溶栓,然后再进行介入治疗,是否是一个更好的方案?另外,患者首次就诊的医院很多不具备介入治疗条件,而转运到有条件的医院需要很长的时间。对这部分患者,应该选择溶栓,失败后再转运?还是先溶栓后立即转运?还是不溶栓而直接转运?上述问题引发了下列概念的提出:立即 PCI(immediate PCI,溶栓后血管已经再通,TIMI 血流≥2 级进行即刻 PCI 治疗)、补救 PCI(rescue PCI,溶栓后血管未再通,TIMI 血流<2 级进行即刻的 PCI 治疗)、易化 PCI(facilitated PCI,指先进行减量溶栓或用血小板Ⅱb/Ⅲa 受体拮抗剂后,再进行 PCI)和转运 PCI(transfer PCI,指将患者送到就近没有条件作介入的医院后,先进行溶栓或减量溶栓处理,或不进行再灌注处理而直接转到有条件的中心行紧急介入治疗)。

首先需要解决的问题是,溶栓成功的患者是否应该立即常规实施 PCI 治疗?对于这个问题的答案,冠状动脉支架应用前后的数据有显著差别。20 世纪 80—90 年代资料显示,和单纯溶栓相比,溶栓成功后立即 PCI 显著增加病死率,推测可能与溶栓导致血小板激活、球囊损伤增加血管并发症和缺血并发症,以及缺乏强化抗血小板药物作为辅助治疗有关。而支架时代的资料,如 GRACIA-1、PRAGUE-1、SIAM、CAPITAL 和 CARESS 研究均支持溶栓后早期常规 PCI 优于单纯药物保守治疗。2012 年欧洲急性心肌梗死指南推荐,溶栓成功的患者应在 3~24 小时内行常规冠脉造影和 PCI 治疗,即使对没有缺血症状的患者也能够改善预后。美国的 2011 年最新 ACC/AHA 指南更新虽未明说,但实际上支持了溶栓后应该介入治疗。2012 年中国 PCI 指南将溶栓后 PCI 列为Ⅱa 类推荐。

其次,溶栓不成功的患者是否需要补救性 PCI 治疗?文献已表明,与溶栓成功的患者相比,溶栓之后前向血流没有恢复正常者(TIMI≤2 级)其左心室功能降低,有较多的机械并发症和较高的病死率。补救性 PCI 可以尽快恢复患者的前向血流,挽救存活心肌和改善生存率。支架时代前的数据(如 GUSTO-1 试验和 RESCUE 试验)提示补救性 PCI 有受益趋势,随着支架时代的到来,以及 GPⅡb/Ⅲa受体拮抗剂的广泛应用,荟萃分析证实补救性 PCI 与保守治疗或再次溶栓相比有明显优势,全因病死率无显著减少,但心力衰竭危险和再梗死风险显著下降。REACT 试验显示,在中高危患者补救性 PCI 治疗的意义更为重要。

因此,2006 年欧洲 STEMI 指南推荐,溶栓后 45～60 分钟(AHA/ACC 指南规定 90 分钟)如无靶血管再灌注证据,应立即行补救 PCI 治疗。

与补救 PCI 不同,易化 PCI 策略的提出,是希望在有 PPCI 条件的情况下,观察减量溶栓或预先用血小板 Ⅱb/Ⅲa 受体拮抗剂后再进行 PCI,是否可能比 PPCI 更好地改善 STEMI 患者预后。两项关键的研究决定了易化 PCI 策略的命运。2006 年发表在 *Lancet* 的 ASSENT-4 研究入选发病 6 小时内的 STEMI 患者,观察 r-PA 全量溶栓后的易化 PCI 与 PPCI 的疗效,结果发现,90 天时 PPCI 组死亡、心力衰竭、再梗、再血管化及中风等终点事件均低于易化 PCI 组。2008 年 NEJM 发表的 FINESSE 研究同样入选了发病 6 小时内的 STEMI 患者,易化 PCI 组给予阿昔单抗或阿昔单抗加 r-PA(联合易化 PCI)溶栓;PPCI 组行标准 PPCI 治疗,在导管室内给予阿昔单抗。结果显示联合易化 PCI 组 PCI 术前获得 TIMI 3 级血流的患者数量显著多于 PPCI 组和单用阿昔单抗组,但 90 天的临床终点(全因病死率、心肌梗死并发症、室颤和心源性休克)改善不明显,联合易化 PCI 组和单用阿昔单抗组 TIMI 出血(非颅内)还显著多于 PPCI 组。据此,《2007 年 ACC/AHASTEMI 指南》对易化 PCI 的推荐级别为 Ⅲ 和 Ⅱb 级(后者针对高危患者),基本上否定了这一策略。但这些研究尚不足以从根本上否定"易化 PCI"的作用。前面提到的以 pro-UK 为基础的药物-介入联合治疗显示了较好的疗效,提示在行 PCI 前采用不同于以往的疗效更好、同时安全性更高的药物进行溶栓治疗,同时对后续 PPCI 的时间间隔进行合理的调整,可能会获得较好的长期疗效。

3.第三个阶段——转运 PCI 及序贯治疗概念的提出与实施

大部分患者很有可能到没有介入治疗条件的医疗机构就诊。因此,摆在医师面前的重要问题是,就地溶栓还是将患者直接转到大的医疗中心进行急诊 PCI? 如果转运,在此之前,是否可以药物辅助治疗,比如溶栓? 早期一些比较就地溶栓和直接转运行 PPCI 的随机对照研究倾向于转运 PCI,但 2009AHA/ACC 指南相对保守,推荐 Door-to-balloon time 在 90 分钟内的患者接受 PCI 治疗;如患者首诊医院无 PCI 条件,预计转运后 Door-to-balloon time 超过 90 分钟,建议患者在 30 分钟内就地溶栓。在这些观念的基础上,有人提出了溶栓后介入治疗的概念。

GUSTO-Ⅱb 研究、CADILLAC 研究和克利夫兰的注册资料均提示 STEMI 发病 3 小时内 PCI 治疗的病死率明显低于 3 小时后,在 3～12 小时行 PCI 治疗对病死率没有明显影响。也就是说,若能在 3 小时内行 PPCI 效果最好,超过

3 小时以后 12 小时之内的延缓对病死率影响不大。Maustricht、PRAGUE-1、PRAGUE-2、AIR-PAMI、DANAMI-2 和 CAPTIM 等研究均证实,起病超过 3 小时的患者,转运 PCI 在降低病死率、中风及复合终点方面均优于溶栓治疗组。值得注意的是,上述研究中 Door-to-balloon time 最长 245 分钟,最短 162 分钟。如果 Door-to-balloon time 进一步延缓,可能会削弱转运 PCI 的益处。在常规院前溶栓还是 PPCI 的问题上,瑞典的前瞻性注册研究 RIKS-HIA 比较了起病后15 小时内 PPCI、院前溶栓和院内溶栓的效果,结果发现 PPCI 在 30 天的病死率最低,院前溶栓其次,而院内溶栓存在相对较高的病死率。对于已经溶栓的患者,立即转运 PCI,还是药物治疗效果不佳再转运行补救 PCI? CARESS-in-AMI 研究比较了高危患者溶栓加阿昔单抗药物治疗后立即转运 PCI 或者标准药物治疗后转运行补救 PCI 的疗效,证实高危 STEMI 患者不必等到发现血管未再通再转运进行补救 PCI,应立即转运 PCI。2009 年完成的 Transfer-AMI 研究结果进一步表明,溶栓后尽早转运接受 PCI 有益,溶栓后早期介入的时间窗可以提前到 3 小时。上述循证医学证据导致 2009 年底 AHA/ACC 指南的再度更新。最新指南的主要思想,一是不再强调 Door-to-balloon time 超过 90 分钟建议溶栓,代之以有条件尽快转运;二是放弃了易化 PCI、补救 PCI 和转运 PCI 的原有概念,把患者分成首诊有条件 PCI 治疗和无条件 PCI 治疗 2 类,前者推荐 PPCI;后者根据症状发作时间、STEMI 危险分层、溶栓出血风险及转运可能延时等情况做如下综合评估:能够尽快转运最佳;不能够尽快转运可先给予溶栓治疗。溶栓后的高危患者(如进行性 ST 段抬高、新发生 LBBB、存在陈旧性心肌梗死、Killip 分级≥2或 LVEF≤35%)应尽快转入有 PCI 条件的医院实施介入治疗,非高危患者如可疑再灌注不良、有持续缺血或心力衰竭发作,也可考虑转运实施 PCI 治疗。

**(三)溶栓后 PCI 时机的选择**

溶栓是否成功是选择溶栓后 PCI 时机的关键性因素。近年的研究显示,即使溶栓成功,亦应在一定的时间窗内行 PCI。对溶栓失败的患者则应尽快行挽救性 PCI。

1.溶栓成功后 PCI 的时机

溶栓成功患者最佳 PCI 治疗时机的选择是近几年研究关注的焦点之一。由于担心溶栓治疗后早期 PCI 出血风险问题,以往的指南建议,溶栓成功后仅对存在自发或诱发性缺血的患者行 PCI。近期发表的多项随机研究表明,溶栓后在一定的时间窗内行 PCI,不仅可以避开高纤溶活性期以降低出血风险,还能通过避免早期血小板活性增强（因抗血小板药物尚未起效）而减少缺血事件，同时也能提供更加充足的时间将患者由无 PCI 条件的医院转运至 PCI 急救中心。各项研究中溶栓至 PCI 的时间均在 24 小时以内，结果显示，在 24 小时内的不同时间行早期 PCI 的缺血事件发生率无明显差异。

CARESS-in-AMI 试验入选 600 例高危 STEMI 患者，随机分入常规转运 PCI 和缺血驱使 PCI 组，常规转运组溶栓治疗至 PCI 的平均时间 2.3 小时。结果显示，常规转运 PCI 组 30 天主要终点事件（死亡、再梗死和再发缺血）发生率明显低于缺血驱使 PCI 组（4.4% vs.10.7%，$P=0.004$）。TRANSFERAMI 试验入选 1 059 例高危 STEMI 患者，随机分入溶栓后标准治疗（溶栓失败后行挽救性 PCI，溶栓成功的患者 24 小时后行择期 PCI）和常规转运 PCI 组（溶栓后 6 小时内转院行 PCI），常规转运组溶栓治疗至 PCI 的平均时间 3.9 小时。结果显示，溶栓后常规早期转运 PCI 使 30 天主要终点事件（死亡、再发心肌梗死、再发缺血、新发或恶化的充血性心力衰竭或心源性休克）发生风险明显降低（RR 0.64，95% CI 0.47～0.87，$P=0.004$），而且并不增加出血风险。最近的一项荟萃分析纳入了 7 项随机试验，溶栓至 PCI 的时间平均在 1.6～16.7 小时，其中仅有 2 项试验在 3 小时以内。30 天结果显示，与缺血驱使的血运重建相比，常规转运 PCI 明显降低死亡、再梗死和再缺血复合终点的风险，而未明显增加严重出血的风险。上述研究表明，溶栓后常规转院实施 PCI，并且适当延长溶栓治疗与 PCI 的时间间隔（>3 小时）的新策略，要优于缺血驱使的血运重建策略。

目前一般认为，溶栓成功后常规早期 PCI 的最佳时间窗应该在溶栓后 3～24 小时。《2012 年欧洲心肌血运重建指南》建议，所有溶栓后患者均应转运至 PCI 中心。溶栓成功（胸痛缓解，抬高的 ST 段回落）的患者应于初次医学接触后 3～24 小时行冠状动脉造影和血运重建（Ⅰ/A）。2011 年美国心脏病学会基金会（ACCF）/美国心脏协会（AHA）/美国心血管造影和介入联合会（SCAI）有关 PCI 指南也建议，溶栓成功且血流动力学稳定的患者应在开始溶栓治疗后 3～24 小时行造影和 PCI（Ⅱa/A）。对于梗死相关血管通畅的 STEMI 患者应于溶栓后 3～24 小时常规行 PCI（Ⅱa/B）。

2.溶栓失败后挽救性 PCI 的时机

溶栓失败后继续追加溶栓药物并无得益，而挽救 PCI 能够迅速开通梗死相关动脉，抑制心肌坏死进展并改善预后。多项研究也证实，挽救性 PCI 可降低 STEMI 的死亡和再梗死风险，改善患者的预后，合并休克、心力衰竭或恶性心律失常等高危患者获益更为显著。

REACT研究人选了427例溶栓失败的患者随机分为再次溶栓、保守治疗或挽救性PCI 3组。随访6个月,3组无事件(死亡、再梗死、严重心力衰竭或脑血管疾病事件)生存率分别为68.7%、70.1%、84.6%($P=0.004$)。同期的MER-LIN研究也发现,与保守治疗相比,挽救性PCI能显著降低死亡、再梗死、脑卒中、再次血运重建或心力衰竭联合终点事件的发生率(37.3% vs. 50%,$P=0.02$),主要归因于早期再次血运重建率较低。REACT试验与MERLIN研究中症状发作至挽救性PCI的时间分别为414分钟和327分钟,均在12小时以内。目前尚无直接证据支持更晚期(>12小时)的挽救性PCI。因而应及早判断溶栓治疗效果,对于失败的患者尽早行挽救性PCI。心电图相对其他指标可较为及时准确地判断溶栓成功与否,如溶栓治疗后ST段抬高最明显的导联90分钟内ST段回落<50%,则应考虑溶栓失败,尽早行挽救PCI,可明显降低再梗死和心力衰竭的风险;而对于溶栓成功后又出现梗死相关动脉再闭塞的患者,也应尽早开通。中高危患者(如前壁心肌梗死、合并右心室梗死或胸前导联ST段压低的下壁心肌梗死和仍有进行性胸痛)获益更为明显。

《2010年欧洲心肌血运重建指南》建议,溶栓失败的患者应尽早行挽救性PCI(Ⅱa/A)。2011年ACCF/AHA/SCAI有关PCI指南也建议,对于伴有中到大量心肌受累的STEMI患者,若有溶栓失败或梗死相关动脉再闭塞的证据,应立即或立即转院行冠状动脉造影和PCI(Ⅱa/B)。

3.溶栓后延迟PCI的时机

如上所述,无论溶栓是否成功,均应在24小时以内(挽救性PCI应越早越好,且最好不超过12小时)行PCI。然而,在实际临床工作中(尤其在国内),由于各种原因(如溶栓后未转运、经费问题或主观不接受介入治疗等),有相当一部分STEMI患者未能在溶栓24小时内接受PCI。此类患者接受延迟PCI能否获益取决于梗死动脉是否通畅,以及梗死区心肌存活性等。对于延迟PCI的时机仍缺乏深入研究或专家共识。多数学者认为,对于未能在24小时以内行PCI的STEMI患者,在梗死后早期(尤为1周内)实施PCI发生无复流等并发症的风险较高。Yip等比较了408例STEMI发生后>12小时的患者在不同时机接受PCI的效果。结果显示,与≤3天行PCI相比,≥4天接受PCI的患者再灌注成功率更高,早期PCI(≤3天)是预测再灌注结果不良的独立因素之一。

《2010年欧洲心肌血运重建指南》建议,STEMI数天后就诊且心电图梗死Q波已完全形成的患者,若反复发作心绞痛和(或)有残余心肌缺血证据,且在大面积心肌区域内存在存活心肌,可考虑血运重建,但并未提及具体时机。

2011 年 ACCF/AHA/SCAI 有关 PCI 指南建议,对于发病超过 24 小时且未行造影的 STEMI 患者,可在出院前(由于资料不充分,亦无具体时间窗建议)行冠状动脉造影(Ⅱb/C),若梗死动脉通畅但仍有严重狭窄,可考虑行 PCI(Ⅱb/B);对于 24 小时后梗死动脉仍完全闭塞的 1~2 支血管病变的无症状患者,若血流动力学与电学稳定且无严重缺血证据,不建议行 PCI(Ⅲ/B)。但是,对此类患者应严格随访,如出现心肌缺血证据或血流动力学与电学不稳定的征象,应嘱其尽早行冠状动脉造影和 PCI,开通其闭塞血管对日后其他血管闭塞时通过该血管发出的侧支供血维持其血流动力学具有重要的意义。

最近,STREAM 研究在 2013 年美国心脏病学院年会上发布。STREAM 研究选择 STEMI 症状发作 3 小时内、且无法在 1 小时内接受 PPCI 的患者,对比溶栓后 6~24 小时内血运重建(或溶栓 90 分钟失败后立即行补救性 PCI)与 PPCI 的转归。研究历时 5 年余,纳入 15 个国家 1 915 例患者,结果表明两组主要终点(30 天全因病死率、休克、充血性心力衰竭和再次心肌梗死)发生率无显著差异(12.4% $vs.$ 14.3%,$P = 0.211$)。STREAM 建立了这样的概念:尽管指南推荐 STEMI 患者首选 PPCI,但对于某些情况如患者年龄较轻、发病早期、前壁心肌梗死,先溶栓效果不劣于 PPCI。

总之,症状发生 12 小时以内的 STEMI 患者应首选 PPCI。而就诊于无 PPCI 条件的医院、不能在 2 小时内转运至具备 PPCI 条件医院的患者,应在溶栓后尽快转运至有 PPCI 条件的医院,而不是等待确定溶栓是否成功再决定是否转院。溶栓成功或梗死相关动脉通畅的患者,PCI 的最佳时间窗在溶栓后 3~24 小时。对于溶栓 90 分钟后仍无溶栓成功证据的患者,应尽快行挽救性 PCI,尤其是合并大面积前壁心肌梗死、Killip Ⅱ~Ⅳ级或持续性室性心律失常的患者。挽救性 PCI 应越快越好(最好 2~3 小时内,最晚不宜超过 12 小时)。对于溶栓后 24 小时以内未行 PCI 的患者,若无反复心肌缺血发作,延迟 PCI 一般不宜过早,但尚无明确的时机建议。

综上所述,随着冠状动脉支架时代的到来及抗栓药物的逐步完善,PCI 在 STEMI 治疗中的地位不断上升。目前 PPCI、直接转运 PCI 及高危患者溶栓后尽早转运 PCI 在 STEMI 再灌注策略中占据了主导地位,相信随着未来 PCI 技术的不断完善和推广普及,更多的 STEMI 患者将会更大受益。

# 第三节　急诊冠状动脉介入的应用

## 一、概述

随着科技的发展、技术的进步,近十五年来,急性冠脉综合征的病死率,尤其是急性 ST 段抬高心肌梗死(ST segment elevation myocardial infarction, STEMI)的病死率从 16％下降到 4％左右,其中贡献最大的是急诊介入,特别是急性心肌梗死的介入治疗已成为急诊介入治疗的代名词。本节主要讲述 STEMI 的急诊经皮冠状动脉介入应用的相关问题。

## 二、STEMI 的急诊冠状动脉介入应用的发展史及现状

近年来,急诊经皮冠状动脉介入治疗(percutaneous coronary intervention, PCI)技术得到了蓬勃发展,对 STEMI 的急诊冠状动脉介入的应用指南也经过几次变更。中华心血管杂志 2002 年 12 月发表了《经皮冠状动脉介入治疗指南》,对急性心肌梗死(acute myocardial infarction,AMI)的介入治疗进行了指导,其中提到了直接 PCI、溶栓后 PCI、急性期后的 PCI。2006 年 1 月,美国心脏病学院(ACC)/美国心脏病协会(AHA)/心血管造影和介入治疗学会(SCAI)实用指南工作组发表了《经皮冠状动脉介入治疗指南(2005 年修订版)》。指南认为,STEMI 择期 PCI 与直接 PCI 有重要区别,并对 STEMI 的直接 PCI、不适合静脉溶栓患者的 PCI、易化 PCI、补救 PCI、溶栓成功后或没有溶栓/直接 PCI 后的 PCI 提出建议。2009 年 ACC/AHA 建议不再应用易化 PCI 这一术语,以免造成混淆。

目前,STEMI 急诊 PCI 可分为 3 类,即直接 PCI、转运 PCI 和补救 PCI。

### (一)直接 PCI

1.概念

直接 PCI 是指在具备 PCI 条件的医院对发病 12 小时以内的 STEMI 患者即刻实施 PCI 以开通梗死相关血管(infarct-related artery,IRA)的方法。

2.适应证

(1)急性 STEMI 发病在 12 小时以内,缺血症状持续(Ⅰ,A)。

(2)年龄<75 岁,AMI 发病 36 小时以内发生心源性休克,且心源性休克不

超过 18 小时（Ⅰ，A）。

### (二)转运 PCI

转运 PCI 是指因首诊医院不具备 PCI 条件，而对发病 12 小时内的 STEMI 患者采取尽早转运至具备 PCI 条件的医院，尽早实施 PCI 以开通梗死相关血管的方法。

### (三)补救 PCI

补救 PCI 是指对 STEMI 溶栓治疗后 IRA 未开通的患者(心源性休克、血流动力学不稳定、持续缺血等)采取即刻 PCI 以开通 IRA 的治疗方法。

多个随机、对照研究证明，院前溶栓治疗具有安全性和可行性，可以缩短梗死相关动脉开通时间 30～140 分钟。在交通不便的农村或偏远地区可能具有较好的发展空间。在不能及时 PCI 时进行溶栓治疗，在发病后的 12 小时内其疗效有明显的时间依赖性。溶栓治疗的适应证，包括无行急诊 PCI 治疗的条件或不能在 90 分钟内完成第一次球囊扩张时。若患者无溶栓治疗禁忌证，对发病 12 小时内的 STEMI 患者应进行溶栓治疗。常用溶栓剂包括尿激酶、链激酶和重组组织型纤溶酶原激活剂（rt-PA）等。CARESS-in-AMI 研究、TRAⅡSFERAMI 研究、LVORDISTEMI 研究、CAPTIM 研究均证实溶栓治疗后，无论常规临床判断血管再通与否都应行冠脉造影，评价溶栓治疗的效果，最佳时间在溶栓后 3～24 小时内进行，必要时 PCI 治疗可以改善预后。

三类急诊 PCI 都有相对应的适应证和禁忌证，合理有效地运用急诊 PCI 策略，是 STEMI 再灌注治疗成功的关键。但对于 STEMI 患者的治疗而言，急诊 PCI 还有很多问题需要进一步研究，例如急诊 PCI 的抗血小板和抗凝治疗、急诊 PCI 的无复流、急诊 PCI 支架选择、急诊 PCI 后支架血栓、特殊人群急诊 PCI 策略等。

### 三、相关问题的进展、相关研究及局限性

#### (一)急诊 PCI 的抗血小板和抗凝治疗

1.抗血小板

目前，急诊 PCI 围术期疗效确切而安全的抗血小板药物是阿司匹林、氯吡格雷和 GPⅡb/Ⅲa 受体阻断药。

(1)阿司匹林:阿司匹林目前应用于 STEMI 急诊 PCI 术前及术后。应用于术前时，如患者已长期服用阿司匹林治疗，则 PCI 术前口服水溶性阿司匹林

100～300 mg,肠溶片应嚼服;如患者未长期服用阿司匹林治疗,则术前口服水溶性阿司匹林 300～500 mg。应用于术后时,西罗莫司支架至少 3 个月,用量162～325 mg/d;紫杉醇涂层支架至少 6 个月,用量 162～325 mg/d,此后每天剂量 75～150 mg,长期。对于有心血管疾病及高危因素患者,阿司匹林治疗时间越长,获益越大,中断治疗则心脑血管事件的危险迅速增加。

有研究显示,术前服用 162 mg 阿司匹林与服用 325 mg 阿司匹林对比,30 天病死率和心肌缺血时间无显著差别;但是,高剂量阿司匹林是中到重度出血的独立危险因素。2012 年中国 PCI 指南关于 STEMI 的建议指出,若未服用过阿司匹林的患者术前给予阿司匹林负荷量 300 mg,已服用过阿司匹林的患者术前给予 100～300 mg。关于阿司匹林的用量目前尚无定论。

(2)P2Y$_{12}$受体抑制剂:氯吡格雷是目前应用最为广泛的 P2Y$_{12}$受体抑制剂,COMMIT-CCS2、ARMYDA-6 等大量的临床研究证明其应用于 STEMI 急诊PCI 的术前及术后可使患者明显受益。术前如无禁忌,氯吡格雷最佳负荷剂量是 600 mg。术后用药剂量和时间与病变特点、介入治疗方法和置入支架的种类有关,如术前未用药,术后补救负荷剂量(300～600 mg);对 PCI 术后的患者,应尽早在阿司匹林基础上应用氯吡格雷(75 mg/d)9～12 个月,对于出血风险不大的患者,应使用至 12 个月;西罗莫司涂层支架术后应用 75 mg/d,至少 12 个月;紫杉醇药物涂层支架术后 75 mg/d,至少 6 个月,如无出血风险可至 12 个月。

但氯吡格雷作为抗血小板药物仍存在一定的局限性,因为氯吡格雷是一种前体药物,需要肝脏 CYP450 酶,尤其是*CYP2C19* 的作用,才能转化为有效的活性产物。所以*CYP2C19 * 2* 和*CYP2C19 * 3* 等位基因携带者和*CYP2C19 * 2* 杂合突变携带者心肌梗死或 PCI 术后心血管事件发生率增高。

普拉格雷与氯吡格雷相似,但其生物利用度和活性较氯吡格雷强。2012 年公布的 RESET 研究显示,*CYP2C19 * 2* 基因携带者应用氯吡格雷后血小板活性下降水平明显低于普拉格雷,改用普拉格雷后血小板活性下降水平回升,而非*CYP2C19 * 2* 基因携带者分别应用两种药物后血小板活性水平下降水平相似。TRITION-TIMI38 研究结果显示:在 3 534 例 STEMI 患者中普拉格雷用量是负荷量 60 mg,维持量 10 mg/d,与氯吡格雷对比,普拉格雷明显降低心性死亡、心肌梗死和卒中,但大出血发生率明显增加。对于超过 75 岁、既往有脑血管疾病史和低体重(＜60 kg)的特殊人群,普拉格雷未表现出比氯吡格雷更优的净效益,普拉格雷在用于高龄、有脑血管疾病史和低体重的患者中应谨慎。

替格瑞洛是一种可与 P2Y$_{12}$受体可逆结合的 P2Y$_{12}$受体阻断药。其在体内不需要进一步活化,可以迅速吸收,90 分钟达到血药浓度峰值。分析 PLATO 试验中 STEMI 患者结果研究显示替格瑞洛与氯吡格雷对比,心肌梗死和心性死亡发生率明显降低,替格瑞洛的主要不良反应是呼吸困难,虽然呼吸困难不严重,往往可以自行恢复,但常常使患者中断服用替格瑞洛。并且其半衰期仅为 12 小时,要求每天服用两次,这对依从性不好的患者可能带来严重后果。

关于何种抗血小板药物使患者受益明显、更加有效、更加安全。药物的最佳用量及适应证,便于检测,价格要相对低廉,这就需要大量、长期、更多人群的临床研究来证实。

(3)GPⅡb/Ⅲa 受体阻断药:目前,在我国 GPⅡb/Ⅲa 受体阻断药应用的药物是替罗非班,主要应用于 STEMI 急诊 PCI 术中。用法是:年龄<70 岁患者,负荷剂量 10 $\mu g/kg$,维持剂量 0.15 $\mu g/(kg \cdot min)$;年龄 70～75 岁,仅给负荷剂量 10 $\mu g/kg$;年龄>75 岁,原则不常规使用,如需要仅给减少的负荷剂量。如术后应用替罗非班,则应用 24～36 小时。

STEMI 行急诊 PCI 的患者,尽早应用 GPⅡb/Ⅲa 受体阻断药是否有益尚无定论,其原因是在研究 GPⅡb/Ⅲa 受体阻断药在该类患者群众的作用时这些患者往往都有服用双联抗血小板药物和接受抗凝药物治疗的背景。目前的指南建议,对于 STEMI 患者 PCI 术前并不常规推荐应用 GPⅡb/Ⅲa 受体阻断药,术中、术后应依据具体情况决定是否应用,GPⅡb/Ⅲa 受体阻断药对 STEMI 患者临床净获益有待进一步研究。

2.抗凝药物

目前 PCI 过程中常用的抗凝药有肝素、低分子肝素、磺达肝癸钠和比伐卢定。

急诊 PCI 术前抗凝,低分子肝素为首选;急诊 PCI 术中抗凝首选肝素和比伐卢定,次选低分子肝素;急诊 PCI 术后延长普通肝素用药时间并不能减少缺血并发症,还可以增加出血风险。PCI 术后继续应用低分子肝素并没有显著减少早期缺血事件,成功无并发症的 PCI 术后无须常规应用。

EXTRACT-TIMI 25 研究 PCI 亚型分析和 STEEPLE 两项研究分别证实:与普通肝素相比,伊诺肝素减少出血或缺血事件。显示伊诺肝素作为 PCI 术前和术后抗凝血治疗在疗效与安全性方面的优越性。然而,这两项研究仍未提供 PCI 术后是否需继续应用抗凝血治疗的证据。此外,因 PCI 术中监测低分子肝素的抗凝血水平困难,所以低分子肝素的剂量多为经验方案。比伐卢定是现在研究最广泛的直接凝血酶抑制剂,目前观察比伐卢定在 STEMI 患者中直接 PCI

疗效与安全性最著名的试验是 HORIZONS AMI 研究。结果发现,与肝素联用 GPⅡb/Ⅲa 受体阻断药相比,比伐卢定组使患者出血终点降低;净不良事件发生率也降低;30 天死亡、心肌梗死、紧急血运重建和卒中的复合终点发生率相似,但比伐卢定组患者的病死率降低。但研究也发现 AMI 研究比伐卢定组 24 小时内急性支架内血栓发生率高。目前,在中国人群中,尚缺乏 STEMI 患者 PCI 术中应用比伐卢定大规模临床试验。

### (二)急诊 PCI 的无复流

无复流(no-Reflow,NR)现象是指冠状动脉的前向血流急性减少,TIMI 血流≤2 级,并排除冠状动脉血管机械性阻塞。急诊 PCI 相关无复流发生率为 0.6%～3.2%。针对其发病机制冠脉微循环栓塞或缺血——再灌注损伤,在 NR 的防治中预防比治疗更为重要。

对于预防,首先,NR 最为重要的预防策略是缩短患者缺血发作至再灌注治疗的时间;其次,识别 AMI 患者临床和冠状动脉病变特点、分析 CAG 影像学资料中血栓及斑块特点,采取急诊 PCI 支架技术操作上的特殊化及药物、器械的预防。对于一旦发生 NR 的 PCI 术,同样也采用药物、器械的治疗。目前 NR 的药物防治包括腺苷、维拉帕米、硝普钠、替罗非班及硝酸甘油等;器械防治包括近端和远端血栓保护装置、血栓抽吸装置、主动脉内球囊反搏(IABP)。

对于药物防治,目前大部分指南建议使用的一线用药包括腺苷、维拉帕米或硝普钠冠脉内注射,而快速有力的注射生理盐水或动脉血液的方法及对地尔硫䓬、罂粟碱、尼卡地平、尼可地尔、肾上腺素等药物应用尚缺乏有力证据;不推荐应用尿激酶、rtPA 溶栓治疗。需要注意的是,冠脉内血流 TIMI 仅为 0～1 级时,经指引导管注射的药物无法被运送至冠脉微循环,因此无法起效;将微导管送至梗死相关动脉远端并注射药物可有效解决这一问题。

对于器械防治,近端血栓保护装置近年应用改善其心肌水平灌注的干预措施进展较快,取得了较多的循证医学证据。而血栓抽吸装置和远端血栓保护装置在 AMI 防治的临床研究结果却不尽如人意,争议较多,有可能改善术后即刻 TIMI 血流分级,但不能减少住院及术后 30 天主要心血管事件,其在急诊 PCI 中的应用价值还有待于进一步证实。

血栓抽吸导管应用简便易行、成功率高、即刻疗效确切、临床获益明显,有理由在急诊 PCI 中广泛应用,尤其是在病变血栓负荷严重的患者。TAPAS 研究是一项单中心随机研究,共入选了 1 071 名患者,结果显示接受血栓抽吸的直接 PCI 患者在全因死亡、心源性死亡和非致死性心肌梗死方面优于传统 PCI 治疗。

一项纳入 11 个研究的荟萃分析也显示血栓抽吸,尤其是手动血栓抽吸术可以明显改善 STEMI 患者的临床结局。

对伴有血流动力学不稳定、进展性缺血或最终 TIMI 血流<Ⅲ级的 NR 患者,应常规使用主动脉球囊反搏泵(IABP),既往的一些观察性研究报道,IABP 置入可以减少高危患者 PCI 后的病死率、主要并发症,并与较好的住院及 6 个月生存率相关,但关于急诊 PCI 术 NR 的研究较少,存在争议。例如国内范树信等观察 IABP 对 51 例 AMI 患者急诊慢血流或 NR 的治疗作用,随访 6 个月结果证实应用 IABP 的患者 BNP、ALD、Ang Ⅱ峰值提前,降速增快,同时 EF 值升高。提示应用 IABP 可以改善慢血流或 NR 患者的神经内分泌因子,改善患者预后。尽管有说服力,但这些数据来源于回顾性或非随机化研究,且存在难以识别的选择偏倚,结果难以令人信服。

**(三)急诊 PCI 支架选择**

冠状动脉介入治疗发展到现在,经历了经皮冠状动脉腔内成形术(PTCA)、金属裸支架(bare metal stent,BMS)置入和药物洗脱支架(drug eluting stent,DES)置入 3 个阶段。药物支架包括佐他莫司洗脱支架(zotarolimus eluting stent,ZES)、西罗莫司洗脱支架(sirolimus eluting stents,SES)及紫杉醇洗脱支架(paclitaxel eluting stents,PES)等。

关于 BMS 与 DES 的研究很多,例如,HORIZON AMI 试验将来自 123 个中心 3 602 例 STEMI 患者随机分入普通肝素联合 GP Ⅱ b/Ⅲ a 组、比伐卢定联合 GP Ⅱ b/Ⅲ a 组和单独应用比伐卢定组。患者入选后,3 006 例支架患者行二次随机分组至 PES 组($n=2\ 257$)和支架结构相同的 BMS 组($n=749$),所有患者均在症状发作后 12 小时内行介入治疗。研究显示,与 BMS 组相比,应用 DES 可以显著降低 12 个月靶病变血运重建(target lesion revascularization,TLR)事件($4.5\% vs.7.4\%$,$P=0.003$)。结果表明 PES 和 BMS 相比同样安全,并且可以有效减少需血运重建的再发心肌缺血事件发生率。因此相比于 BMS,DES 明显降低了支架再狭窄的发生率,但同时研究发现,在接受 DES 治疗的患者中,支架血栓的发生率每年仍保持在 $0.5\%$ 左右的水平,而在接受 BMS 治疗的患者中没有类似情况出现。研究认为,临床介入医师在选择 DES 时应充分认识到它的有益方面和潜在风险,应该针对患者的具体情况有选择地应用 DES 治疗。另外,研究者强调了 DES 术后长期应用抗血小板药物的重要性,接受 DES 治疗的患者术后必须正规服用抗血小板药物以减少术后支架血栓的风险。

2013 年一项采用 meta 分析法比较在 STEMI 直接 PCI 中应用 ZES、SES 与

PES 的疗效与安全性。结果显示,SIEMI 直接 PCI 术中应用 ZES、PES、SES 的安全性无明显差异,而应用 SES 的疗效优于 ZES 和 PES。

### (四)急诊 PCI 后支架血栓

支架血栓(stent thrombosis,ST)可根据发生的时间窗,分为急性、亚急性、晚期及极晚期 ST。急性 ST:发生于支架置入术后 24 小时内;亚急性 ST:发生于支架置入术后 24 小时至 30 天内;晚期 ST:发生于支架置入术后 30 天至 1 年;极晚期 ST:发生于支架置入术后 1 年以上。美国学术研究联合会(Academic Research Consortium,ARC)修订后把急性和亚急性支架血栓统称为早期支架血栓。

ST 的发生机制可能与一些临床情况、冠状动脉病变不同的病理特点,以及介入操作等因素有关。2011 年 9 月一篇名为《支架内晚期血栓及其防治发展》的文章指出有关支架内血栓的研究尽管很多,但其发病机制还不完全明确,防治措施也不完善。根据患者的临床具体情况合理选择支架,术后规范的抗血小板聚集治疗,以及通过改进和完善支架置入技术及支架设计和制作工艺是预防支架内血栓形成的重要手段。IVUS、光学相干成像(OCT)和血管镜等新技术的应用有助于支架内血栓的预防和诊断,新型防治血栓形成的支架研发和新型抗血小板药物的应用前景令人瞩目。

关于各时期 ST 的研究也有一些。最近的研究显示,早期支架血栓总的发生率只有 1%,迄今为止,并没有发现 DES 和 BES 的早期 ST 发生率有什么不同;Spaulding 等荟萃分析了 4 篇关于 Cypher 支架的临床试验报道,共入选了 1 748 例,根据 ARC 支架血栓定义,支架血栓的总发病率分别是 BMS 0.8%、西罗莫斯 DES 1.8%($P=0.53$)。Sterrler 等对 38 篇临床试验报道进行了荟萃分析,最终发现,支架类型并不是发生晚期支架血栓的预测因子;关于 DES 发生极晚期支架血栓的文献还很少,少数文献报道的 DES 极晚期支架血栓每年发生率在 0.4%~0.6%。有关 BMS 极晚期支架血栓的发病率资料更少,上述 Stettler 等报道结果显示 BMS、SES 和 PES 的病死率相似。

### (五)特殊人群与急诊 PCI

特殊人群的 STEMI 急诊 PCI 包括高龄患者的急诊 PCI、肾功能不全的急诊 PCI、出血或出血倾向的急诊 PCI、恶性肿瘤的急诊 PCI、过敏体质的急诊 PCI 及复苏成功后的急诊 PCI 等。本节主要讲述高龄、肾功能不全及出血或出血倾向的急诊 PCI 相关问题。

### 1.高龄患者与急诊 PCI

老年患者随着年龄的增长各脏器生理功能有不同程度的衰减,存在高血压、糖尿病、高脂血症、吸烟等冠心病危险因素,合并陈旧心肌梗死、脑血管疾病、慢性肺部疾病、肾功能不全等基础疾病较多,属于特殊群体。此外,因高龄患者往往合并多系统损害,患者及家属对疾病的认识、介入治疗的顾虑和较高的医疗费用等原因拒绝急诊 PCI 治疗,或延误救治时间,造成缺血时间长,术后相应的心功能恢复指标 LVEF 低。急诊 PCI 是 STEMI 有效的再灌注治疗方法,对于高龄老年人有利于患者临床预后。高龄 AMI 患者的急诊 PCI 治疗与低龄患者相比,有较高的风险性且术后心血管不良事件发生率更高,但仍是首选的再灌注方式。

虽然高龄 AMI 患者急诊 PCI 为首选的再灌注方式,但很少有关于新器械或新药的随机对照研究能够纳入高龄 AMI 患者,而且目前针对极高龄 AMI 患者的治疗推荐都是普通人群的临床试验中推断出来的,期待相关研究的开展。

### 2.肾功能不全与急诊 PCI

肾功能不全的 STEMI 患者行急诊 PCI 术时需注意围术期的抗栓(抗血小板和抗凝)药物应用及由术中应用造影剂而引起的造影剂肾病的防治。

目前关于肾功能不全的 STEMI 患者行 PCI 术应用抗血小板药物的研究显示,未见证据提示对于肾功能不全患者需要调整阿司匹林及氯吡格雷的剂量;GP Ⅱ b/Ⅲ a 受体阻断药对 STEMI 和低危的患者无益而且会增加出血风险。

对于抗凝药物的应用:由于大多数 LMWN 需经肾脏排泄,而且分子量越小的对肾依赖则越大,随着肾功能的减退而药物排除减少和在体内蓄积增多,可能导致过度抗凝而发生出血的风险,因此严重慢性肾功能不全患者一般忌用分子量较小的那屈肝素和依诺肝素,而静脉 UFH 优于 LMWN;肾脏是磺达肝癸钠的唯一清除途径,其血浆半衰期为 17～21 小时,磺达肝癸钠在肾功能不全患者中的应用目前尚缺乏经验;对一些新型的抗凝血酶的研究也在进行中,如 ESTEEM 研究结果显示,对于急性 ST 段抬高或非 ST 段抬高的 ASC 患者,与单用阿司匹林比较,新型口服抗凝血剂和阿司匹林联用治疗可显著减少死亡、非致命心肌梗死和缺血发生。

对于 STEMI,直接行 PCI 是最有效的治疗措施,但造影剂肾病(contrast-induced nephropathy,CIN)是其常见的并发症。一般择期 PCI 后 CIN 的发生率为 1.5%～13.0%,而急诊 PCI 后 CIN 发生率升高,为 11.4%～28.0%。关于 CIN 的危险因素研究:已存的肾功能不全是 CIN 最重要的独立危险因素,肾功能损害的程度与 CIN 的发病率呈正相关；糖尿病是 CIN 发生的另一个重要危险因素，但是有研究认为单纯糖尿病不是 CIN 独立危险因素，肾功能受保护、没有其他危险因素的糖尿病患者 CIN 发生率与普通人群无差异，合并肾功能不全的糖尿病患者 CIN 发生率升高 4 倍以上；有研究显示，血流动力学不稳定是 CIN 发生的独立危险因素，心源性休克直接引起和使用 IABP 间接引起血流动力学不稳定包括在其中。基于以上研究急诊 PCI 防治 CIN 时如患者有肾功能不全应积极改善肾功能，其次应积极改善血流动力学障碍。

虽然 CIN 的危险因素研究较多，但 CIN 的发病机制尚不明确，氧化应激、炎症和自由基损伤可能参与了 CIN 的发生、发展。他汀类药物可降低 CIN 风险，期待进一步研究。

3. 出血或出血倾向与急诊 PCI

对于有活动性出血的 STEMI 患者，一般认为属于阿司匹林和氯吡格雷应用的禁忌。如果需要行急诊 PCI，应考虑到手术情况、出血程度、风险/效益比，慎重决定抗血小板药物的应用。对于大出血患者来说抗栓治疗可能加重出血和导致死亡，毫无疑问属于禁忌，而少量出血患者则需要依据具体情况慎重选择治疗方案。

而对于具有出血倾向患者急诊 PCI 围术期的抗栓治疗是摆在所有医师面前的一个棘手问题。急诊 PCI 患者一般需要阿司匹林和氯吡格雷合用，有研究提示我们，既往消化道溃疡或出血病史的患者开始双重抗血小板治疗时，质子泵抑制剂可能是有效的预防措施。然而，是否采用常规二联或者三联抗血小板药物治疗，术中肝素用量和低分子肝素使用时间目前都缺乏大规模临床研究提供参考标准，临床医师只能依靠经验制定相应的策略。因此，这方面的研究期待增多。

**四、总结**

总之，STEMI 患者通过急诊冠状动脉介入治疗，及早开通患者梗死的相关动脉，是最有效的治疗方法，可改善患者心功能及降低病死率。但是它不能解决 AMI 的核心，动脉硬化和斑块产生，以及斑块碎裂、血栓形成，治标不治本。因此，我们今后的研究重点是更应以预防为主，在今后的基础及临床研究中还需要更进一步探讨 AMI 发生的机制及预防对策。通过多中心临床研究证实本领域诸多没有定论的问题，为急诊冠状动脉介入积累更多的理论证据和经验。

# 第四节 择期冠状动脉介入治疗的进展和争论

对于 ST 段抬高心肌梗死（STEMI）发病初期的治疗策略，指南已给出明确的建议，即无论采取何种方式（溶栓、直接 PCI 或急诊 CABG），均应尽早实现血运重建。强调时间就是心肌，时间就是生命。但是，对于早期接受溶栓治疗或就诊时已经超过血运重建治疗最佳时间窗的患者，是否应该进行择期冠状动脉介入治疗，何时进行介入治疗，一直以来，尚无明确的治疗策略。以往的指南似乎回避了这一问题，没有给出明确的推荐。

对于这一问题，比较有影响力的研究是 2006 年发表在新英格兰杂志的 OAT 研究。OAT 研究将 2 166 例近期心肌梗死没接受直接 PCI 并且梗死相关动脉为完全闭塞的稳定性患者随机进行择期（3～28 天）介入治疗和优化药物治疗。结果发现，4 年主要终点（包括死亡、再发心肌梗死和心力衰竭）的发生率在介入治疗组为 17.2%，在药物治疗组为 15.6%，两组无显著差异（HR 值为 1.16，95% CI 为 0.92～1.45；$P=0.20$）；再发心肌梗死的发生率分别为 7.0% 和 5.3%，无显著差异（HR 值为 1.36，95% CI 为 0.92～2.00；$P=0.13$）；NYHA 心功能 Ⅳ级的发生率分别为 4.4% 和 4.5%，死亡的发生率分别为 9.1% 和 9.4%，均无显著差异；非致死性心肌梗死的发生率分别为 6.9% 和 5.0%（HR 值为 1.44，95% CI 为 0.96～2.16；$P=0.08$）。OAT 的结论是对于心肌梗死后仍有冠状动脉闭塞的稳定型冠心病患者，发病后 3～28 天择期行 PCI 不能降低死亡、再发心肌梗死或心力衰竭的发生率，而再发心肌梗死的发生有增加的趋势。但是，仔细分析 OAT 试验的入选标准，该研究入选的对象并非是存在心肌缺血的患者，即 OAT 试验入选的对象可能是接受 PCI 治疗获益较小的患者群。Erne 等对 201 例近期心肌梗死的患者通过负荷影像的评估，判断其为心肌梗死后无症状心肌缺血患者。随机进行介入治疗干预（$n=95$ 例）和强化药物治疗（$n=106$ 例），平均随访 10.2 年后发现，介入治疗干预组发生严重心脏不良事件为 27 例，药物治疗组发生严重心脏不良事件为 67 例（调整后 HR=0.33，95% CI 0.20～0.55，$P<0.001$），该研究所入选患者的时间段为 1991 年 5 月 2 日到 1997 年 2 月 25 日，PCI 治疗是单纯球囊扩张或置入裸金属支架，该研究结果 2007 年发表在《美国医学会会刊》上。随着近几年关于 STEMI 患者延迟 PCI 的临床研究不断公布，对于此类患者，指南也逐渐给出明确的建议。2011 年 ACCF/AHA/SCAI 指南建议：如有临床证据表明

溶栓失败或梗死相关动脉再闭塞,实施 PCI 是合理的(Ⅱa,B);PCI 实施时机应为溶栓后 3～24 小时(Ⅱa,B);非侵入性实验显示心肌缺血时实施 PCI 是合理的(Ⅱa,B);发病 24 小时以上的 STEMI,若梗死相关动脉存在影响血流动力学改变的狭窄,实施 PCI 可认为是侵入性治疗策略的一部分(Ⅱb,B)。该指南指出,若 STEMI 后,非侵入性实验提示心肌缺血,则应进行 PCI。但是,指南没有说明,患者何时进行非侵入性实验评估,也就是说,指南只是说明了何种情况应进行 PCI,但仍没有明确指出择期 PCI 的时间窗。新近公布的 2013 ACCF/AHA STEMI 指南对造影和择期 PCI 这一问题给出了更加明确的建议。该指南对接受溶栓治疗或未接受血运重建治疗的患者建议如下:以下 3 种情况为Ⅰ类适应证,即住院后有心源性休克或急性心力衰竭发生(Ⅰ,B)、出院前非侵入性实验发现患者为中-高危时或住院期间有自发心绞痛或少量活动即诱发心绞痛(Ⅰ,C),应进行冠状动脉造影必要时实施 PCI;若溶栓失败或溶栓后再闭塞应进行冠状动脉造影必要时实施 PCI(Ⅱa,B);对于溶栓成功的稳定性的 STEMI 患者出院前行冠脉造影是合理的,溶栓后的造影理想情况下应在溶栓后 24 小时内进行,但不应在溶栓后 2～3 小时内进行(Ⅱa,B)。另外,该指南也对何时进行 PCI 给出了明确的建议。患者有心源性休克或急性心力衰竭(Ⅰ,B)、出院前侵入性实验发现患者为中-高危时(Ⅰ,C)或住院期间有自发心绞痛或少量活动即诱发心绞痛(Ⅰ,C)均应对靶血管明显狭窄处实施 PCI,这是指南首次对 STEMI 患者择期 PCI 给出的Ⅰ类推荐建议。若溶栓失败或溶栓后再闭塞实施 PCI 是合理的(Ⅱa,B);对于溶栓成功的稳定性 STEMI 患者出院前对明显狭窄的靶病变实施 PCI 是合理的,溶栓后 PCI 理想情况下应在溶栓后 24 小时内进行,但不应在溶栓后 2～3 小时内进行(Ⅱa,B)。同时,该指南也认为,对于 STEMI 发病 24 小时以上的稳定性患者,可考虑对明显狭窄的靶病变实施延迟 PCI(Ⅱb,B)。对于发病 24 小时以上 STEMI 患者,若靶血管完全闭塞,患者无症状、血流动力学稳定、心电稳定,无严重缺血证据,则不建议实施 PCI(Ⅲ,B)。该指南不仅给出了梗死相关动脉延迟 PCI 的建议,还给出了非梗死相关动脉 PCI 的建议。已经接受直接 PCI 的患者,若有自发心肌缺血症状,在一定的时间间隔后(出院前)应对非梗死相关动脉实施 PCI(Ⅰ,C);若非侵入性试验发现患者为中-高危,一定时间间隔后(出院前)对非梗死相关动脉实施 PCI 也是合理的(Ⅱa,B)。从 2013 ACCF/AHA STEMI 指南我们可以看出,对 STEMI 患者择期 PCI 的指征和时机均有比较明确的推荐。对梗死相关冠状动脉,择期 PCI 的时机即为出院前。目前,未接受血运重建治疗或接受溶栓治疗的 STEMI 患者,通常住院时间在

1周左右。所以说,对此类患者,根据指南建议,1周左右实施延迟 PCI 是合理的。对非梗死相关动脉的治疗时间,指南没有明确的时间点,但也提到可在出院前对非梗死相关动脉进行造影评估,并行 PCI 治疗。因此,亦可理解为 STEMI 发病 1 周左右可实施非梗死相关动脉的 PCI 治疗。但是需要强调的是,对梗死相关动脉或非梗死相关动脉实施延迟介入治疗,其前提必须是患者有缺血证据〔存在心绞痛症状和(或)经辅助检查证实〕。

　　我们对 STEMI 患者择期 PCI 的指征和时机曾经存在困惑,但 2013 年 ACCF/AHA STEMI 指南的公布,基本解决了这一问题。从该指南中可以看出,其强调在出院前应对患者进行评估,无论对梗死相关动脉还是非梗死相关动脉,只要评估患者的危险程度较高,则建议积极行介入治疗,因此,对缺血的评估在选择治疗策略过程中至关重要。在我国,心肌梗死后患者的缺血状况评估因为种种原因,并没有广泛开展实施。从国外的指南中,我们认识到,在我们今后的临床工作中,应重点放在对患者状况的准确评估方面,只有这样,我们才能给出对患者最合适的建议和最佳的治疗策略。

# 参 考 文 献

[1] 王非多.临床心血管疾病诊疗指南[M].昆明:云南科技出版社,2019.

[2] 葛均波.心血管病学进展 2017[M].北京:中华医学电子音像出版社,2018.

[3] 吴斌,李惠玲.心血管病及并发症鉴别诊断与治疗[M].郑州:河南科学技术出版社,2019.

[4] 刘鸿涛.心血管介入治疗精要[M].长春:吉林科学技术出版社,2019.

[5] 杨天和.实用心血管疾病诊疗手册[M].昆明:云南科技出版社,2018.

[6] 李舒承.心血管疾病临床诊断思维[M].长春:吉林科学技术出版社,2019.

[7] 赵水平.心血管疾病规范化诊疗精要[M].长沙:湖南科学技术出版社,2018.

[8] 王庭槐.心血管系统[M].北京:北京大学医学出版社,2019.

[9] 聂鹏.现代心血管疾病临床诊断与治疗[M].昆明:云南科技出版社,2018.

[10] 赵勇,彭杰成,林锐,等.心血管内科基础与临床[M].福州:福建科学技术出版社,2018.

[11] 于海波.新编心血管疾病及介入治疗[M].长春:吉林科学技术出版社,2019.

[12] 刘燕.新编心血管内科诊治学[M].开封:河南大学出版社,2019.

[13] 丁建华,刘继荣.现代心血管内科疾病临床思路与营养管理研究[M].长春:吉林大学出版社,2019.

[14] 马小静,何亚峰,陈鑫.心血管影像解剖图谱[M].北京:人民卫生出版社,2018.

[15] 高长青.心血管外科临床路径[M].北京:人民军医出版社,2018.

[16] 许家仁.实用老年医学 第2辑 2 心血管病专题[M].杭州:浙江大学出版社,2018.

[17] 龚辉.心血管内科基础与临床实践 上 第2版[M].长春:吉林科学技术出版社,2019.

[18] 龚辉.心血管内科基础与临床实践 下 第2版[M].长春:吉林科学技术出版社,2019.

[19] 孔冰,孔明,高原.老年常见心血管病的防治[M].济南:山东科学技术出版社,2017.

[20] 王彦,邓洪宇,梁虹雨.心血管疾病临床检验技术[M].北京:科学技术文献出版社,2017.

[21] 陈敏.临床心血管疾病诊断[M].昆明:云南科技出版社,2019.

[22] 王水伶,白晓瑜.实用心血管内科护理手册[M].北京:化学工业出版社,2019.

[23] 马国强.心血管疾病诊疗与护理[M].昆明:云南科技出版社,2018.

[24] 郑铁生,王书奎.心血管系统疾病[M].北京:人民卫生出版社,2019.

[25] 赵冰.心血管系统疾病[M].北京:中国医药科技出版社,2018.

[26] 杭燕南,邓小明,王祥瑞.围术期心血管治疗药[M].上海:世界图书出版上海有限公司,2017.

[27] 万荣.心血管疾病临床思维[M].昆明:云南科技出版社,2019.

[28] 邹国良.临床心血管疾病治疗与重症监护 上 第2版[M].长春:吉林科学技术出版社,2018.

[29] 邹国良.临床心血管疾病治疗与重症监护 下 第2版[M].长春:吉林科学技术出版社,2018.

[30] 宋雷,惠汝太.心血管疾病与精准医学[M].北京:人民卫生出版社,2019.

[31] 张伟杰.舒张性心力衰竭研究进展[J].现代诊断与治疗,2019,30(18):3143-3145.

[32] 杨红霞,景策,刘睿,等.高血压发病机制研究进展[J].医学综述,2019,25(22):4483-4487.

[33] 莫兴全.老年冠心病治疗新进展[J].世界最新医学信息文摘,2019,19(2):29-30.

[34] 邹晓鸿,邓雯予,王海琴.冠心病PCI术后二级预防现状[J].世界最新医学信息文摘,2019(73):29-30.

[35] 赵旋,李锡光,邓嘉星,等.李锡光治疗冠心病PCI术后经验[J].湖南中医杂志,2019,35(11):18-20.